Mémoire, concernant la Navigation
de la Moselle et ses
affluents.

Société des sciences et arts de
[Metz].

1772.

Carte.   Bégin

MÉMOIRES

CONCERNANT

LA NAVIGATION

DES RIVIERES

DE LA PROVINCE DES TROIS-ÉVÉCHÉS

ET LE COMMERCE

DE LA VILLE DE METZ;

Lus dans l'Assemblée publique de la Société Royale des
Sciences & des Arts de Metz, tenue
le 18 Novembre 1772.

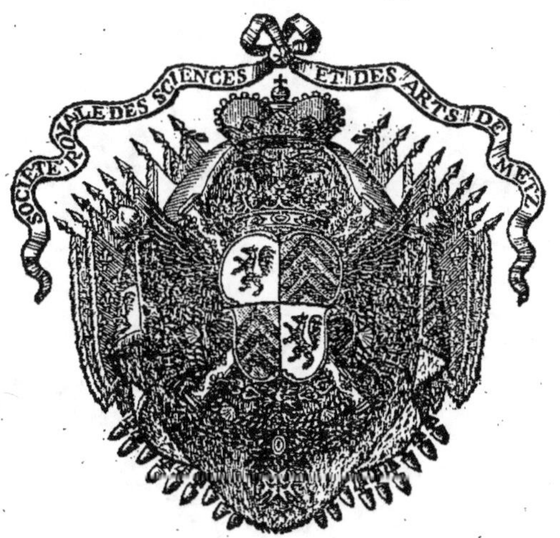

À METZ,

Chez PIERRE MARCHAL, Libraire, rue des Petites-Tappes.

M DCC LXXIII.
AVEC PRIVILEGE DU ROI.

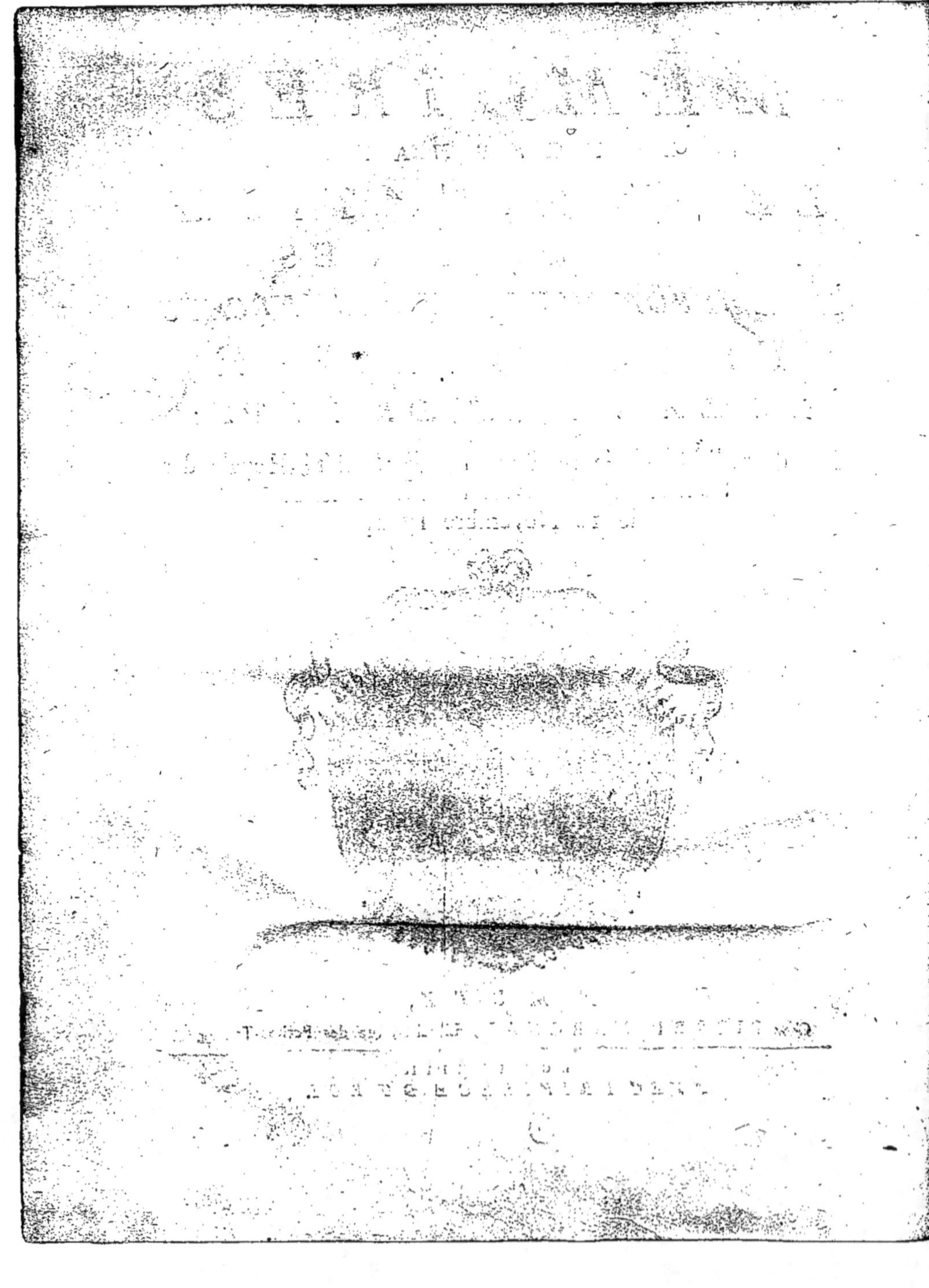

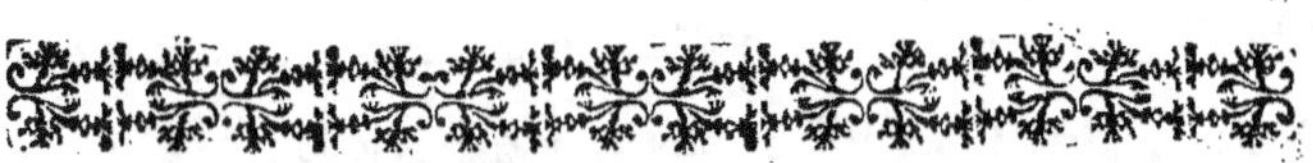

AVANT-PROPOS.

L E RECUEIL que la Société Royale donne au
Public, eſt le fruit de la bienveillance du Gouvernement & du zèle des Gens de Lettres, qui compoſent
cette Compagnie.

Les Ouvrages qu'il renferme, forment un tout,
dont chaque partie tend à donner une idée nette &
préciſe de notre Navigation, de nos Rivieres, de
notre Commerce & de notre Induſtrie. Chaque Auteur oſe penſer & a le courage d'exprimer ce qu'il
ſent, avec la liberté d'un Homme de Lettres Citoyen;
parce que tous, appuyés de l'expérience, n'avancent
rien qu'ils n'aient vu par eux-mêmes, ou recueilli de
la bouche d'Obſervateurs éclairés.

On y verra le Journal du voyage d'un Homme
de l'Art, ſur la Moſelle, écrit avec cette noble ſim-
plicité, qui eſt la ſeule parure des Sciences : on ſuivra

le Mathématicien dans les finuofités, les anfes, les bas-fonds & les cataractes d'une Riviere, qui n'étoit connue jufqu'à préfent que des Bateliers, enclins par état à diminuer le bien & à groffir les difficultés. On y reconnoîtra la courfe vagabonde des eaux qu'Aufone a célébrées & que notre induftrie peut affujettir à l'utilité publique. L'on remarquera combien la négligence du bien général & l'afferviffement aux intérêts particuliers a dégradé des rives, que des foins actifs peuvent changer en un riche & précieux Canal.

Il fera facile, en lifant le réfultat des conférences, tenues en 1772, fur les moyens d'étendre le Commerce & la Navigation dans la Province des Trois-Évêchés, d'appercevoir l'Homme du Prince qui connoît les lieux & les perfonnes confiés à fes foins, l'Académicien qui tient compte des plus petits rapports, & le Sage qui livre à l'ignorance & aux préjugés de fes Concitoyens, un combat, que fa place & fes lumieres l'obligent de donner. Il touche rapidement les objets qu'il traite, montre le mal, & indique le remède.

Les deux Mémoires couronnés par la Société Royale viennent enfuite : l'Auteur du premier agite la matière en Homme de Loi, celui du fécond en Phyficien : tous deux décrivent les obftacles de la Navigation de nos Rivieres en faififfant les objets fous une face différente. L'un voit en Politique, l'autre en Naturalifte. L'un écrit l'Hiftoire civile de nos Fleuves, l'autre fuit la marche de la Nature & du Temps.

Enfin une Carte détaillée du cours de la Mofelle, parlera aux yeux & mettra ceux qui lifent en état de fuivre le Phyficien, le Politique & le Commerçant.

C'eft ainfi que la Société Royale, fidelle aux Loix que fon Fondateur lui a dictées, ne s'occupe que des Sciences & des Arts abfolument utiles.

Mais il a fallu, pour qu'elle s'en occupât avec cette efficacité qui réalife le travail, que le miniftere fecondât fes vues, qu'un Magiftrat parcourût la Mofelle, qu'il fît précéder fon voyage de conférences & d'examens

préparatoires, & qu'il doublât les récompenſes pro-
miſes.

On ſait combien les recherches qu'exigent les Sciences exactes, entraînent de dépenſes & de ſoins ; tandis que ſouvent les plus grands efforts, dans la carriere des Belles-Lettres, ſont aſſez payés par une ſimple couronne de myrthe ou de laurier.

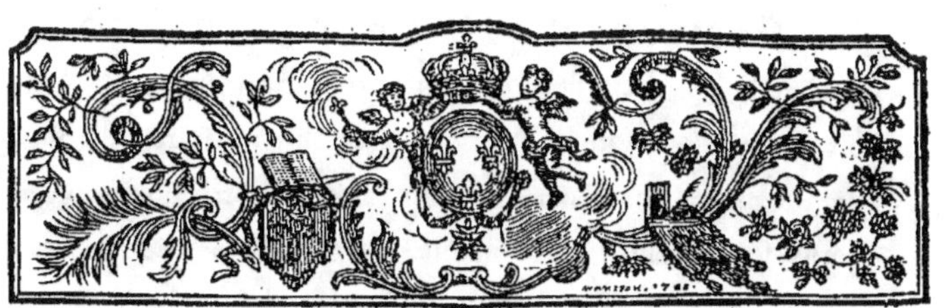

MÉMOIRES

CONCERNANT

LA NAVIGATION DES RIVIERES

DE LA PROVINCE DES TROIS-ÉVÊCHÉS

ET LE COMMERCE DE LA VILLE DE METZ.

Mémoire lu dans la Séance publique de la Société Royale des Sciences & des Arts de Metz, tenue le 18 Novembre 1772, par M. GARDEUR LE BRUN, Professeur Royal de l'École d'Artillerie, Ingénieur de ladite Ville de Metz, & Directeur de l'Académie.

M. M.

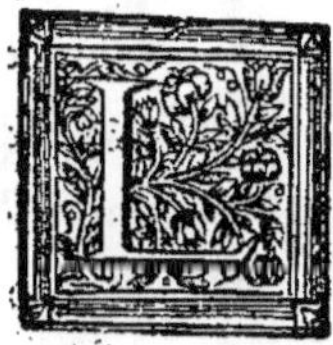

LA SOCIÉTÉ ROYALE auroit dû, suivant l'usage, tenir le 25 Août dernier la Séance publique destinée à rendre compte des Mémoires présentés au concours des prix de la présente année ; mais cette Séance a été remise à ce jour, par des raisons que nous allons exposer, & qui sont aussi intéressantes pour nos Concitoyens, qu'honorables pour cette Société.

Fidelle à l'esprit de son institution , animée par le zèle du bien public que son illustre Fondateur lui a inspiré, encouragée par les vues bienfaisantes d'un Héros chéri qu'elle compte parmi ses Membres, l'Académie s'étoit occupée bien auparavant l'année 1768, à la recherche des causes de la chûte du Commerce de la Province, & en particulier de celui de la Ville de Metz.

Le premier fruit de cette recherche ayant été de reconnoître que dans le nombre de ces causes, l'une des principales étoit produite par les embarras de différens genres, qu'on éprouvoit depuis plusieurs années dans la Navigation de la Moselle, la Société Royale jugea nécessaire de proposer, pour le prix de 1769, la question de savoir : *Quels étoient les obstacles physiques & politiques qui s'opposoient à la Navigation, non seulement de la Riviere de Moselle ; mais encore des autres Rivieres principales de la Province?*

Parmi les Mémoires envoyés pour le concours , il s'en trouva plusieurs qui renfermoient des vues utiles & relatives aux objets à traiter ; mais, comme il s'en falloit de beaucoup que la question fût résolue, on pensa ; qu'afin de donner tout le temps nécessaire pour la traiter convenablement , il falloit remettre le prix à l'année 1771, en ajoutant au premier Programme, des indications qui fixassent plus exactement ce que la Société desiroit.

Les Mémoires de 1771 n'ayant encore présenté que des idées trop vagues sur l'état des choses , jointes à des moyens qu'il

eut

eut été difficile de faire adopter, & prefqu'impoffible de mettre en pratique, pour remédier aux inconvéniens actuels de cette Navigation; l'Académie fe trouva dans la néceffité de reculer de nouveau le temps du concours. Elle penfa auffi que, pour mettre les Auteurs plus à portée de mieux traiter les Parties de la queftion générale, il falloit la divifer en deux queftions particulieres, l'une qui ne concernât que les obftacles phyfiques, & l'autre les obftacles politiques; c'eft fous cette nouvelle forme qu'elle a été remife au concours pour la troifieme fois. Deplus, comme les recherches qu'il s'agiffoit de faire devoient exiger la préfence des Auteurs fur les lieux, & par con-féquent leur occafionner différens frais; l'Académie fe détermina à ne propofer que la premiere queftion pour l'année 1772, avec un prix de mille livres, & à laiffer la feconde, pour être pro-pofée dans les années fuivantes.

M. l'Intendant ayant été informé de cette difpofition, & defirant que la feconde queftion fût mife au concours de la préfente année, ainfi que la premiere, offrit, à cet effet, un prix de mille livres, que l'Académie accepta avec reconnoiffance.

Ce Magiftrat, qui s'occupoit depuis plus de trois ans de tout ce qui pouvoit fervir au rétabliffement du Commerce de cette Province, ne s'étoit pas contenté de fe charger du prix de la feconde queftion: il avoit voulu, en fuivant toujours le même plan, ne négliger aucune des chofes néceffaires à la réuffite de fon projet. Des conférences tenues très-fréquemment chez lui,

B

pendant l'hiver dernier, avoient achevé de répandre assez de lumieres sur le Commerce actuel & possible de la Ville de Metz & de la Province, pour connoître exactement l'état où il est tombé & pour faire voir en même temps, que sans la Navigation de la Moselle, il ne faut pas espérer de lui donner plus d'étendue qu'il n'en a aujourd'hui. Cette derniere vérité ayant démontré l'importance de savoir incessamment, en quoi consistent précisément les différens obstacles qui peuvent gêner la Navigation de cette Riviere, l'amour patriotique fit desirer aux Officiers Municipaux, & aux Citoyens zélés qui avoient été appellés à ces conférences, que l'on profitât, sans délai, de la saison la plus favorable qui se fût présentée depuis long-temps pour une pareille opération.

Enfin le Mécene de la Province, qui ne cesse d'employer utilement pour elle tout ce qu'un Génie éclairé, sage, & de la plus grande activité peut produire, ayant, par ce travail, parfaitement saisi tous les objets qui peuvent réaliser les vues bienfaisantes du plus magnanime & du plus aimé des Rois, fût chargé au mois de Juillet dernier, de suivre, ainsi qu'il l'avoit desiré, l'affaire de la Navigation, non seulement dans le cabinet, mais encore sur les lieux, afin d'en mieux embrasser & éclaircir toutes les parties, de la mettre en état d'être terminée au plutôt, & par-là, de procurer incessamment à notre indus- trie le moyen principal dont elle a besoin pour se mettre en activité.

La Société Royale qui, ainsi qu'on l'a vu, avoit préparé cette importante opération & qui continuoit d'en faire son occupation principale, eut la satisfaction de voir qu'elle alloit y contribuer encore plus efficacement, par la nomination de l'un de ses Membres pour accompagner M. l'Intendant dans le voyage qu'il alloit faire sur la Moselle, depuis Metz jusqu'à Coblentz.

M. le Maréchal Protecteur, moins grand peut-être par les lauriers dont toute l'Europe a couronné sa tête, que par la droiture & la bienfaisance de son cœur, ayant reconnu que ce voyage pouvoit servir à procurer un bien réel aux peuples de son Gouvernement, voulut que, dans cette circonstance, la Société Royale suspendît toutes ses occupations, pour se livrer aux seuls objets relatifs au travail que l'un de ses Membres étoit chargé de faire; & Sa Majesté elle-même annonça, par l'organe du Ministre aux lumieres & à la sagesse duquel elle a confié l'administration supérieure de cette Province, que telle étoit son intention.

Tels sont, Messieurs, les motifs pour lesquels la distribution des prix a été remise à ce jour, qui est celui où la Société Royale reprend ses travaux académiques. Nous avons lieu de penser que, par cette raison, vous applaudirez au léger dérangement qu'il a fallu faire à l'ordre ordinaire & que vous verrez avec plaisir le précis d'une opération qui n'a été entreprise que pour l'utilité publique & l'avantage de nos Concitoyens.

Le plan du travail à faire fur la baffe Mofelle, pour connoître le véritable degré de gêne que les obftacles phyfiques font éprouver dans fa Navigation, étoit dreffé dès le commencement du mois de Juillet dernier : il étoit entré dans ce plan, que l'on s'attacheroit, non feulement à s'affurer de l'état du fond & des bords du lit de cette Riviere, ainfi que de celui du trottoir des chevaux ; mais encore qu'on ne négligeroit aucune des chofes néceffaires pour rectifier la carte de fon cours, depuis Metz jufqu'à fon embouchure dans le Rhin.

Cette difpofition générale & quelques préparations particulieres étant faites & après qu'on eut reconnu que les eaux fe trouvoient à la moindre élévation où elles fe réduifent ordinairement dans les années de féchereffe, on s'embarqua le 2 du mois d'Août, au port de l'Intendance.

Quoique cet état de la Mofelle, le plus favorable pour notre objet, fût en même temps le moins propre à la Navigation, & que nous ayons fouffert des retards, tant par la contrariété du vent, qui a été prefque continuelle, que par quelques engravemens, nous n'avons néanmoins employé que fix jours & demi en defcendant ; favoir, deux jours & demi, pour aller de Metz à Treves & quatre jours de Treves à Coblentz. Mais, comme les obfervations à faire en remontant cette même partie du cours de la Mofelle, ne pouvoient permettre aucune Navigation pendant la nuit, notre marche, réglée par celle des chevaux de traits, a été de huit jours complets, dont cinq de Coblentz à Treves & trois de Treves à Metz.

Le réfultat de nos calculs fur la durée réelle du temps pendant lequel nos bateaux ont été en mouvement , nous a fait connoître que nous n'avions employé que quatre-vingt-onze heures trente-une minutes, pour remonter depuis le Pont de Coblentz, jufqu'à la pointe de l'Ifle de Chambière.

Or , comme il a été conftaté que la marche moyenne de nos chevaux de traits a été de vingt-huit toifes un pied par minute , nous avons trouvé que la longueur du cours de la Mofelle, entre ces deux mêmes points, eft de cent cinquante quatre mille fix cens foixante-trois toifes. Si à cette quantité on ajoute la diftance de la pointe de l'Ifle de Chambière au centre de la Ville de Metz, on aura à très-peu-près cent cinquante fix mille toifes pour la route de Navigation de Coblentz à Metz.

Nous avons obfervé que cette route de Navigation eft partagée en cinq parties, diftribuées fur quatre territoires.

La premiere, qui eft fur celui de France, comprend une longueur de . . . . 30000. *Toifes*

La feconde, fur le territoire du Duché du Luxembourg, eft de . . . . 20000.

La troifieme, fur celui de l'Électorat de Treves, fe trouve de . . . . 44000.

La quatrieme, fur le territoire de la Seigneurie de

Ci-contre. . . . . 114000.

Traerback, appartenant au Duc de Deux-Ponts, au
Prince de Bade-Baden, & au Prince de Bade-Dourlach, eſt de . . . . 6000.

Enfin la cinquieme, ſur celui de l'Électorat de
Treves, contient une étendue de . . . . . . 56000.

                                    156000. *Toiſes.*

Il faut donc, pour aller de Metz à Coblentz, en ſuivant
la Moſelle, parcourir une étendue de cent cinquante-ſix mille
toiſes, tandis que la route par terre n'en contient qu'environ
cent quatre mille; mais la différence de cinquante-deux mille
toiſes, qui ſe trouve entre les deux routes, ne ſurprend pas,
lorſqu'on voit la multitude de ſinuoſités de cette Riviere, &
les grands contours de montagnes qu'elle eſt contrainte de
ſuivre, ſur-tout depuis Treves juſqu'à la petite Ville de Cochem, qui eſt à vingt-ſept mille toiſes de Coblentz.

En jettant un coup d'œil ſur la carte de la Moſelle, on
voit que ſi l'on n'a aucun égard aux différentes ſinuoſités
& contours dont il vient d'être parlé, ſon cours peut être
regardé comme une ſuite de trois lignes ſenſiblement droites.
La premiere de Metz à Thionville, qui eſt dirigée du ſud au
nord; la ſeconde de Thionville à Treves, qui tend au nord
nord-eſt; & la troiſieme de Treves à Coblentz, qui va exactement au nord-eſt.

En la fuivant après cela, pour examiner fur les lieux la pofition de fon lit, relativement au relief des terrains dans lefquels il fe trouve, on voit d'abord; que dans le baffin planimétrique de Metz à Thionville, il joint par fa rive droite le pied des côteaux de S. Julien, de Malroy & d'Olgy; & qu'après avoir traverfé la partie de la même plaine où eft fitué le Village de Mancourt, il paffe au pied du côteau de Bietttange & de la Haute-Yüs; que depuis fa fortie de Thionville jufqu'au Prieuré de Berg, il s'eft établi librement dans la plaine de Cattenom, qui n'eft qu'une continuation de la précédente & qui eft bornée par le rapprochement des côteaux de droite & de gauche, qui forment les différens baffins de la Mofelle, tant au deffus, qu'au deffous de Metz.

Un peu plus bas que le Prieuré de Berg, on voit cette Riviere qui entre dans la gorge, que les côteaux dont il vient d'être parlé, forment en fe rapprochant. Son lit, depuis cette premiere gorge, jufques vers l'embouchure de la Sarre, eft établi entre deux chaînes compofées de côtes, de rochers & de montagnes entre-mêlés. Ces deux chaînes, prefque toujours très-proches l'une de l'autre, préfentent, par leurs irrégularités, une fuite alternative de gorges, ou détroits & de vallons ou petits baffins généralement bien cultivés.

Dans cette quantité de gorges, il s'en trouve plufieurs qui font formées par des côtes entieres de rochers, dont l'efcarpement fe plonge en beaucoup d'endroits, au moins d'un côté, jusqu'au fond de la Riviere ; son lit est tellement resserré dans la plûpart de ces passages , qu'à peine peut-on y avoir un plein-pied pour les chevaux : mais dans les vallons ou bassins où l'on arrive en quittant ces détroits , on trouve communément sur l'une des rives & quelquefois sur les deux, de longues terrasses horizontales, qui fournissent en tout temps de très-bons trot-toirs, attendu que leur élévation est rarement au dessous des plus grandes eaux.

Depuis l'embouchure de la Sarre , le lit s'étend le long du bassin étroit, vers le milieu de la longueur duquel est situé la Ville de Treves ; mais ce lit s'approche beaucoup plus (sur tout vis-à-vis de Treves) de la chaîne de côtes & de rochers qui est à sa rive gauche, que des côtes & montagnes en pente douce , qui sont sur sa droite.

A environ cinq mille toises au dessous de cette Ville , la Moselle rentre dans une autre suite de gorges formées par la continuation des deux mêmes chaînes de côtes , de rochers & de montagnes qui se rapprochent ici , pour ne plus quitter le lit de notre Riviere , qu'à son entrée dans le bassin de Coblentz.

En descendant cette derniere partie de son cours , on trouve non seulement cette seconde suite de détroits & de bassins , de même nature que la suite de ceux qu'on rencontre au dessus de Treves , quoique plus étendue qu'elle ; mais encore une conti-nuité de très-grands détours en forme d'anses , tantôt sur la
droite ,

droite, tantôt sur la gauche, qui font parcourir de longs espaces, pour ne faire que très-peu de chemin. Parmi toutes ces anses dont les plus considérables commencent à Pellich, qui est à environ douze mille toises de longueur de Riviere au dessous de Treves, il en est une, qui est celle de Marienbourg ou de Zéell, dont la singularité oblige de s'arrêter un moment.

Le très-petit espace que la carte fait voir entre les deux bouts de cette anse, dont le développement est d'environ six mille toises, nous porta à monter sur le rocher qui occupe tout cet espace, tant pour nous assurer par nous-mêmes du véritable état des choses, que pour visiter l'Église de Marienbourg bâtie sur le haut de la croupe de ce rocher, qui est élevé de plus de quarante toises au dessus de la Moselle.

Arrivés sur le bout de ce même rocher, à l'endroit d'où il part de la côte de même nature & dont il fait partie, pour s'avancer entre les deux branches de l'anse, nous trouvâmes que sur une longueur de plus de cinq cens toises qu'il y a de là à la croupe, le plateau de son sommet est si étroit, qu'à peine une voiture peut-elle y passer; & que celui où l'Église est bâtie n'a pas dix toises de largeur par-tout. Le flanc sud de ce rocher, par lequel on a monté, ayant au plus trente toises de base jusqu'au bord de la Riviere & celui de l'autre côté qui regarde le nord, ne se trouvant avoir (un peu avant d'arriver à l'Église.) qu'environ foixante-dix toifes pour la fienne, nous avons été affurés que la maffe qui fépare les deux bouts de l'anfe, n'a guere plus de cent toifes d'épaiffeur dans cet endroit.

Les bateaux qui continuoient toujours leur route, & qui employerent plus de trois heures pour arriver à Alff, Village fitué fur la Riviere & un peu plus loin que l'Église de Marienbourg, nous laifferent tout le temps de parcourir le local & de raifonner.

En voyant, d'un côté, une fi petite féparation entre ces deux points de la Mofelle, & d'un autre, le terrain bas qui eft entre le pied de la croupe du rocher de Marienbourg & celui de la montagne qui occupe le milieu de l'anfe, lequel n'a que dix à douze toifes d'élévation au deffus des eaux, fur environ quatre cens toifes de longueur ; nous nous fommes d'abord demandé, pourquoi, dans la vue de raccourcir de cinq mille neuf cens toifes le chemin des bateaux, on n'ouvriroit pas un canal, foit à travers le rocher, foit à travers ce terrain bas qui eft un peu plus loin ? Mais ayant réfléchi fur ce qui réfulteroit du changement de cette parrie du lit de la Riviere, nous avons reconnu auffi-tôt que, quand même cette opération ne devroit occafionner aucune dépenfe, il faudroit bien fe garder de l'entreprendre, par des raifons qui nous ont paru décifives, & que voici.

La pente actuelle d'un peu plus de quatorze pieds, qui eft

distribuée aujourd'hui sur six mille toises d'étendue, étant rapprochée, comme elle le seroit alors, sur une longueur de cent toises ou sur celle de quatre cens toises, causeroit nécessairement une cataracte beaucoup plus forte que celle qui a lieu dans les grandes eaux, sous le grand *reverfoir* de Metz.

Or s'il eft démontré, par une expérience qui se répete plufieurs fois chaque année, qu'il n'eft pas poffible de faire remonter des bateaux par cette cataracte, & qu'on ne pourroit les expofer à fa defcente que dans le cas où l'on voudroit les voir mettre en pièces; il eft à plus forte raifon démontré que l'ouverture d'un canal, pour faire paffer la Mofelle fous Marienbourg, en détruiroit entiérement la Navigation. Il fut en outre reconnu que, fi cette Riviere ne parcouroit plus le contour de l'anfe, les Habitans de la petite Ville de Zéell, & ceux de deux ou trois Villages qui font fur ce contour, perdroient l'avantage ineftimable qu'ils retirent de la Navigation, tant pour leurs befoins journaliers, que pour le commerce du vin que produifent toutes ces côtes prefqu'entiérement plantées en vignes, malgré les pointes de rocher dont elles font hériffées.

Il eft vrai qu'en établiffant quatre portieres bufquées dans ce canal, pour le divifer en trois petits fas qui ne ferviroient qu'à la defcente & à la montée des bateaux, on fauveroit les deux inconvéniens dont on vient de parler, puifqu'il n'y auroit plus de cataracte, & qu'on laifferoit la Riviere telle qu'elle eft, pour l'écoulement de fes eaux & le fervice des Habitans de cette anfe.

Mais ne faudroit-il pas établir un péage en cet endroit, tant pour l'entretien de tout ce qui appartiendroit au canal, que pour falarier les Ouvriers employés à manœuvrer les éclufes ; & ce péage ne feroit-il pas une gêne de plus ? Car le Batelier ne pouvant gagner autre chofe que la différence qu'il y auroit entre le temps néceffaire pour paffer ces quatre éclufes, avec fes bateaux & fes chevaux, & trois heures & demie qu'on emploie aujourd'hui à parcourir cette anfe : il eft aifé de voir que ce bénéfice, qui ne feroit peut-être pas d'une heure, feroit toujours payé fort chérement.

On n'a parlé ici de ces obfervations, que pour montrer qu'il eft fouvent très-dangereux de fe livrer à l'exécution des projets les plus fpécieux & les plus féduifans au premier coup d'œil, particuliérement de ceux que l'on forme prefque toujours, de redreffer les lits de Rivieres lorfqu'ils préfentent de très-grandes finuofités : mais revenons à notre objet principal.

Dans la longueur d'un peu plus de trois mille toifes, qui eft celle du reftant du cours de la Mofelle depuis fa fortie des montagnes jufqu'au Rhin, le lit, qui n'a que foixante toifes de largeur moyenne dans ces gorges, & qui n'eft plus gêné en traverfant le baffin de Coblentz, s'élargit infenfible-ment en allant vers fa fin, où il a près de deux cens toifes de largeur.

Son embouchure, qui eſt à la rive gauche du Rhin & qui y tombe quarrément ſous les murs de Coblentz, ſe préſente directement à la fortereſſe de Hermanſtein, ſituée de l'autre côté de ce fleuve ſur un rocher très-élevé, au pied de l'eſcarpement duquel on voit le Palais de réſidence de l'Électeur de Treves, bâti, pour la plus grande partie, ſur les eaux.

Les obſervations que nous avons faites, tant pour nous aſſurer de la hauteur reſpective des différens points du fond du lit dans tout ſon développement, depuis Metz juſqu'au Rhin, que pour ſavoir juſqu'à quel point il ſe ſoutient au deſſous du niveau des terraſſes qui ſont ſur ſes rives, nous ont fait connoître, premiérement, qu'en faiſant abſtraction des amoncellemens qui ſe font faits en différens endroits, la pente de ce même lit peut être regardée comme parfaitement uniforme dans toutes les parties de ſon étendue.

Secondement, malgré les inégalités de hauteur qui ſe trouvent entre quelques-unes des terraſſes qui avoiſinent la Moſelle, dans les différens petits baſſins que forment les chaînes de montagnes entre leſquelles elle paſſe, on voit que l'encaiſſement de ſon lit, qui, dans les grands baſſins de Metz & de Thionville, n'eſt que d'environ douze pieds de hauteur moyenne, augmente inſenſiblement à meſure que l'on deſcend vers celui de Coblentz, dans lequel cét encaiſſement eſt le plus conſidérable.

A l'égard du ſol des différens terrains dans leſquels ce lit eſt établi, nous avons remarqué, 1°. Que depuis beaucoup au deſſus de Metz juſqu'aux premieres gorges de montagnes, c'eſt-à-dire, juſqu'aux environs du Prieuré de Berg, qui eſt à ſept mille toiſes au deſſous de Thionville, ce ſol, à l'exception de très-peu d'endroits, eſt généralement formé d'une couche de ſable *caillouteux* & de terre, d'environ douze pieds dans ſa moindre épaiſſeur, laquelle eſt poſée ſur une maſſe très-profonde, d'une terre très-fine, compacte, d'une couleur bleuâtre, qui ſe diviſe par feuillets, & qui paroît être la matiere premiere de notre pierre à chaux. 2°. Cette couche de ſable & de terre eſt ordinairement partagée en deux autres : la ſupérieure eſt une terre ſablonneuſe, légere, & quelquefois très-forte ; dans l'inférieure, qui eſt beaucoup plus épaiſſe, on voit le ſable *caillouteux* tantôt pur, tantôt mêlé avec une terre glaiſe, qui lui donne de la conſiſtance.

3°. Il paroît démontré, par quantité de corps d'arbres qu'on a trouvés dans le bas de cette couche en creuſant les foſſés de la Ville-neuve de Metz, & dans pluſieurs autres endroits fouillés par occaſion, que les matieres qui compoſent cette même couche ont été chariées par les eaux ; & que, par conſéquent, le ſol actuel du lit de la Moſelle, dans cette même étendue, eſt un nouveau ſol établi ſur l'ancien. On pourroit fortifier cette preuve, s'il en étoit beſoin, par l'inſpection de la couche de limon & de terre végétale qu'on voit ſous la maſſe de ſable dans pluſieurs endroits, & particuliérement au pied des berges du lit de cette Riviere dans les environs de Cattenom.

On sent bien qu'il n'est guere possible que la Moselle, qui roule ses eaux dans ces couches de sable, de cailloux & de terre légere, puisse laisser à son lit une position fixe, ni un profil qui soit constamment le même : aussi voit-on que ce lit souffre des changemens continuels, qui causent les gênes que la Navigation éprouve dans cette partie, à laquelle nous reviendrons bientôt.

Depuis le Prieuré de Berg jusqu'au bassin de Coblentz, le lit entretenu entre deux chaînes de montagnes, n'a pu s'écarter des limites dans lesquelles il est renfermé. Son fond, dans toute cette étendue, est presque toujours sur le rocher ou sur les pierrailles que les eaux pluviales & celles des ruisseaux y ont entraînées & y entraînent encore, en tombant par torrent de toutes les petites gorges qui coupent très-fréquemment ces deux mêmes chaînes de montagnes. On voit cependant encore quelques dépôts de sables & de cailloux de distance à autre, dans la partie du lit de notre Riviere qui est dans les premieres gorges en sortant de la plaine de Cattenom : mais le plus considérable de tous, est celui qui se trouve dans le bassin de Remich, quatre mille cinq cens toises plus bas que Sierck, ou sept mille cinq cens toises au dessous du Prieuré de Berg. On reconnoît même que ce bassin, qui s'étend beaucoup sur la rive droite, est l'endroit où les eaux ont cessé d'avoir assez de force pour charier des fables & cailloux de la plaine de Cattenom, attendu qu'il ne s'en trouve prefque plus de cette efpece, au deffous de ce baffin de Remich.

Il paroît d'abord étonnant que la Mofelle qui a formé le dépôt de fable de Remich, en ait laiffé une fi petite quantité dans l'intervalle de fept mille cinq cens toifes qui fe trouve entre cet endroit & la plaine de Cattenom; mais lorfqu'on voit la maniere dont fon lit eft encaiffé entre les rochers dans prefque toute fa longueur, on reconnoît facilement que les fables n'ont jamais affez d'inertie pour réfifter à la force prodigieufe que les eaux y acquierent, à mefure que les crues fe font.

Ce que nous venons de dire des fables de la Mofelle chariés jufqu'à Remich, eft applicable à ceux que la Sarre, qui lui livre fes eaux à trois mille cinq cens toifes au deffus de Treves, y entraîne pendant fes grandes crues : il eft feulement à obferver que, comme les fables de la Sarre font généralement plus fins que ceux de la Mofelle, ils font chariés plus loin, & que les dépôts qui s'en font ordinairement dans les coudes des anfes, font plus variables que ceux des fables fins de la Mofelle, qui s'arrêtent dans de pareils endroits.

Nous ne parlerons pas ici des fables qui proviennent du détriment des roches de grès que différens petits ruiffeaux & torrens charient quelquefois dans nôtre Riviere, au deffus & un peu plus bas que Treves ; parce qu'indépendamment de ce

que

que ces fables, qui font très-fins, font en petite quantité, ils font bientôt mêlangés avec les autres, & par conféquent difperfés par le même méchanifme.

La Mofelle, qui reçoit, dans les montagnes au deffus de Treves, la petite Riviere de Saor, à Vafferbilich, à la rive gauche, & la Sarre, dans l'endroit que nous avons dit, à la rive droite, n'en reçoit plus aucune dans tout le refte de fon cours ; & comme de tous les ruiffeaux & torrens qui tombent dans le reftant de la Mofelle qui commence à l'entrée de la feconde fuite de gorges, il n'y en a qu'un très-petit nombre qui foient dans le cas de charier du fable, les médiocres amoncellemens de cette matiere, que l'on rencontre quelquefois dans les montagnes, de diftance à autre, ne viennent effentiellement que des parties qui font au deffus de ces fecondes gorges.

Les fables reparoiffent cependant encore en quantité dans l'extrêmité du lit de notre Riviere, qui eft creufé dans le baffin de Coblentz ; mais ces fables viennent du fol de ce même baffin, qui, felon toute apparence, a été formé par les fables *caillouteux* & les terres que le Rhin a chariées autrefois, & qu'il continue d'entraîner jufques dans fes parties les plus baffes. On voit aujourd'hui un amoncellement très étendu de ce fable, qu'il a dépofé dans l'embouchure même de la Mofelle.

En examinant le jeu des eaux en cet endroit, on reconnoît bientôt que ce dépôt augmente prefque continuellement

D

pendant tout le temps que les eaux de notre Riviere font baffes, & qu'elles n'ont par conféquent pas la force d'empêcher le remoux du Rhin ; mais on voit que, dès le moment que ce fleuve diminue de force, & que notre Riviere augmente la fienne, l'amoncellement eft entamé, & les fables, qui font livrés de nouveau à l'agent qui les avoit conduits jufques-là, font entraînés pour aller prendre leur repos plus bas.

En examinant la pofition, la hauteur & le fol des terraffes, que nous avons dit qui accompagnent la Mofelle dans prefque tous les baffins de montagnes, on voit clairement qu'elles font l'ouvrage des eaux. Car, 1°. la maffe de pierres, de cailloux, & quelquefois de fable, qui fait la bafe de ces terraffes, principalement fur les bords, eft évidemment l'effet du faifceau central d'un courant d'eau, qui jette, du côté où fa force décroît, tous les corps qu'il entraîne avec lui. 2°. On juge, par les différentes couches de terre qu'on rencontre dans leur fol, que les remoux, qui ont eu lieu dans tous ces petits baffins pendant tout le temps que les eaux en ont couvert le fond, y ont dépofé les parties terreufes, emportées par les eaux pluviales dans les Rivieres, ruiffeaux & torrens qui ont groffi, & qui groffiffent fréquemment la Mofelle.

On demandera, peut-être, comment ces terraffes, que nous difons avoir été formées par les eaux, ont pu s'élever jufqu'à la hauteur de douze ou quinze pieds, & même davantage, au deſſus du lit de notre Riviere , vu que les plus grandes eaux ne s'élevent preſque jamais juſques-là ; mais on peut répondre que, tout ce pays-ci eſt rempli de Témoins ſûrs, qui prouvent que dans les premiers temps où notre Riviere a formé ſon lit, les eaux ſe ſont ſoutenues pendant long-temps à de bien plus grandes hauteurs que celles où elles ſe portent aujourd'hui. De plus, la Moſelle, ſuivant la loi du mouvement des eaux, n'a pas diſcontinué de creuſer ſon lit, tant que les matieres de ſon fond n'ont pas eu aſſez de ténacité ou d'inertie, pour réſiſter à la force de ſon courant ; auſſi voit-on que les maſſes fixes qui cauſent ces obſtructions, ne ſont ni des ſables fins, ni encore moins des terres dépoſées ; mais du roc, des pierrailles, des cailloux & des terres vierges qui ont la plus grande ténacité.

Quoi qu'il en ſoit, il eſt certain que la nature, en formant ces terraſſes, a préparé, entre des gorges qui préſentent l'aſpect le plus dur & le plus ſauvage, une multitude d'endroits faits non ſeulement pour être habités, mais encore pour offrir la ſuite de tableaux la plus variée & la plus agréable. Auſſi compte-t-on dans la longueur de cent vingt-ſix mille toiſes, que comprend le cours de la Moſelle depuis Berg juſqu'à l'entrée de la plaine de Coblentz, outre les Villes de Sierck, Treves & Traerback, plus de cent trente Villages ou Bourgs, dont les Habitans nombreux vivent du produit de ces terraſſes, ſur leſquelles ils ſe ſont établis par préférence, & de celui

D ij

des vignes, que leur induſtrie a plantées ſur preſque tous les
flancs des côtes & montagnes, malgré leur roideur effrayante,
& les rochers qui ſe montrent preſque par-tout.

Pendant que nous parlons du génie laborieux des Habitans de
ces bords de la Moſelle renfermés dans les montagnes, nous
ne devons pas paſſer ſous ſilence deux autres branches de
Commerce d'exportation très-conſidérables, ſavoir: celle de la
chaux & celle des pierres à émoudre les tranchans ; ſuivons
pour cela le cours de la Riviere.

Les rochers qui commencent à ſe montrer ſous le Prieuré de
Berg, ſont en groſſes maſſes d'une qualité très-dure ; c'eſt, ſans
doute, par cette raiſon qu'on n'en fait aucun uſage, non plus que
de ceux de même qualité qui ſont dans les gorges ſuivantes
juſqu'à Remich ; mais à commencer à mille ou douze cens toiſes
plus bas, ſur une longueur d'environ douze mille toiſes en
deſcendant, laquelle ſe porte juſqu'auprès de Vaſſerlich ou d'Igel,
il ſe trouve des rochers par bancs d'une épaiſſeur médiocre, ſéparés par des couches de terre, qui fourniſſent deux ſortes de
pierre à chaux, l'une bleuâtre, comme la pierre à chaux de
Metz, l'autre d'un gris jaunâtre, un peu moins bonne que la
premiere. Les fours à cuire cette pierre, pour la changer en
chaux, ſont établis au pied des rochers, & en même-temps ſur
le bord de la Moſelle, en ſorte que le ſervice de cette eſpece
de Manufacture, ſe fait avec la plus grande facilité & la moindre dépenſe poſſible : car, d'un côté, il n'y a qu'une très-petite

diſtance à parcourir pour remplir les fours, tandis que de l'autre, la Moſelle dépoſe le bois & la houille ſous la main du Chau- fournier; & que, quand il s'agit de tranſporter la chaux, les bateaux viennent la recevoir à douze ou quinze pieds de la bouche de ces mêmes fours.

La quantité de chaux qui ſe fabrique dans cette étendue de terrain, & qu'on devroit appeller chaux de Luxembourg, au lieu de chaux de Treves, eſt ſi conſidérable, qu'elle fournit ſuffi-ſamment pour toutes les conſtructions qui ſe font dans tout le reſtant du cours de la Moſelle; qu'elle remonte le Rhin juſqu'à Mayence, & le deſcend pour aller approviſionner Bonn, Cologne, Duſſeldorff; & qu'il en paſſe quelquefois juſqu'en Hollande.

Quant aux pierres à aiguiſer que fourniſſent les rochers, depuis au deſſus d'Igel juſqu'à l'endroit où commence la ſeconde ſuite de gorges au deſſous de Treves, le Commerce s'en fait tant dans la haute Moſelle que dans la baſſe, & dans une partie du cours du Rhin.

A l'égard des rochers, des côtes & montagnes que l'on ren-contre en deſcendant, après avoir quitté les rochers de grès, ils ſont preſque tous de pierres ardoiſieres, dont nous avons obſervé que les lits ſont rarement horiſontaux; mais inclinés en toutes ſortes de ſens, & ſouvent dans une poſition très-appro-chante de la verticale: ces rochers fourniſſent conſtamment le moilon à bâtir, & de diſtance à autre, on en tire de l'ardoiſe, pour couvrir les maisons. Le rocher de cette qualité s'étend si loin, qu'on en trouve encore beaucoup le long du Rhin, & que celui sur lequel la forteresse de Hermanstein est établie, est de cette nature.

Toute la variété qu'on voit dans cette espece de rocher, est que plusieurs endroits présentent des lits séparés par des masses de cailloux blancs, dont l'épaisseur est fort inégale, les plus minces ayant environ un pouce, & les autres fournissant des masses qui ont jusqu'à trois pieds & plus d'épaisseur.

En remontant la Moselle, pour examiner en détail les divers embarras qu'on éprouve dans sa Navigation jusqu'à la pointe de *Chambiere*, nous avons reconnu :

Premiérement. Que des trois Ponts qui sont établis sur cette Riviere, depuis le Rhin jusqu'à Metz, le premier à Coblentz, le second à Treves, le troisieme à Thionville, il n'y a que le dernier qui puisse causer de la gêne à la marche des bateaux, encore cette gêne ne consiste-t-elle qu'en ce que le Batelier est obligé d'abattre ses mats pour passer sous le plancher du Pont, qui n'est pas assez élevé; car d'ailleurs le passage est aussi libre, sous toutes les travées, qu'il l'est sous les onze arches du Pont de Coblentz, & sous les six principales de celui de Treves.

Les Bateliers desireroient cependant qu'on pût leur éviter cette manœuvre; mais, comme elle est la moindre de celles qu'exige le paſſage de Thionville, on croit que, ſi les moyens qu'on propoſe pour la liberté de la Navigation en cet endroit, ſont adoptés, les Bateliers ſouffriront volontiers une opération qui ne peut cauſer que très-peu de retard à leur marche.

Secondement. Que de cinquante-cinq iſles qu'on rencontre dans la Moſelle, il n'y a que celles de Couſſe, de Numagen, & celle de Pellich qui cauſent de véritables gênes à la Navigation; parce que dans les autres le paſſage des bateaux ſe trouve entr'elles & le bord de la Riviere, ſur lequel eſt le trottoir des chevaux; mais celles qu'on vient d'excepter du nombre gênent d'autant plus, que le trottoir ſe prend ſur l'une de leurs rives, & que les chevaux ne peuvent arriver ſur ces iſles & en reſſortir, ſans être expoſés au danger de périr lorſque les eaux ſont un peu fortes;

Dans l'état détaillé des obſtacles de la Navigation, on a expoſé la quantité du travail à faire, pour remédier à ces inconvéniens.

Troiſiémement. Nous avons compté juſqu'à trente-un bancs de ſable & de gravier dans le fond du lit de la Riviere, ſans y comprendre l'encombrement depuis la pointe de l'iſle de *Chambiere* juſqu'à l'écluſe du Pont du *Saulcy*. Comme ces bancs, placés au fond du lit, ne ſe trouvent pas tous dans des circonſtances pareilles, nous avons reconnu que les uns doivent être enlevés en grande partie, d'autres au moins ſur la largeur néceſſaire à la marche des bateaux, & qu'il n'y en a qu'un

petit nombre qui puiſſent être détruits par le courant des eaux
préparé à cet effet, ſoit en plaçant des *épics*, ſoit en retré-
ciſſant le lit de la Riviere par des faſcinages, ainſi que cela ſe
pratique le long du Rhin.

Quatriémement. Qu'il n'en eſt pas de même des amoncellemens de pierrailles que les ruiſſeaux & torrens, venant des
montagnes, ont entraînées & entraînent encore ſur les rives
de la Moſelle. L'opération à faire pour ſupprimer ces obſtructions, qui ſont au nombre de vingt-ſix, & dont les plus conſidérables ſe trouvent aujourd'hui à Volmerdange & à Sierck,
conſiſte uniquement à les enlever; il faudroit même qu'une
Ordonnance de Police pour la Navigation de cette Riviere,
mît les Habitans Riverains dans le cas d'en faire le déblai à
meſure qu'ils ſe forment, en profitant pour cela des temps favorables, c'eſt-à-dire, de ceux pendant leſquels les eaux ſont
baſſes.

Cinquiémement. Que les quartiers de roches qui ſe trouvent
un peu au deſſous de Cochem, vis-à-vis le Village de Volff,
aux environs de Nitel, au deſſus du Village de Ahn, près de
celui d'Apach, & ſous le Prieuré de Berg, doivent pareillement être enlevés. Les plus gros quartiers auront peut-être
beſoin d'être débités, & ce ſera le cas de faire uſage de la
poudre.

Sixiémement. Que nous avons auſſi rencontré ſur le territoire de Luxembourg ſix pêcheries, ou *vannes* à poiſſons,

&

& une fur le territoire de France aux environs du Prieuré de Berg. Ces pêcheries refferrent tellement le paffage des bateaux près de l'une des rives, qu'à peine y trouve-t-on une largeur de vingt-quatre pieds : de plus, elles forment en ces endroits des cataractes très - difficiles à monter & fort dangereufes à defcendre.

On a propofé, dans l'état des réparations, de détruire ces pêcheries, finon en entier, du moins en grande partie, afin de laiffer la Riviere libre & de procurer à la Navigation toute la fûreté poffible.

Septiémement. Que les quatre digues des moulins de Blettange, d'Ay, d'Olgy & de Malroy, caufent les mêmes embarras que les pêcheries dont on vient de parler. On n'a pas propofé de détruire ces digues en entier, mais de les réduire au point de laiffer au moins un tiers de la largeur de la Riviere pour le paffage des bateaux. Ces digues ont été pouffées fi loin, qu'elles déterminent les eaux à ronger la rive gauche de la Mofelle, & à dépofer les fables qui en proviennent au deffous de ces moulins; il eft étonnant qu'en établiffant ces digues, on n'ait pas fenti que l'on travailloit à détruire entiérement la Navigation, en forçant les eaux d'élargir leur lit, au lieu qu'il auroit fallu chercher à leur faire opérer le contraire.

Huitiémement. Enfin, que la rectification de ces quatre vannes, pour ne plus gêner la Navigation, n'eft pas l'opération la plus confidérable à faire à la partie du lit de la Mofelle, comprife entre le Prieuré de Berg & la Ville de Metz; mais c'eft d'abord la deftruction des bancs de fable & de gravier de Malling, du Cheffebedel, du gué de Mançourt, & l'écurement du canal, depuis la pointe de l'ifle de Chambiere jufqu'à l'éclufe du Saulcy; c'eft enfuite le travail à faire en quantité d'endroits de cette même partie du lit de notre Riviere, tant pour le rétrecir par-tout où il eft trop large, qu'afin d'arrêter la dégradation progreffive des berges, principalement dans toutes les anfes; enfin, pour fortifier ces berges de maniere que les eaux, malgré leur action continuelle, foient dans le cas de les refpecter, & par conféquent de n'en pouvoir plus tirer de graviers, pour former de nouveaux amoncellemens.

On fent aifément, que pour remplir tous ces objets, il faut, malgré l'économie bien entendue que l'art peut apporter dans de pareils travaux, s'attendre à une dépenfe confidérable; mais, ne feroit-il pas jufte que les Propriétaires riverains y contribuaffent, foit en argent, foit en travaux, en raifon de l'avantage qu'ils auroient de conferver leurs héritages dans leurs limites? D'ailleurs on peut ne pas tout entreprendre à la fois, il s'agiroit de dreffer un bon projet, d'en bien méditer l'exécution, & de commencer enfuite par celles des parties qui font les plus preffantes, pour aller fucceffivement de celles-là aux autres, en prenant fi bien fes mefures, que chaque chofe foit faite à propos & à temps.

Par le relevé que nous avons fait de la quantité en longueur du trottoir qu'il faut ou conſtruire ou réparer, nous avons
trouvé, 1°. Que ſur le territoire de l'Électorat de Treves, y
compris quinze cens vingt-cinq toiſes qui ſe trouvent ſur
celui de la Seigneurie de Traerback, il y en a treize mille ſix
cens ſoixante toiſes.

2°. Que ſur celui de Luxembourg il y en a trois mille quatre-
vingt-quinze toiſes, & qu'enfin ſur celui de France, qui ſe
trouve dans les montagnes, il y en a environ neuf cens
cinquante toiſes.

A l'égard du trottoir, depuis le Prieuré de Berg juſqu'à
l'iſle de Chambiere, comme il ſe trouve paſſablement bon,
nous ne propoſons dans ces momens-ci d'autre opération
ſur ce qui le concerne, que celle de quelques petits ponts
à conſtruire ſur les ruiſſeaux qui viennent tomber dans la
Moſelle.

Quelque conſidérables que paroiſſent les travaux à faire,
tant pour enlever les amoncellemens des rives, que pour la
conſtruction & la réparation des trottoirs, depuis Remich juſqu'à Coblentz, ils n'ont point effrayé les Souverains, ſur les
territoires deſquels la plus forte partie des travaux doit avoir
lieu: car Son Alteſſe Royale l'Électeur de Treves a proviſoi-
rement donné des ordres pour s'y préparer; & les États de
Luxembourg ont plus fait encore, puiſqu'ils ont déja commencé
à faire travailler au déblai de l'encombrement de Volmerdange,

& que les arrangemens font pris, pour détruire, dans les pêcheries, tout ce qui peut gêner la Navigation.

Quant à l'état dans lequel cette Navigation exige qu'on mette la Mofelle fur le territoire de notre Province, nous avons les plus fortes raifons d'efpérer de la fageffe & de la droiture des vues de l'Adminiftration, qu'elle prendra les me-sures les plus juftes, afin que les ouvrages à faire foient commencés fans délai, & qu'ils foient fuivis avec toute l'activité néceffaire, pour voir inceffamment renaître & fleurir le commerce entre les mains de nos Concitoyens.

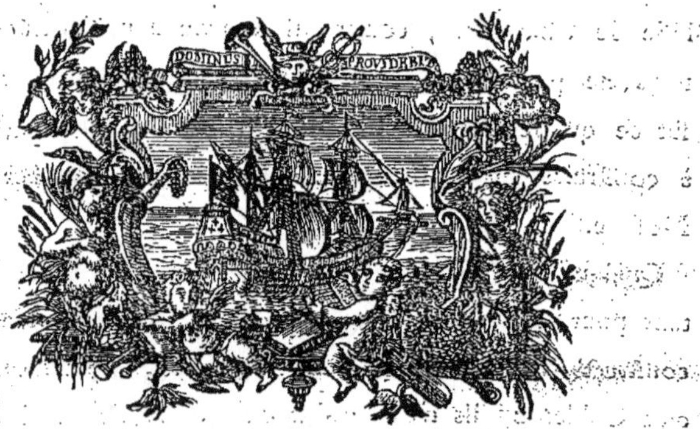

MÉMOIRE lu dans la Séance publique de la Société Royale de Metz, le 18 Novembre 1772.

Par M. DE CALONNE, Intendant des Trois-Évêchés.

M. M.

L'ACADÉMIE toujours occupée du bien public, objet de son institution, ayant choisi pour sujet des prix qu'elle doit distribuer cette année, l'examen des obstacles, soit physiques, soit politiques qui nuisent à la Navigation de la Moselle, & des moyens d'y remédier, il est sans doute aussi flatteur pour elle, qu'intéressant pour les Habitans de cette Province, de voir que dans le même temps les vues sages de notre Auguste Monarque se soient portées vers le même but ; que ce qui vous a paru, Messieurs, mériter vos recherches, ait aussi fixé l'attention de Sa Majesté ; que ses ordres & vos vœux aient, pour ainsi dire, rencontré la même direction ; & que, par un concours de circonstances assez singulier, celui qui vient d'ouvrir votre Séance de rentrée, en sa qualité de Directeur, se soit trouvé n'avoir rien de mieux à faire pour remplir cette fonction d'une maniere analogue au sujet même des prix que vous allez décerner, que de vous rendre compte de l'opération dont le Gouvernement l'avoit chargé.

Si cet heureux accord, qui réunit vos travaux littéraires aux projets de l'adminiſtration, doit faire plaiſir à tous les Citoyens, n'ai-je pas en mon particulier, Meſſieurs, un double titre pour en jouir, & un double motif pour vouloir le rendre complet, en achevant de vous donner connoiſſance de tout ce qui y a rapport?

On vient de vous dire qu'il s'étoit tenu cet hiver, en ma préſence & par mes ſoins, des conférences dont l'objet avoit été de reconnoître l'état actuel & l'état poſſible du Commerce des Trois-Évêchés; tout m'invite à vous donner une idée de ces conférences, & à vous faire appercevoir quels fruits je me crois autoriſé à en eſpérer. Ce ſera payer un tribut que je dois au zèle dont vous êtes animés pour le bien général de la Province, ce ſera vous faire hommage du deſir que j'ai de mériter votre approbation, & ce ne ſera pas m'écarter du ſujet auquel vous avez principalement conſacré cette Séance.

Pour ne pas trop prendre ſur les momens que vous y deſtinez, je ne vous préſenterai qu'un précis fort laconique d'un travail devenu conſidérable par les efforts réunis de tous ceux qui y ont coopéré: je ne ferai que réſumer hiſtoriquement ce qui nous a occupés pendant plus d'un mois; & à l'exemple de M. le Directeur, qui vient de vous faire achever, en peu de momens & d'une manière auſſi agréable qu'intéreſſante, une Navigation de plus de ſoixante lieues ſur une Riviere vraiment précieuſe, dont il vous a fait ſuivre toutes les ſinuoſités, meſurer la profondeur, calculer la rapidité, obſerver

fans effroi les écueils, & reconnoître avec fatisfaction les avantages; je vais tâcher de vous faire parcourir de même & auffi
rapidement toute l'étendue que le Commerce peut acquérir dans
mon Département: & fans dérober à vos regards les épines
dont ce champ, très-vafte eft encore hériffé, je vous découvrirai
les riches canaux qui peuvent un jour le féconder. Puiffé-je
contribuer, autant que je le defire, à réalifer bientôt cette
perfpective de bonheur & d'opulence!

Le réfultat général de nos conférences a été, Meffieurs,
qu'il eft peu de Villes plus avantageufement fituées pour le
Commerce que l'eft la Ville de Metz ; que cependant il n'en
eft peut-être pas où le Commerce foit plus languiffant ; qu'il
n'en eft certainement aucune où le Commerce foit plus néceffaire ; enfin qu'il n'en eft pas où le Commerce puiffe produire
des reffources plus utiles à l'État.

Chacune de ces propofitions eft une vérité dont nous nous
fommes parfaitement convaincus, & chacune d'elles fuffiroit pour
faire defirer de voir la Ville de Metz auffi Commerçante
qu'elle peut l'être : combien donc leur réunion ne préfente-t-
elle pas de motifs preffans & décififs pour déterminer fes Habitans, tous ceux qui s'intéreffent à fon fort, tous ceux qui
participent à fon adminiftration, ceux qui la furveillent, ceux
qui la protegent, & le Gouvernement lui-même, à chercher, à
faifir & à employer efficacement les moyens propres à y vi-
vifier le Commerce, à l'étendre, & à le faire profpérer !

Suivant l'idée qu'on se forme ordinairement de la Ville de Metz, & suivant celle qui se présente au premier coup-d'œil, on ne voit en elle qu'une Ville purement militaire, & l'on est tenté de croire que toutes les vues qu'on peut avoir à son égard, doivent se concentrer dans l'objet du service des Troupes. De quelque côté qu'on l'envisage, tout semble ramener à cette idée : sa position, qui la met au centre des opérations militaires les plus importantes dans presque toutes les guerres ; ses fortifications qui, lorsqu'elles seront achevées, en feront une Place imprenable ; l'étendue de son enceinte, qui la rend susceptible de recueillir & de mettre en sûreté les débris d'une armée ; le nombre, la grandeur & la beauté de ses cazernes, de ses magasins, des bâtimens qui composent son arsenal, son Hôpital militaire, & généralement tous les établissemens de ce genre qu'on a pris soin d'y former ; la quantité d'Infanterie & de Cavalerie qu'on a coutume d'y rassembler, tout en un mot semble autoriser à penser que la Ville de Metz n'est & ne doit être qu'une Ville de guerre ; que tout ce qu'on y a fait & tout ce qu'on peut projetter d'y faire, se rapporte, ou doit se rapporter uniquement au service des Troupes ; & que ses nombreuses Garnisons ne sont pas seulement sa principale ressource, mais qu'elles peuvent même lui tenir lieu de toutes les autres.

Ce seroit cependant d'un principe vrai tirer une conséquence très-erronnée ; car c'est au contraire parce que la Ville de Metz est la plus militaire du Royaume, qu'il est très-nécessaire faire pour elle, & très-intéreſſant pour l'État, qu'elle ſoit en même temps une des plus Commerçantes.

Premiérement. Très-néceſſaire pour elle; puiſque plus on y met de Troupes en temps de paix, plus elle ſe trouveroit miſérable & ſurchargée de Citoyens oiſifs & indigens en temps de guerre, ſi le grand nombre d'Ouvriers, de Marchands & d'Aubergiſtes, qu'une Garniſon de dix mille hommes y attire, occaſionne & exige, ſe trouvoient, lorſque cette Garniſon n'y eſt plus, ſans travail, ſans débit, ſans emploi, ſans moyen quelconque de ſubſiſter; ce qui arriveroit inévitablement, (ſurtout depuis qu'il n'y a plus de Tribunal Souverain dans cette Ville) ſi le Commerce ne ſuppléoit pas au vuide affreux que produiroit l'abſence des Troupes, s'il n'occupoit pas les bras que leur départ laiſſeroit dans l'inaction, s'il ne ſuſtentoit pas ce corps trop vaſte qui, ſe trouvant alors dépourvu de tous ſucs nourriciers, ne pourroit plus ſe ſoutenir, & ſouffriroit d'autant plus de l'inanition, que ſes beſoins ſe ſeroient accrus par une abondance momentanée, & par un embonpoint qui lui deviendroit onéreux. Ainſi le bien même que les Troupes font à la Ville de Metz en temps de paix, tourneroit à ſon préjudice en temps de guerre, s'il n'étoit entretenu par quelqu'autre reſſource permanente; & par conſéquent de ce que cette Ville eſt fort militaire, il faut conclure qu'elle ne doit pas être ſeulement militaire, & qu'il eſt très-néceſſaire pour elle qu'elle ſoit en même temps commerçante.

F

Secondement. Il en faut auffi conclure qu'il eft très-intéreffant pour l'État qu'elle le foit: en effet, il eft évident qu'une Ville qui, par fa fituation, eft le paffage naturel de prefque tous les tranfports & convois militaires, le point central de la communication entre les Provinces les plus fujettes à devenir le théâtre de la guerre, l'arfenal & le dépôt d'approvifionnemens, le plus naturellement deftiné à fournir, alimenter & équiper nos armées lorfqu'elles font en Allemagne, ne pourroit pas remplir cette importante deftination, ni procurer tous les fecours que l'État a droit d'en attendre, fi elle ne renfermoit pas dans fon fein un grand nombre d'Artifans, de Métiers & de Fabriques de tout genre ; une grande quantité d'outils, de marchandifes, de denrées & de matieres de toute efpece ; une grande abondance de moyens, de véhicules, d'agens & de reffources de toute nature. Or, trouvera-t-on déformais tout cela dans la Ville de Metz, fi un Commerce actif & floriffant ne répare pas les pertes qu'elle vient d'effuyer & ne la préferve pas de la dépopulation dont elle eft menacée ?

Que l'on confidere fon état actuel, l'on ne fauroit difconvenir que la fuppreffion du Parlement ne lui ait enlevé une partie de fes Habitans, dont les uns ont été transférés à Nancy, d'autres fe font retirés d'eux-mêmes à la campagne, n'étant plus fixés par aucun état. L'on ne peut douter qu'elle n'ait perdu par ce même événement le concours des Étrangers & des Plaideurs que les affaires y attiroient ; & l'on ne fauroit fe diffimuler que, fi l'on ne

prenoit aucun moyen de la dédommager de ce vuide, bientôt
une multitude d'Ouvriers, de Fabriquans & de Marchands, man-
quant d'ouvrages ou de débit, seroient forcés d'aller chercher ailleurs leur subsistance; qu'alors cette malheureuse Ville, ne seroit
plus qu'un désert; que ses revenus, dont la plus grande partie
consiste en droits sur les consommations, se trouvant affoiblis
dans la même proportion, que le nombre des Consommateurs,
seroient insuffisans pour entretenir les bâtimens militaires dont
elle est chargée; & enfin qu'il seroit impossible d'y trouver, en
temps de guerre, ces approvisionnemens & ces secours, dont
on a plus d'une fois éprouvé l'utilité, & dont il est bien à
souhaiter qu'on n'éprouve jamais la privation qui, dans cer-
certaines conjonctures, pourroit causer au Service de Sa Majesté
& à l'État un préjudice inappréciable.

Plus cette position est critique en elle-même & menaçante
par les suites qu'elle pourroit avoir, plus il importe d'y apporter
un prompt remede: or, ce remede, c'est le Commerce; c'est le
seul qui se présente aujourd'hui. S'il est d'autres ressources pour
cette Ville, s'il en est même qui, par des motifs fort naturels, sont & doivent être le premier objet de ses vœux, malheureusement elles ne lui sont pas offertes, & l'espérance
en est bien incertaine. D'ailleurs le desir & la demande d'un
Tribunal supérieur concourent & se réunissent avec le desir
& le besoin d'un Commerce actif, sans que l'un nuise à l'autre; & ce n'est ni abandonner ni affoiblir le premier de ces,

F ij

moyens, que de s'occuper en même temps de celui qui, en général, eſt le plus capable, non ſeulement d'empêcher la ruine d'une
Ville, mais même d'améliorer ſon état; non ſeulement d'en
écarter la miſere, mais même d'y amener l'opulence. Qui ne
ſait que par-tout où le Commerce fleurit, il augmente la popu-
lation, il anime le travail, il excite le génie, il encourage les
arts, il fait régner l'abondance, il féconde & vivifie tout ce
qui l'environne? Qui ne voit en même temps combien cet état
de vigueur & de proſpérité eſt néceſſaire dans une Ville auſſi
militaire que l'eſt Metz, combien il tient eſſentiellement à ſa
deſtination? Ainſi, beſoin de remédier aux maux préſens, néceſſité de prévenir les maux futurs, eſpoir de procurer les avantages les plus importans, tout concourt à faire ſentir qu'à tous
égards, ſous tous les points de vue, & particuliérement ſous le
point de vue militaire, il eſt auſſi intéreſſant pour le bien de
l'État, que néceſſaire pour la Ville de Metz, qu'elle devienne
très-commerçante.

Mais peut-elle le devenir? Il faut convenir que ce n'eſt pas
l'opinion commune: l'on eſt au contraire aſſez généralement per-
ſuadé qu'il n'y aura jamais beaucoup de Commerce dans Metz.
Seroit-ce parce qu'il n'y en a point à préſent? Il eſt aſſez
ordinaire de juger ainſi; l'on s'accoutume aiſément à confondre
ce qui doit être avec ce qui eſt, & à ſe figurer que ce qu'on
a toujours vu ne ſauroit être mieux. Il ſemble que ce ſoit tirer
parti de ſon expérience, & d'ailleurs la pareſſe y trouve dou-

blement fon compte : l'on fe croit difpenfé d'agir lorfqu'on peut fe perfuader à foi-même, & perfuader aux autres, qu'il feroit impoffible d'agir avec fruit ; & s'il faut rendre compte de cette prétendue impoffibilité, l'on s'arrête à quelques difficultés que l'on prend volontiers pour raifons fuffifantes, parce qu'il eft plus aifé de les croire que de les approfondir, plus commode de s'en fervir que de les combattre. C'eft ainfi qu'il y a dans tous les Pays, fpécialement fur les objets d'intérêt public, des erreurs héréditaires qui fe tranfmettent d'âge en âge, & qui, à force de vieillir fans contradiction, paffent à la fin pour des vérités inconteftables.

Ne doit-on pas mettre au rang de ces erreurs accréditées l'opinion trop facilement admife qu'on ne peut avoir un Commerce floriffant à Metz ? Ne doit-on pas la regarder comme un de ces vieux préjugés, qui font tout à la fois les enfans & les fauteurs de la pareffe ? Pour en juger fainement, il faut mettre à l'écart toute préoccupation ; il faut auffi détourner fes regards de deffus les obftacles accidentels & fecondaires qu'il eft toujours poffible de détruire, pour ne les fixer que fur les circonftances locales, qui feules peuvent produire des obftacles radicaux & infurmontables.

Or, que réfulte-t-il de cet examen ? Que la Ville de Metz eft placée au centre de la communication qui exifte & qui devroit exifter encore d'avantage entre le Pays de Liege, le cercle de Weftphalie & la Hollande d'une part; la Lorraine, les cercles du Bas Rhin & les Suiffes d'une autre part ; que la Ville de Metz eft traverfée par une grande Riviere * qui, moyennant fa jonction avec d'autres Rivieres navigables, correfpond à la Capitale de la Lorraine, à la Capitale du Comté de Sarrebruck, à la Capitale de l'Électorat de Treves, & fe confondant à Coblentz avec le Rhin, communique par ce fleuve à une grande partie de l'Allemagne, traverfe l'Électorat de Cologne, pénetre dans la Hollande, & va par plufieurs branches jufqu'à l'Océan ; que la Ville de Metz eft à portée d'une autre Riviere qui, après avoir parcouru une partie de la Province des Trois-Évêchés, paffe à Namur, à Liege, à Maftricht, à Rotterdam, & delà conduit auffi jufqu'à la Mer ; enfin que la Ville de Metz a encore des débouchés très-multipliés par quantité de grandes routes qui, fortant de fon fein & formant comme autant de rayons divergens, fe dirigent vers la Lorraine, vers l'Alface, vers l'intérieur du Royaume, vers les Ardennes, vers la Flandre, vers le Duché de Luxem-

* La Navigation de la Mofelle, déja fufceptible d'une grande utilité, en acquéreroit une fans bornes, fi l'on réalifoit des projets célebres auxquels on ne peut penfer fans en defirer l'exécution ; tel eft celui de joindre la Mofelle à la Meufe vers Toul, par un canal qui auroit neuf mille toifes de longueur & de faire communiquer enfuite la Meufe à la Seine par les Rivieres d'Aifne & d'Oife ; tel eft auffi celui de joindre la Mofelle à la Saône vers leurs fources, qui font très-voifines dans les montagnes de Vofge, & d'ouvrir par-là une communication qui iroit par le Rhône, jufqu'à la Méditerranée. Si l'un ou l'autre de ces projets, qui ne font rien moins que des chimeres, & dont l'un a occupé M. de Vauban, & l'autre à mérité l'attention d'un Empereur Romain, fe réalifoit, la Ville de Metz fe trouveroit affife fur un canal qui réuniroit les deux Mers en traverfant toute la France.

bourg & le Comté de Chini ; vers le Sargau & l'Électorat de Treves, vers les États du Prince de Naſſau & ceux du Duc des Deux-Ponts, en un mot s'étendent & pénetrent de toutes parts.

Il en réſulte donc que la Ville de Metz ſemble être deſtinée à devenir l'entrepôt du Commerce de pluſieurs Nations, & de Nations dont le Commerce eſt dans la plus grande activité. Quelles richeſſes le ſeul paſſage des marchandiſes qui circulent continuellement de l'une à l'autre, ne pourroit-il pas verſer dans cette Ville, qui d'ailleurs, par elle-même & dans ſon arrondiſſement, n'eſt dépourvue ni de productions naturelles recherchées par les Étrangers, ni de matieres premieres ſuffiſantes pour alimenter ſes Manufactures !

Pourquoi, malgré la réunion de tant d'avantages phyſiques, de tant de facilités locales, le Commerce y eſt-il dans l'engourdiſſement & dans l'inertie ? Eſt-ce défaut abſolu d'induſtrie de la part de ſes Habitans ? Ce n'eſt ordinairement là qu'une cauſe ſeconde qui en ſuppoſe de précédentes. D'ailleurs plus d'un exemple prouve que les Meſſins ne ſont nullement incapables d'induſtrie ; mais leur induſtrie ne s'évertue pas d'elle-même, elle ſe meut difficilement, elle a beſoin d'être ſecondée, d'être dégagée de tous obſtacles, d'être ſtimulée par les aiguillons de la néceſſité. Ils le font ſentir vivement aujourd'hui, & c'eſt le vrai moment d'eſpérer & d'opérer, dans cette Ville, une révolution que tout rend deſirable, & dont tout fera reconnoître de plus en plus la poſſibilité. Il ne faut que la vouloir cette heureuſe évolution ; mais la vouloir fortement, la vouloir avec fuite, la vouloir comme un point très-capital & très-digne qu'on s'en occupe férieufement.

Je fuis fondé à affurer que telle eft l'intention du Gouvernement ; des confidérations auffi preffantes que celles que je viens d'indiquer, n'ont point échappé à fa fageffe ; & puifqu'il eft démontré que, dans l'état où font les chofes, il faut que Metz foit une Ville ruinée ou une Ville commerçante, il n'eft pas permis de douter que le Miniftere ne veuille la régénérer par le Commerce, & ne propofe au Roi les moyens les plus efficaces pour y parvenir.

C'eft dans cette perfuafion que defirant entrer dans les vues de Sa Majefté & me rendre utile à la Province qu'elle a daigné confier à mes foins, j'ai raffemblé d'avance tous les éclairciffemens qu'on pourroit demander fur cet objet. Mon deffein n'a pas été de préfenter un de ces projets fyftématiques & hazardés, dont le Gouvernement a raifon de fe défier, parce que, pour l'ordinaire, ils ne tendent qu'à faire acheter de très-vaines efpérances, par une dépenfe très-réelle ; mais je me fuis efforcé d'acquérir des connoiffances exactes & mûrement difcutées fur toutes les parties du Commerce de la Ville de Metz, & de la Province des Trois-Évêchés, afin de pouvoir préfenter au Miniftre un détail approfondi des obftacles qui, jufqu'à préfent, en ont arrêté le progrés, & un apperçu raifonné des moyens les plus propres à lui procurer tous les
accroiffemens

accroiſſemens poſſibles, par des arrangemens pris dans le fond même de la choſe, & analogues à la conſtitution du Pays. Je n'ai pas cru pouvoir parvenir à ce but, ſans demander à quelques-uns des Négocians les plus habiles de la Province, les renſeignemens qui m'étoient néceſſaires, & ſans entrer en conférence avec eux ſur tous les points qu'il s'agiſſoit d'examiner. Des Magiſtrats éclairés, des Citoyens inſtruits, ont bien voulu ſe trouver à ces conférences, & les Chefs du Corps Municipal, qu'il étoit juſte d'y inviter, s'y ſont portés avec tout le zèle qu'on avoit droit d'en attendre en cette occaſion. C'eſt dans ces aſſemblées, dont les ſentimens patriotiques ont été l'âme & l'unique lien, que toutes les queſtions relatives au Commerce de la Ville de Metz ont été traitées, & il en a réſulté un enſemble de lumieres plus étendu qu'on n'avoit d'abord oſé l'eſpérer.

L'on a commencé par examiner l'état actuel du Commerce de la Ville de Metz & des Trois-Évêchés, dans toutes ſes parties, ſous le double aſpect de Commerce *direct*, c'eſt-à-dire, des productions ou marchandiſes du Pays; & de Commerce *indirect*, c'eſt-à-dire, d'entrepôt ou de commiſſion.

Pour connoître l'état du Commerce direct tel qu'il exiſte aujourd'hui dans Metz, il a fallu deſcendre dans le détail de tous les objets qu'il embraſſe, en parcourir ſucceſſivement toutes les branches, & faire enſorte de pouvoir diſtinguer celles qui méritent d'être cultivées comme ſuſceptibles d'accroiffemens, & celles qui doivent être, finon retranchées, du moins négligées comme ingrates & infructueufes ; les objets qui ont paru principalement dignes d'attention, font : 1°. *Les Vins, les Eaux-de-vie & Vinaigres*, 2°. *Les Befiaux, les Cuirs & la Tannerie*. 3°. *Les Laines, la Draperie & la Bonneterie*. 4°. *Les Chanvres, la Toilerie & la Corderie*. 5°. *Les Fers, les Cloux & la Quincaillerie*. 6°. *Les Pépinieres d'arbres fruitiers, & de Muriers*. 7°. *L'Épicerie & Cirerie*. 8°. *Les Confitures & Dragées*. 9°. *La Poudre & Amidon*. 10°. *Les Chandelles*. 11°. *Les Papéteries*. 12°. *La Chapellerie*. 13°. *Les Peignes & l'Ébénifterie*, 14°. *Les Mouffelines*. En fuivant ces objets jufques dans toutes leurs fubdivifions, l'on a fixé des regards attentifs fur la quantité, la qualité & le prix de la matiere premiere; fur le nombre, l'activité, les produits & le degré de bonté des fabrications; fur la facilité, le lieu & le prix des ventes ; fur le gain du Marchand, le bénéfice du Fabricant & le bien public, réfultant foit de l'importation d'argent, foit du nombre d'Ouvriers employés.

A l'égard du Commerce indirect ou d'entrepôt, pour en connoître l'état préfent & pouvoir en péfer les avantages ou défavantages, il a fallu d'abord examiner qu'elles font les matieres, marchandifes ou denrées que l'Étranger ou les Provinces voifines tirent de Metz & des Évêchés; qu'elles font celles qu'ils y importent; prendre garde à ce qui ne s'exporte que par échange & contre-voiture; prendre garde auffi à ce que nos Marchands exportent foit à l'Étranger lui-même, foit à la France; rechercher les voies & les débouchés, plus ou moins étendus de cette circulation réciproque, & enfin évaluer, autant qu'il eft poffible, par des calculs, des combinaifons & des approximations les plus vraifemblables, le gain ou la perte de notre Commerce, foit actif, foit paffif, tant avec l'Étranger qu'avec l'intérieur du Royaume, afin d'appercevoir ce qu'il fait entrer d'argent dans la Province, & ce qu'il en fait fortir. Le réfultat a été de reconnoître que, dans l'état actuel, la balance eft totalement à notre défavantage; que les denrées qu'on nous apporte font d'un plus haut prix que celles que nous livrons par contre-voiture; que nous achetons beaucoup & que nous vendons peu, & que d'ailleurs nos Marchands laiffent faire par ceux de Nancy, leurs voifins, une grande partie du Commerce qu'ils pour-roient & devroient faire directement, auffi-bien qu'eux, avec la Hollande.

Après avoir confidéré fous toutes les faces l'état actuel de notre Commerce, on a tourné les yeux fur fon état poffible, & l'on a découvert la perfpective fatisfaifante des progrès, des améliorations, de l'extenfion dont il eft fufceptible dans prefque toutes fes parties. Plufieurs de nos Manufactures peuvent avoir plus d'activité & plus de fuccès qu'elles n'en ont eu jufqu'à préfent; plufieurs qui n'exiftent pas, pourroient s'établir fous des aufpices très-favorables, foit par rapport à l'abondance des matieres premieres, foit par rapport à la médiocrité du prix des mains d'œuvres ; mais c'eft moins du côté de la fabrication, que du côté de la vente que doit fe porter l'attention. Une expérience malheureufe a fait voir que le projet de multiplier beaucoup les Manufactures dans cette Province eft un projet très-hafardeux ; que c'eft une route fouvent trompeufe dans laquelle on n'apperçoit d'abord que fleurs & avantages ; mais qui bientôt fe montre hériffée de ronces & de difficultés qu'on n'avoit pas prévues. Ce n'eft fans doute pas une raifon pour abandonner le foin des Manufactures, ni pour croire qu'on doive peu s'occuper de leur encouragement : elles forment une des premieres bafes du Commerce, & méritent d'autant plus de faveur & de protection, qu'elles font vivre le Pauvre, l'Artifan & un grand nombre de Citoyens : mais il paroît qu'on ne doit fe livrer qu'avec beaucoup de réferve à de nouvelles entreprifes & à de nouveaux établiffemens en ce genre ; que dans les premiers momens, fur-tout d'un Commerce naiffant, c'eft principalement aux débouchés & à la vente qu'il faut s'attacher, que c'eft de ce côté qu'il y a le plus d'efpérance, que c'eft par les magafins & par l'entrepôt qu'il y a une plus grande poffibilité de profpérer.

La comparaifon de l'état poffible avec l'état actuel, a conduit naturellement à deux autres parties d'examen, qui font fans doute les plus importantes, puifque c'eft d'elles que doit fortir la détermination du plan qu'on pourra fuivre. L'une eft l'examen des obstacles qui, jusqu'à présent, ont énervé & resserré le Commerce de la Ville de Metz : l'autre est l'examen des moyens qui peuvent le fortifier & lui faire prendre l'essor.

Parmi ces obstacles, il y en a de généraux & de particuliers. A la tête des obstacles généraux sont ceux qui nuisent à la Navigation de la Moselle, & qui empêchent nos Négocians d'en tirer le plus grand parti ; ou plutôt qui la rendent presque nulle pour eux ; on doit aussi ranger dans cette classe une multitude de péages très-onéreux & encore plus vexatoires, qui interceptent toutes les avenues du Commerce des Trois-Évêchés ; les *transits* & droits de haut-conduit qui élevent ou supposent entre cette Province & celle de la Lorraine, avec laquelle elle est sans cesse entre-mêlée, une barriere incommode & odieuse, qui ne devroit plus exister depuis que ces deux Provinces sont soumises à une même Domination ; la foraine & les droits énormes qu'on exige à l'entrée & à la sortie de la France, sur toutes nos marchandises & sur le produit de nos Manufactures, avec autant de rigueur, que sur le produit des Manufactures étrangeres ; les droits exhorbitans & disproportionnés qui se perçoivent au profit de la Ville de Metz, sur toutes les especes de marchandises qu'on y fait entrer & qu'on y fabrique, lors même qu'elles sont destinées pour être vendues ou consommées au dehors ; enfin l'injuste & décourageante disparité qui fe trouve établie, on ne fait pourquoi, entre la condition de la Lorraine & celle des Trois-Évêchés, dans l'exercice des privileges qui doivent leur être communs puifque leur conftitution eft la même ; difparité qu'on ne peut admettre entre deux Provinces, dont les intérêts, s'il ne font pas unis, s'entre-détruifent néceffairement, & difparité qui eft tellement à l'avantage des Lorrains & au défavantage des Meffins, qu'il eft impoffible à ceux-ci de foutenir la concurrence & de partager le gain qu'ils voient faire à leurs Voifins, éternel objet de leur jaloufie. On peut encore ajouter à tous ces obftacles généraux deftructeurs de notre Commerce, la licence du colportage qui a achevé d'écrafer nos Marchands ; le défaut d'argent qui eft général dans la Province, & la privation des facilités qu'ont les Lorrains pour en trouver fur billets exigibles portant intérêt. Faut-il s'étonner fi tant de difficultés réunies effraient les Négocians & font avorter leurs efforts ?

Le Commerce eft en même-temps gêné par plufieurs obftacles particuliers, qui affectent fpécialement certaines de fes branches & les appauvriffent. Tels font différens Statuts de Communautés qui mettent des entraves ridicules à l'induftrie ; des Réglemens qui ôtent la liberté de traiter avec des Étrangers ; des Arrêts rendus, fans doute, dans de bonnes vues ; mais dont les effets pernicieux n'ont que trop prouvé les inconvéniens.

Avoir découvert, fcruté & apprécié chacun de ces obftacles foit généraux, foit particuliers, c'étoit déja avoir préparé les remedes qu'il convient d'y apporter ; ils ont paru indiqués par la nature même du mal , & il n'a fallu qu'en faire une juste application , accompagnée de tous les tempéramens convenables , pour que l'objet de la derniere partie de l'examen qui a roulé sur les moyens capables de procurer l'accroissement du Commerce, se soit trouvé , sinon rempli , du moins fort avancé.

Cependant c'est cette derniere partie qui a donné le plus de travail , & qui a paru mériter la plus grande attention.

Il a été reconnu que le préliminaire & la base de toutes les opérations qu'on pourroit faire en faveur de notre Commerce, devoit être d'assurer la conservation , de fixer l'étendue , & de régler l'exercice des privileges dont jouit & doit jouir la Province des Trois-Évêchés , ainsi que celles de Lorraine & d'Alsace , à titre de *Provinces étrangeres* , titre qui n'appartient qu'à elles seules , & qui les distingue non seulement des Provinces des cinq grosses Fermes assujetties au tarif de 1664 ; mais aussi de celles qui ne sont que *réputées étrangeres* , & qui , sans être assujetties au même tarif de 1664 , le sont à des tarifs particuliers. l'Alsace , la Lorraine & les Trois-Évêchés ne sont soumises à aucun tarif ; elles ne sont séparées de l'Étranger par aucune barriere, par aucuns Bureaux qui puissent gêner leur Commerce, & elles n'ont de séparation & de gêne que du côté du Royaume. Est-ce un avantage pour elles, comme elles le pensent & l'ont toujours pensé ? n'est-ce pas plutôt un désavantage, comme on s'étoit efforcé depuis quelques années de le leur perſuader? La diſcuſſion de cette importante queſtion a mis dans le cas de lire pluſieurs Ouvrages & Mémoires donnés au Public, où le pour & le contre ont été traités avec beaucoup d'étendue à l'occaſion des vues annoncées, au nom de Sa Majeſté, il y a environ dix ans, pour l'établiſſement du tarif unique; mais on n'a trouvé dans tous ces écrits qu'oppoſition de principes, que contradictions ſur les faits, que calculs accuſés d'erreurs, & combattus par des calculs contraires, ſans qu'il y ait de certitude à l'égard des uns ni des autres; & au milieu de ce choc de propoſitions & de ſyſtêmes, le problême ſemble être reſté ſans ſolution. Cependant un examen très-approfondi nous a fait penſer qu'il ne ſeroit pas impoſſible de concilier entr'elles les vérités que ces divers écrits ont miſes en oppoſition; & il nous a paru que, pour parvenir à ce point de conciliation, il faudroit, en laiſſant aux Trois-Évêchés, ainſi qu'à la Lorraine & à l'Alſace, cette liberté du Commerce extérieur ou étranger, qui leur eſt à beaucoup d'égards très-avantageuſe, les en faire jouir d'une maniere uniforme entr'elles, ce qui eſt indiſpenſable; & en même temps la modifier ſous quelques aſpects, de maniere qu'elle ne nuisît plus aux principales Fabriques du Pays, telles que la Tannerie, la Draperie & la Toilerie; qu'il conviendroit d'affranchir à l'entrée du Royaume, des droits qui, par cet arrangement, ſeroient reportés au dehors. Suivre ce plan, ce ne ſeroit pas altérer, ce ſeroit au contraire

contraire maintenir, confirmer & améliorer la conſtitution de
ces trois Provinces, en ce qui concerne leur Commerce avec
l'Étranger. Au ſurplus, ce n'eſt là qu'une vue générale, que
nous avons ſeulement apperçue comme réſultat des différentes
obſervations diſcutées dans nos conférences ; mais ſur laquelle
vous ſentez, Meſſieurs, qu'il m'eſt moins permis qu'à tout autre
de vouloir fixer une opinion prématurée qui parût prévenir
ce que le Gouvernement pourra décider à cet égard.

De tous les autres moyens généraux qui peuvent être employés pour mettre en vigueur le Commerce de la Ville de
Metz, la Navigation de la Moſelle, qu'il s'agit de rendre
parfaitement libre juſqu'à Coblentz en l'affranchiſſant des
obſtacles phyſiques & politiques qui en détruiſent aujourd'hui
toute l'utilité, eſt, ſans contredit, celui ſur lequel on a droit
de fonder les plus grandes eſpérances, on le doit même avec
d'autant plus de raiſon, que Sa Majeſté daigne s'en occuper,
qu'elle vient de manifeſter la réſolution d'entamer à ce ſujet
une négociation avec les Cours étrangeres qui y ont intérêt,
& que les opérations préliminaires entrepriſes par ſes Ordres,
dont le réſumé vient d'être mis ſous vos yeux par celui même
qui en a été chargé, & qui s'en eſt acquitté avec autant de
zele que d'intelligence, ne permettent pas de douter que des
vues ſi ſages & ſi utiles ne ſoient bientôt réaliſées.

La néceſſité de toucher aux droits que perçoit la Ville
de Metz, & d'en modérer quelques-uns que leur excès même

H

rend presque infructueux , a été vivement représentée par tous les Négocians , & l'on a trouvé qu'il seroit praticable de déférer à ces représentations, sans blesser les intérêts de la Ville , & sans faire un tort réel à ses revenus. Ce sera un objet à discuter en détail , & à concerter avec le Corps Municipal, dont les vœux s'accordent sûrement avec l'intérêt général de la Ville.

L'établissement d'une bourse ou banque de Commerce, qui pût procurer tous les secours pour lesquels on a établi en certains Pays des Monts-de-Piété , sans néanmoins en avoir les abus , est aussi une des vues que l'on a envisagées & reconnues desirables ; mais je ne peux, à cet égard, que demander qu'on suspende, sans aucune préoccupation , tout jugement, jusqu'à ce que cette idée soit plus développée qu'elle ne pourroit l'être dans ce moment , & jusqu'à ce qu'une plus ample explication ait fait appercevoir l'objet & la forme de cet établissement qui , s'il avoit lieu tel que je le conçois , pourroit remédier à l'obstacle de la pénurie d'argent , & seroit préférable aux billets à intérêt autorisés en Lorraine , dont il y a lieu de croire qu'on ne voudra pas étendre l'usage.

L'exclusion des Colporteurs dont la Ville est inondée , & contre lesquels il ne faudroit que renouveller d'anciennes prohibitions qui s'exécutent ailleurs ; la concession de deux Foires franches qui pourroient avoir lieu dans Metz , sans que les revenus de la Ville en souffrissent ; un Réglement à faire à l'égard des Juifs , dont le Commerce autorifé feroit moins nuifible aux Marchands de la Ville, & plus utile au public que ne l'eft leur Commerce clandeftin ; ce font encore autant de moyens d'accroiffemens de Commerce dont on s'eft occupé dans nos conférences, & fur lefquels on s'eft mis en état de fournir des projets , & de préfenter à l'Adminiftration des vues dignes de fixer l'attention qu'elle paroît vouloir y donner.

Enfin , on s'eft livré auffi à l'examen des ftatuts de certaines claffes de Marchands & de certains Corps & Métiers, ainfi que de quelques Ordonnances de Police, ou même de quelques Arrêts de Réglement dictés par le defir de redreffer des abus ; mais convaincus par l'expérience d'en avoir produit de beaucoup plus grands , (ce qui n'eft que trop fouvent l'écueil de l'efprit *réglementaire*.) Il a réfulté de cet examen , qu'il feroit à fouhaiter que l'anéantiffement & l'oubli de plufieurs de ces ftatuts & réglemens laiffât reparoître l'exercice & les droits de cette précieufe liberté, qui fera toujours regardée, avec raifon , comme le principal reffort de l'induftrie & l'ame du Commerce.

Je m'arrête, Meffieurs, afin de ne pas fufpendre plus long-temps la lecture des Ouvrages que vous devez couronner. L'efquiffe que je viens de vous tracer , me paroît fuffire pour montrer que les conférences tenues cet hyver, ont du moins fervi à éclairer la matiere & à raffembler les connoiffances néceffaires pour pouvoir former, relativement au Commerce des Trois-Évêchés, le plan le plus avantageux. Faifons des vœux pour qu'il s'exécute, & que le Public ne tarde pas à en recueillir les fruits. Nous avons droit de l'efpérer ; le Gouvernement s'en occupe ; je ne cefferai d'y employer mes follicitations les plus vives ; elles font appuyées tant par l'illuftre Protecteur de cette Académie, qui l'eft auffi de cette Ville, que par le digne & chéri Commandant de cette Province, qui ne laiffe échapper aucune occafion de s'en rendre le Bienfaiteur.

MÉMOIRE fur cette queftion : *Quels font les obftacles politiques qui s'oppofent aux progrès de la Navigation, relativement au Commerce, fur les Rivieres des Trois-Évéchés ; principalement fur la Mofelle : & quels font les moyens de détruire ou de diminuer ces obftacles.*

Par M. BLOUET, Avocat en Parlement, Membre d'une Société de Gens de Lettres à Metz.

Ouvrage couronné par la Société Royale des Sciences & des Arts de la même Ville, & lu dans la Séance publique du 18 Novembre 1772.

Le trident de Neptune eft le fceptre du monde.

(*Le Mierre, Poëme fur le Commerce.*)

DEPUIS plufieurs années on eft inondé de Traités fur le Commerce & l'Agriculture, nos Livres font pleins d'éloges de ces deux arts, & je cherche l'utilité qu'ils ont produite. A quelques ouvrages près qui, le plus fouvent, ne contiennent que des principes généraux, le refte ne préfente que des tableaux impoffibles peut-être à réalifer : fantômes féduifans qui plaisent à l'imagination, & qui s'évanouissent comme des ombres trompeuses, lorsqu'on veut les embrasser; parce que n'étant point appuyés sur les faits, ils manquent tous par la base qui leur servoit de fondement.

Combien n'eussent pas été plus utiles les Auteurs de ces systêmes si, au lieu de se plaire a exagérer notre misere actuelle & à faire de beaux portraits de notre bonheur futur, ils se fussent attachés à chercher quels étoient les vices secrets qui s'opposoient à notre prospérité, & à indiquer les moyens d'y remédier?

C'est-là le but que me paroit s'être proposé ce Corps littéraire, en demandant : quels sont les moyens de lever les obstacles qui s'opposent aux progrès de la Navigation sur les Rivieres des Trois-Évêchés. D'autres célebreront le Commerce, il le fera fleurir. Un Génie actif, élevé, qui d'un coup d'œil embrasse à la fois l'administration dans son ensemble & dans ses moindres détails, vient seconder un projet si utile. Il s'impose, autant qu'il est en lui, le fardeau de la félicité publique. Dans de semblables circonstances, on doit pardonner au plus foible talent de faire ses efforts, pour répondre à des vues aussi bienfaisantes.

En approfondissant la question proposée, peut-être notre amour propre y gagnera-t-il. Peut-être qu'un retour secret sur nous-mêmes, nous fera sentir que ce n'est point le défaut d'industrie que l'on doit accuser de l'état de langueur où se trouve notte Commerce. Combien ne voit-on pas tous les jours de ces demi-fages, pleins d'eftime pour eux-mêmes, de mépris pour les autres, n'attribuer notre peu de succès en cette partie qu'au défaut de lumieres des Habitans de cette Province, & ravaler ainfi, par un jugement fondé fur l'orgueil & fur l'ignorance, leurs Compatriotes, dont il ne connoiffent ni le génie ni les reffources ?

Loin d'ici, fans doute, loin d'un ouvrage confacré aux Lettres & aux Arts, toute perfonnalité, toute critique aigre & outrée. Également éloigné de l'admiration ftupide qui applaudit à tout, & de l'efprit de fatyre qui ne voit le bien nulle part : je chercherai à tenir un jufte milieu entre ces deux extrêmités. La queftion propofée fuppofe qu'il exifte des abus : on en demande le remede ; une crainte pufillanime ne doit en aucune circonftance empêcher de l'indiquer : le premier hommage que l'on doit à la Patrie, eft la vérité.

Pour me conformer, autant qu'il fera poffible, au plan que l'on a tracé, je me propofe d'examiner : prémierement, l'état préfent, enfuite l'état poffible du Commerce de la Province, par le moyen des fes Rivieres, & principalement par la Mofelle.

Secondement, Je ferai voir quelle eft l'efpece & la nature de chacun des péages établis fur nos Rivieres, & finguliérement fur la Mofelle ; quelle eft l'influence qu'ils ont fur les différentes branches de notre Commerce, & comment il feroit poffible d'y remédier.

Troisiémement. J'indiquerai les autres obstacles qui s'opposent aux avantages que la Navigation peut produire ; soit pour
le Commerce actif, soit pour celui d'entrepôt ; ainsi que les
moyens de les lever.

Quatriémement. Je ferai connoître les différens genres de
denrées & de marchandises dont il conviendroit de défendre,
favoriser, ou gêner l'importation ou l'exportation, de même
que la quotité des droits que l'on peut substituer à ceux qui
existent à présent.

Tels sont les objets les plus importans de la question proposée, & qui, pour mettre plus d'ordre en ce Discours, doivent être traités séparément.

PREMIERE PARTIE.

Du Commerce présent & possible.

LEs seules Rivieres de la Province, qui doivent fixer en
ce moment l'attention, sont la Sarre, la Moselle & la Meuse,
& encore la Meuse qui pourroit être si utile, si on levoit
les obstacles physiques qui s'opposent au cours de sa Navigation, depuis Saint-Mihiel jusqu'à Stenai, & même Sedan,
est-elle de peu d'importance dans l'état présent des choses,
si on la compare à la Moselle?

On

On peut divifer le Commerce que nous faifons, par le moyen de nos Rivieres, en Commerce actif, Commerce paffif, & celui d'entrepôt.

Le Commerce actif que la Province fait par la Meufe, confifte principalement en fers, dont il fe fait de grands envois, tant à Charleville que dans les Pays-bas; en grains qui, lorfque la fortie en eft permife, vont jufqu'en Hollande; en fourages pour les Pays-bas-François; en écorces d'arbres pour Hui, Dinant, Namur & Liege. Les marchandifes de retour qui font l'objet du Commerce paffif, font des cuirs tannés que l'on tire de Hui, Dinant, Namur & Liege; des ardoifes de Charleville, des charbons-de-terre de Liege, ainfi que des épiceries, drogueries & poiffons falés qui viennent de Hollande. On peut regarder les cuirs comme la branche la plus effentielle de ce Commerce, & comme étant prefque la feule qui forme le Commerce d'entrepôt.

Le Commerce que fait la Province, par le moyen de la Sarre & de la Mofelle, eft bien plus confidérable. On ne doit pas être étonné fi je comprends ces deux Rivieres dans la même claffe; outre que la Sarre, qui a fon embouchure dans la Mofelle à quinze ou feize lieues au deffous de Metz, ne fert à tranfporter que les marchandifes qui ont paffé par cette Riviere, c'eft qu'en effet, par des circonftances que je développerai dans la fuite, prefque toute la Province tire, par la voie de la Sarre, en faifant un long détour, les marchandiſes qui devroient être amenées aux pieds des murs de la Ville de Metz, au moyen de la Moſelle.

Le Commerce aĉtif que nous faiſons avec l'Allemagne & la Hollande, par les deux Rivieres dont je viens de parler, conſiſte ſur-tout dans les produĉtions de notre ſol & de notre induſtrie, dont voici le détail: Bois, vins, liqueurs, ſels, potaſtes, fers, huiles de navette, vinaigres, cordages, verres, faïances (*a*). Il faut obſerver cependant que la Hollande eſt intéreſſée pour très-peu de choſes dans les marchandiſes dont je viens de faire l'énumération, & je ne connois guere que les bois, quelquefois les verres, les huiles de navette, les fers & les vins de Metz (dont des Particuliers ont eſſayé de faire des exportations, qui auroient réuſſi ſans les péages) qu'on puiſſe dire être la matiere d'un Commerce direĉt avec cet État.

On peut ajouter à ces objets quelques autres de moindre importance, eu égard aux envois que l'on en fait dans quelques Villes ſituées le long de la Moſelle, & même du Rhin; mais qui ne s'étendent pas plus loin, comme toiles, confitures, ſucreries, fruits, légumes, volailles, marchandiſes de mode, ouvrages de Ménuiſerie, de Bourrelier, & aſſez généralement de tous les Arts méchaniques.

(*a*) Autrefois il ſe faiſoit un Commerce aſſez conſidérable de poudre & d'amidon, par la Moſelle; mais depuis l'impôt établi ſur ces objets, il eſt abſolument tombé. Ne pourroit-on pas le faire revivre, en reſtituant les droits à l'exportation?

Nous nous fervons de la même voie pour exporter quelquefois en Allemagne des vins de Bourgogne, quelques draperies & marchandifes de luxe provenant de l'intérieur du Royaume.

Le Commerce paffif que nous faifons avec l'Allemagne, par le moyen de nos Rivieres, a fur-tout pour objets, les vins de Mofelle & du Rhin, des eaux minérales, de la houille, de la poterie, du daguet, des ardoifes.

Notre Commerce paffif avec la Hollande embraffe prefque tous les genres. Nous en tirons d'abord du fucre, qui eft l'objet le plus important.

Les épiceries de toutes efpeces, cloux de girofle, cannelle, noix mufcade, poivre noir & blanc, gingembre.

Des drogues pour la teinture, la Médecine & les Arts: rhubarbe, indigo, camphre, borax, bois d'Inde, huiles de poiffon, gommes, cérufe, alun, couperofe, colle d'Angleterre.

Des comeftibles: riz, harengs, ftockfifch, morue, faumon falé, café, thé, cacao, anis étoilés, vins du Cap.

On peut ajouter à ces articles les baleines, l'étain, le plomb d'Angleterre, le papier & les livres, qui ne laiffent point que de former une branche d'importation confidérable.

De tous ces objets, à l'exception de quelques épiceries & poiffons, dont il fe fait un petit Commerce avec quelques parties de la Lorraine & du Clermontois, l'on peut dire que la Province n'eſt entrepôt pour rien, tout le bénéfice de la réexportation eſt pour les Lorrains.

Il ne faut pas grande réflexion, après ce que je viens d'expoſer, pour ſentir combien la balance du Commerce que nous faiſons avec la Hollande nous eſt déſavantageuſe. Si le temps, & la matiere qui fait le ſujet de ce diſcours, permettoient d'entrer dans de plus grands détails, il feroit aiſé de faire voir qu'elle ne panche pas moins contre nous dans celui que nous faiſons par terre, tant avec cet État (a) qu'avec Francfort, qui eſt l'entrepôt de toutes les marchandiſes de l'Allemagne. Si nous tournions nos regards d'un autre côté, nous nous convaincrions que nous ne verſons pas moins d'argent dans la France. Paris & Lyon ſeuls fourniſſent des objets d'une conſommation immenſe, ſans compter ce que nous tirons des manufactures & fabriques établies dans les autres Villes du Royaume, comme Rouen, Elbœuf, Sedan, Amiens, Abbeville, Troyes, Rheims, S. Quentin, Lille, Beauvais, Niſmes & Tours, auxquelles nous ne renvoyons preſque rien en échange.

La Province auroit donc bientôt perdu tout ſon numéraire, ſans l'argent que les Troupes y apportent, & qui, pour la plus grande partie, eſt pompée auſſi-tôt par l'Étranger.

Cette vérité n'eſt que trop ſenſible, quand on ſe rappelle

(a) Nous tirons encore par terre de la Hollande, mais indirectement, des toiles de ce Pays, des écorces, des ſoiries & mouſſelines des Indes.

l'épuifement où fe trouve la Capitale des Trois-Évêchés, lorfque la guerre en a éloigné les Troupes pendant quelques années ; cette fituation feroit-elle l'état naturel où nous devons être, & ne peut-on pas en efpérer de meilleur ?

Cette queftion, qui embraffe l'état poffible du Commerce de la Province, préfente les objets les plus intéreffans à difcuter.

On peut envifager le Commerce que la Province peut faire par le moyen de fes Rivieres, foit relativement aux productions de fon territoire & de fon induftrie, foit relativement à l'entrepôt dont elle eft fufceptible.

Pour pouvoir fe former une jufte idée de l'état poffible de notre Commerce, il faut confidérer un moment ce Pays, & tout ce qui l'environne, en faifant abftraction de tous les péages ; c'eft dans cette pofition qu'il faut fe mettre pour juger des améliorations dont il eft fufceptible en cette partie.

Si nous jettons les yeux, foit fur les productions de notre fol, comme grains, légumes, fourages, chanvres, lins, fruits, bois & vins ; foit fur nos manufactures & fabriques, telles que papéteries, verreries, faïanceries, forges, draperies, poudres, amidons, foieries, toiles, cordages, eaux-de-vie, liqueurs, cuirs, enfin fur tous les Arts méchaniques, nous verrons qu'il n'eft aucun de ces objets qui ne puiffe fournir la matiere d'un Commerce plus ou moins confidérable avec l'Étranger, puifque, malgré les péages, une partie de ces chofes l'eft déja. Qui fait même si au moyen des nouveaux débouchés qui nous seroient offerts, il ne s'ouvriroit point de nouvelles sources de richesses? Si au milieu des entraves où nous sommes, un Citoyen, digne rival de Vaucanson, a eu le courage de nous enrichir d'une nouvelle branche de Commerce, qu'on ne peut trop favoriser, par l'importance dont elle peut être dans la suite; que ne pourroit-on point espérer d'une liberté illimitée?

En tout cas, seroit-ce être trop téméraire dans ses espérances, que de s'attendre à voir naître plus d'émulation parmi nous, même à l'égard des richesses que nous possédons déja? Combien d'objets sont encore loin d'atteindre au degré de bonté dont ils sont susceptibles? La culture & l'emploi du chanvre & du lin, qui est un de ceux où l'on a le mieux réussi, ne peuvent-ils point encore recevoir de nouveaux accroissemens? La perfection à laquelle a été poussée la filature du coton dans la manufacture de Metz, n'est-elle point un sûr garant que l'on peut ajouter de nouvelles qualités à la fabrication des fils & des toiles? n'en est-il pas de même de la laine? ne peut-on pas augmenter le nombre de nos moutons, en étudier l'espece, & trouver un meilleur régime? Nos vins enfin ne peuvent-ils point recevoir des améliorations? Les mêmes réflexions ne sont-elles pas applicables à une foule d'autres branches de notre Commerce?

Les souhaits que je forme ne doivent point paroître hors de vraisemblance.

Je ne crois point me livrer à de brillantes chimeres : je suis loin de proposer ici des établiffemens fameux dans le goût de ceux de Lyon, de Tours, des Cadeaux, & des Vanrobais ; la Province doit être fatisfaite d'en avoir un de ce genre à Sedan. Sans rejetter cependant aucune forte de manufactures, il me femble que nous devons chercher à tirer tout le parti possible de notre fond, avant d'ambitionner les richeffes des autres ; perfectionnons d'abord les genres dans lefquels nous réuffiffons, avant que de vouloir créer. N'abandonnons point des richeffes réelles pour courir après un fantôme trompeur.

Quoiqu'en général l'on ne puiffe trop favorifer le Commerce, il femble que la fituation, le climat, les productions naturelles qui varient dans tous les pays, ne permettent point à l'induftrie de s'exercer indifféremment fur toutes fortes d'objets avec fuccès.

Laiffons donc à d'autres le foin de filer & cifeler les métaux, de fixer (a) fur la foie la fraicheur & le brillant coloris que la nature a répandu fur les fleurs ; bornons-nous aux manufactures & aux fabriques établies dans cette Province & à celles du même genre qui, n'exigeant que des bras & du mouvement

____

(a) Je ne prétends pas dire ici que l'on ne pourroit point réuffir dans cette Province à faire des étoffes communes de foie, fi l'on s'adonnoit à cette branche de Commerce. Je ne veux parler que de celles de grand luxe. La concurrence de Lyon étoufferoit une fabrique de cette efpece.

paroiſſent plutôt nous convenir que celles qui font de luxe & d'un goût trop recherché.

Que dans les momens de repos nos Vignerons & nos Laboureurs filent la laine de leurs troupeaux & le chanvre de leurs chenevieres : tels font les genres d'occupation que l'on doit accueillir de préférence, qui, fans avoir befoin de grands établiſſemens très-difpendieux, fourniſſent la fubfiftance à une foule d'indigens, & qui en employant des matieres indigenes ont le double avantage d'enrichir à la fois le Fabricant & le Cultivateur.

Peut-être la centieme partie des avantages qui furent faits aux brillantes manufactures, dont on vient de parler, fuffiroit pour relever parmi nous celles qui tombent. Un regard de protection de la part du Gouvernement, feroit avancer rapidement vers la perfection celles qui n'y font pas encore parvenues. Que ne feroit-on pas en droit d'attendre du concours de l'Autorité, & des lumieres de ce Corps littéraire, qui fe feconderoient mutuellement! mais vainement le diffimuleroit-on : en exaltant à fon dernier degré le produit de notre territoire & de notre induftrie, difficilement ferions-nous pencher la balance en notre faveur.

La valeur & le prix des marchandifes étant en général la mefure de la quantité de terre & de travail qui entre dans leur production, eu égard à la bonté ou produit de la terre & à la qualité du travail ; en forte que, ainfi que l'a démontré

un

un Auteur (a) moderne, les Brabançons, avec un arpent de
produit en lin, conjointement à leur travail, paient aux François plus de seize mille arpens de vignes, conjointement à
un moindre travail; il est clair, qu'en examinant les effets de
de chaque branche de notre Commerce avec l'Étranger, il
ne seroit point aisé de nous trouver au pair avec lui : comme
nous n'en tirons que des marchandises qui ont un grand prix,
soit à raison du produit ou de la bonté de la terre, telles sont les
épiceries, soit à raison du travail & de la qualité du travail,
comme les soieries, & que nous sommes forcés d'échanger un
grand produit de terre avec un petit travail, contre un plus
petit produit avec un grand travail, tout l'avantage doit être
contre nous dans cette position.

Mais si, du côté de nos denrées & de nos manufactures,
nous avons peu d'espérance d'obtenir une balance favorable,
il est peut-être d'autres sources de richesses, d'autres moyens
d'améliorations moins brillans à l'extérieur; mais dans le fait
non moins utiles, & non moins importans; jettons les yeux
sur ce qui se passe autour de nous; nous verrons la Hollande
approvisionner seule, au moyen de la Navigation du Rhin
qui s'étend jusqu'à Basle, une partie de l'Allemagne, comme
les quatre Électorats du Rhin, Sarbruck, Deux-Ponts, Bade,
Wirtemberg, le Brisgau, le Spirback, l'Alsace, la Lorraine

(a) Essai sur la nature du Commerce, traduit de l'Anglois.

K

& le Pays Meſſin. En entrant dans quelques détails, nous verrons que les canaux qui vivifient ce Commerce & qui le ſubdiviſent à l'infini, ſont les Rivieres qui ſe jettent dans le Rhin. La Moſelle en forme un, par lequel il ſe porte dans tout le Pays de Treves, la Lorraine & les Trois-Évêchés; par le Mein, il va à Francfort, & au delà; par le Neker, dans le Palatinat, le Duché de Wirtemberg & la Souabe. L'on peut mettre au rang des principales marchandiſes qui forment le fonds de ce Commerce, ſur-tout pour l'Allemagne, des riz, des huiles, du ſavon, des vins d'Eſpagne & de France, des fruits ſecs d'Italie & de Provence, des eaux-de-vie.

Je ſuis bien éloigné de propoſer ici d'envahir ce Commerce; mais n'en devrions-nous pas avoir une partie? Eſt-il dans l'ordre naturel des choſes que celui que nous devrions regarder comme notre apanage, celui qui devroit être le plus ſacré pour nous, le Commerce de fret de la Riviere qui baigne nos murs, ſoit entiérement entre les mains de l'Étranger.

Ne devrions-nous point fournir à l'Allemagne, plutôt que la Hollande, toutes les denrées de nos Provinces Méridionales? N'eſt-il point ſurprenant que ce ſoit des Hollandois qui, après avoir fait le trajet des deux mers, remontent le Rhin, le Neker & le Mein, pour réexporter en Allemagne le produit du territoire & des manufactures du midi de la France; tandis que d'un côté nous touchons, par le moyen de la Sarre & de la Moſelle, à Francfort, qu'on peut regarder comme un des plus grands entrepôts de l'Allemagne, & de l'autre, à Cologne, qui n'en est pas un moins considérable.

Un Commerçant (a) Lorrain, qui écrivoit il y a quelques années, se félicite & ses Compatriotes d'une nouvelle source de richesses qu'on venoit de découvrir. » Les marchandises de » la Provence & du Lyonnois, disoit-il, arrivent jusqu'à Cha- » lons, Gray ou Auxonne, en remontant le Rhône & la » Saone. Nous envoyons sur les bords de la Saone des verres, » des merrains, des fromages, des aluns, des plombs, de » la mine de plomb, du tartre de vin, des huiles de poisson, » des sucres, des morues, & d'autres denrées qui acquittent à » leur entrée en France les droits du tarif ; & les mêmes » Voituriers qui y conduisent nos marchandises y chargent, à un » prix dont la médiocrité n'est pas concevable, (à trois livres » cinq sols par quintal pour quarante lieues) les marchandises » que les Provinces méridionales nous envoient, & sur-tout » les savons de Marseille & de Cette. Nous les envoyons nous- » mêmes dans toute l'Allemagne, en échange des marchan- » dises que nous y achetons & par les mêmes voitures qui » doivent nous en apporter, ou bien nous les faisons passer » sur les bords du Rhin & de la Meuse, concurremment » avec les Hollandois, par le moyen de la Moselle & de la » Meurthe. Ainsi se réalise, ajoute-t-il, le fameux projet

____

(a) M. Coster.

» enfanté par les Romains, de joindre les deux mers par
» un canal entre la Saone & la Moselle. Nous achetons à
» Marseille & dans les autres Ports de la Méditerranée leurs
» marchandises & celles de tout le Levant : nous les faisons
» passer aux Hollandois avec moins de frais qu'ils n'en font
» en parcourant les deux mers. « Il termine par souhaiter
que ce grand ouvrage se maintienne, en favorisant les bras
qui l'ont construit, & en dégageant ce canal des péages &
d'autres limons semblables qui ne manqueroient pas de le
combler : malheureusement ses vœux n'ont point été exaucés,
ainsi que je le ferai voir dans la suite.

Mais enfin, puisque dans ce moment il ne s'agit que
d'examiner l'état possible du Commerce de la Province, abs-
traction faite des péages, on ne peut s'empêcher d'observer
que nous nous trouvons dans la même position que celle
dont parle l'Auteur que je viens de citer.

Les denrées & les marchandises que nous tirons de Lyon
& du midi de la France, nous arrivent le plus souvent en
remontant le Rhone & la Saone, & sont débarquées à
Châlons, d'où on les amene par charrois dans cette Province.

Nous nous servons de la même voie ordinairement pour
avoir le peu de marchandises que nous tirons de l'Italie &
de l'Espagne, ainsi que des Échelles du Levant.

Qui pourroit nous empêcher d'envoyer en Bourgogne,

concurremment avec les Lorrains, les harengs, épiceries &
morues que nous tirons de la Hollande par la voie de la
Moſelle, & d'amener en retour le produit du ſol & de l'induſtrie, tant du midi de la France, que de l'Italie, de
l'Eſpagne & du Levant?

Quoique le prix des voitures de Châlons-ſur-Saone ne ſoit
plus le même qu'autrefois, à cauſe de la cherté des denrées;
cependant les diminutions ſucceſſives qu'il éprouve depuis
quelque temps, doivent nous faire eſpérer de les voir à la
même valeur que du temps paſſé.

La Ville de Metz, dans ſa poſition, peut donc devenir l'entrepôt de toutes les denrées & marchandiſes du midi de la
France, de l'Italie, de l'Eſpagne & du Levant. Elle peut les
fournir à une partie de l'Allemagne, & à la Hollande.

Ce n'eſt point ici un ſyſtême chimérique que l'on propoſe,
un projet beau dans la ſpéculation, mais impraticable dans la
réalité.

L'on connoît le temps où les productions naturelles, ainſi
que les ouvrages des manufactures de l'Italie, de l'Eſpagne
& du Levant, deſtinées pour les Pays-Bas, l'Allemagne & l'Angleterre, de même que les marchandiſes de la Flandre, de
l'Allemagne & de l'Angleterre, deſtinées pour l'Italie, l'Eſpagne & le Levant, paſſoient à travers la France; & l'on ſait
que c'eſt en 1585, lorſque Henri III. augmenta les droits de
la Douane de Lyon, que ce tranſit a ceſſé. L'on ſuit les

progrès & la décadence de ce Commerce dans l'histoire de cette fameuse Douane, si redoutée du Négociant.

L'Auteur (*a*) profond qui m'a fourni ce trait d'histoire, fait à ce sujet une réflexion bien judicieuse, & applicable à trop de cas pour pouvoir la passer sous silence. » Henri III, » dit-il, étoit bien le maître d'imposer des droits dans son » État; mais non pas de forcer les Étrangers à s'y soumettre. » Ainsi c'est par nos propres loix que nous avons nécessité » la Flandre & l'Angleterre d'établir une Navigation directe » avec l'Italie & au détriment de la nôtre : nous avons été » privés de ressources immenses, pour avoir voulu en forcer » le produit, & les revenus ont été anéantis aussi-tôt que la » proportion naturelle du droit a cessé d'exister. «

On ne peut douter, d'après les faits que je viens d'exposer, que la Province ne puisse être un jour le lien qui uniroit les deux mers. Ce seroit de son sein que se répandroient les influences bienfaisantes du Commerce : au milieu des fureurs de la guerre, on le verroit toujours paisible, en dépit des croisieres Angloises, verser ses trésors de Marseille à Amsterdam.

Quelque considérable que soit cette source de richesses, il en est encore d'autres qu'il ne faudroit point négliger.

La plûpart des ouvrages des manufactures de France, même de celles qui approchent de son midi, telles que Lyon &

____

(*a*) M. de Forbonnais. *Considérations sur les Finances de la France.*

Tours, les modes, la quincaillerie prennent la voie de la Flandre pour aller en Hollande. L'on conçoit combien ce trajet, qui se fait par charrois, doit être cher. L'on sait que tous frais de transport forment une valeur ajoutée à la valeur intrinseque de la marchandise. L'on connoit en même temps la différence immense qu'il y a pour le prix, de l'envoi par eau à celui par terre ; il seroit donc également de notre intérêt, de celui du Fabricant & de la Hollande, de se servir de la Moselle pour cet objet. Le Fabricant verroit augmenter la consommation de sa marchandise, par la diminution des frais du trajet à l'Étranger ; par le même motif, la Hollande en assortiroit davantage ses magasins. Nous pourrions exporter les mêmes marchandises, ainsi que celles de ceux qui ont succédé à la Compagnie des Indes, en Allemagne, & sur-tout à Francfort. Nous nous servirions également de la voie de la Moselle pour y transporter les Vins de Champagne & de Bourgogne qui y seroient très-accueillis, si l'on en juge par quelques envois qui en ont été faits & dont l'impôt établi dans cette Ville sur la consommation & l'entrepôt des vins étrangers, a tari la source. Que l'on réunisse maintenant sous un point de vue tous les objets dont je viens de faire l'énumération, que l'on réfléchisse, que le transit ou l'entrepôt de toutes ces marchandises donneroit les deux branches les plus précieuses peut-être du Commerce, parce qu'indépendamment de ce qu'elles donnent un bénéfice toujours certain, ce bénéfice se divise

en un nombre infini de mains, je veux parler du fret &
de la commiſſion. Que l'on imagine ces deux branches étendues
ſur toutes ces valeurs, & l'on aura l'idée des richeſſes que
le Commerce d'entrepôt peut verſer dans la Province.

SECONDE PARTIE.

Des Péages & de leur influence ſur le Commerce.

PLUS le tableau que je viens de préſenter eſt ſéduiſant &
agréable, plus je crains de fixer mes regards ſur notre ſituation
préſente.

Pour juger de l'influence des péages établis ſur nos Rivieres,
& principalement ſur la Moſelle, il ſuffit de jetter un coup
d'œil ſur la poſition dans laquelle nous nous trouvons.

La Province des Trois-Évêchés, qui eſt au nombre des Provinces étrangeres, (& à juſte titre, parce que ſi elle éprouvoit
le même traitement que l'ancienne France, elle ne pourroit
point ſupporter les droits de ſortie pour ſes vins, qui forment
ſa principale richeſſe, & qu'elle ne pourroit en avoir le débit
dans l'intérieur du Royaume, étant voiſine de la Champagne
& de la Bourgogne,) ne peut avoir d'autres débouchés pour la
ſortie de ſes denrées, qui ſont infiniment ſurabondantes, que
les Pays étrangers qui l'environnent ; d'où l'on peut conclure
que, ſi on lui coupe la communication avec eux, c'eſt abſolument lui-ôter toutes ſes reſſources.

C'eſt

C'eſt un principe certain, que la conſommation eſt l'aliment de l'induſtrie dans tous les genres. Les Hommes ne travaillent qu'à proportion des avantages & des profits qu'ils trouvent dans leurs travaux. Pour obtenir cette conſommation, il faut vendre & exporter au dehors la plus grande quantité de denrées & de marchandiſes qu'il eſt poſſible. Or, la Province eſt malheureuſement dans l'impoſſibilité de le faire. Bornée du côté de la France par les tarifs de 1664, 1667, & les Arrêts ſubſéquens qui s'oppoſent à l'entrée des ouvrages de ſes Manufactures & Fabriques dans le Royaume ; d'un autre côté les canaux qui ouvrent notre communication avec l'Étranger, ſe trouvant obſtrués par une foule de péages, elle ſe voit réduite à ſa conſommation intérieure, qui ne ſuffit pas, à beaucoup près, pour donner des encouragemens à ſon induſtrie.

Demander donc quelle eſt l'influence des péages ſur les différentes branches de notre Commerce, c'eſt demander la cauſe de la langueur où il ſe trouve, ainſi que notre Agriculture, principalement lorſqu'après une longue guerre, qui a éloigné les Troupes, la conſommation intérieure s'eſt trouvée de beaucoup diminuée.

Ces réflexions générales acquéreront encore plus de poids, par l'examen de chacun de ces tarifs en particulier. Quoique, comme je l'ai déja obſervé, la Meuſe, qu'on pourroit comparer à la Moſelle pour l'utilité dont elle peut être à la Province, relativement au Commerce, ne permette pas d'eſ-

L

pérer d'être d'un grand fecours tant que l'on n'aura point rendu libre le cours de fa Navigation ; cependant les péages, qui font fur fes bords, ne laiffant point que d'être fort à charge pour les nacelles & bateaux-plats qu'elle porte quelquefois dans fon cours, dans ce Département ; je crois devoir donner une notice des droits qu'on y perçoit.

En defcendant de Verdun à Sedan, il y a un Bureau établi à Villofne pour les droits qu'on leve à la fortie & à l'entrée du Clermontois ; mais ils ne font point confidérables. En montant la Riviere, l'on paie à Pouilly (a) les mêmes droits dus à la fortie & à l'entrée du Clermontois.

A Brieulle, il y a un Bureau d'entrée de France.

A Mouzon, chaque bateau, foit en montant, foit en defcendant, doit quinze fols pour un péage qui appartient à la Ville, & qui a été confirmé par Arrêt du Parlement.

Il eft aifé de fentir que tous ces droits, appartenant au Roi, ce ne peut-être que de fon autorité qu'on peut les lever, excepté celui de Mouzon.

A l'égard du péage de Mouzon, l'on ne pourroit le fupprimer qu'en indemniffant d'ailleurs cette Ville, qui a be-

---

(a) L'on prétend que dans ces Bureaux, ainfi que dans beaucoup d'autres, l'on perçoit des droits fur les bleds & légumes qui paffent. Il paroît que l'on ne fait point affez que depuis la Déclaration du Roi, du 25 Mai 1763, les grains, farines & légumes doivent circuler dans toute l'étendue du Royaume en exemption de tous droits, même de ceux des péages.

foin de finances pour les entretiens dont elle eft chargée, ou qu'en établiffant de nouveaux octrois qui lui rapporteroient les mêmes fommes que ce droit.

Outre les péages dont on vient de parler, il faut obferver que, depuis Verdun jufqu'à Sedan, il fe trouve huit moulins; favoir, à Charny, Confenvoi, Villofne, Dun, Stenai, & deux à Mouzon, pour lefquels il eft dû à chacun fept fols fix deniers par bateau, qui fe paient au Meûnier, tant pour le chommage du moulin, que pour la levée des vannes au paffage.

Quant à cet obftacle, qui tient plus au phyfique qu'au moral, le feul remede qu'il y auroit, feroit ou de tranfporter les moulins ailleurs, ce qui ne feroit pas aifé, ou tantôt d'élargir & tantôt de redreffer le canal de la Riviere, de maniere qu'il puiffe y avoir un paffage pour le bateau à côté de l'ufuine.

De toutes nos Rivieres, c'eft la Sarre qui préfente le moins d'obftacles politiques à la Navigation. Le premier péage que l'on rencontre en defcendant de Sarbruck à Sare-Louis, eft celui de Verten, où l'on ne perçoit que des droits très-légers. Ils fe levent au nom du Prince de Naffau.

A quelque diftance de Sare-Louis fe trouve le Bureau de Vaudrevange, où l'on paie un droit de haut-conduit, qui n'eft que de quelques fols par *charrée*; un peu plus bas font les Bureaux de Redling, Merrzig & Metloc, où l'on eft obligé fimplement de préfenter une quittance ou un paffavant, qui

Lij

prouve que l'on a payé les droits au premier péage ; il en est
de même en montant, & le paffage eft libre, pourvu que l'on
prouve que l'on s'eft acquitté au premier Bureau qui s'eft rencontré fur la route, foit en montant, foit en defcendant.

Ce droit, qui provient originairement des Ducs de Lorraine,
qui le percevoient fur les marchandifes deftinées pour la Province qui remontoient la Sarre, appartient maintenant au
Roi, depuis la ceffion de ces Villages, qui avoit été faite par
l'Article XXXII. du Traité de Rifwick, & qui a été confir-
mée par celui de Paris de 1718.

Plus loin, en defcendant près de l'embouchure de la Sarre,
l'on paie à Sarrebourg Village de l'Électorat de Treves, environ douze ou quinze livres par train de bateaux, je dis environ, parce qu'il n'y a point de tarif réglé. Ce droit, qui fe
leve au nom de l'Électeur, eft des plus modiques, puifque fur
la Sarre un train de bateaux peut contenir jufqu'à foixante &
dix mille pefant de marchandifes.

On voit d'abord que, s'il s'agiffoit de fupprimer ces droits,
il n'y auroit que la volonté de Sa Majefté d'un côté, & de
l'autre une Négociation, tant avec le Prince de Naffau, qu'a-
vec l'Électeur de Treves, qui pourroient les faire tomber ;
mais je crois qu'il feroit plus dangereux qu'utile de le faire,
fi on veut favorifer le Commerce de la Mofelle, & empêcher
l'Étranger de s'enrichir de nos dépouilles. On en fera convaincu, lorfque je ferai l'hiftoire des péages de cette Riviere.

A peine la Moselle peut-elle porter des nacelles, qu'elle est furchargée de droits. Les deux premiers qui fe préfentent & qui ne font point confidérables, font ceux du Port de Tombel & de Liverdun. Le premier appartient à M. l'Évêque de Toul pour une moitié, & aux Bénédictins de S. Manfuy de la même Ville pour l'autre. Le fecond appartient à M. l'Évêque de Toul feul. Comme les titres fur lefquels ils font fondés ont été repréfentés & doivent être examinés, fuivant que le prefcrit l'Arrêt du Confeil du 10 Mars 1771, il ne refte d'autre parti à prendre que d'attendre dans le filence ce que l'autorité en décidera.

Un peu plus bas, à Cuftine, au deffus de Pont-à-Mouffon, on paie un droit léger au Seigneur de ce lieu, lequel ne paffe point quatre ou cinq livres de Lorraine pour cinquante mille livres pefant de marchandifes. Il n'y a point de tarif ni rien de réglé à ce fujet : tout fe fait par compofition.

En defcendant de Pont-à-Mouffon, l'on rencontre un Bureau à Pagny, & un peu plus loin à Corny, dans lefquels on paie les droits qui font établis, à l'entrée & à la fortie de la Lorraine, & qui font connus fous le nom générique de Foraine ; en defcendant on s'acquitte ordinairement à Pagny, & en montant on le fait à Corny. Ces droits appartiennent au Domaine.

Mais de tous les péages les plus intéreffans pour cette

Province, ce font ceux qui fe trouvent fur la Mofelle, en defcendant cette Riviere, depuis Metz jufqu'à Coblentz. Comme ils font les plus onéreux, parce qu'ils interceptent la communication avec l'Étranger, pour entrer dans les vues de l'Académie qui les a fpécialement défignés, comme étant ceux dont il falloit s'occuper le plus férieufement, je m'arreterai davantage fur l'hiftoire & la nature de chacun d'eux en particulier, ainfi que fur l'influence qu'ils ont fur le Commerce.

Le premier Bureau que l'on rencontre en defcendant la Mofelle, eft celui de Thionville. Les droits qu'on y leve, le font à titre d'engagement. Ils font connus fous le nom de Tonlieu, & s'exigent également par terre; l'on y paie vingt-deux fols fix deniers par voiture, & la voiture eft eftimée former à-peu-près trois mille pefant. L'on a ajouté depuis peu huit fols pour livre à cet impôt, depuis le dernier Édit, qui a augmenté les droits Domaniaux.

L'on voit à l'infpection du tarif, dont j'ai joint ici une copie, quelle eft fon origine.

Avant que Thionville fût réuni à la France, dans le temps que cette Ville, le Duché de Luxembourg & le Comté de Chini ne formoient qu'une Province appartenant à la Maifon d'Autriche, il fe levoit des droits fur toutes les efpeces de denrées & de marchandifes que l'on conduifoit dans le Pays de Luxembourg & Comté de Chini, & qu'on tranfportoit dehors pour être vendues.

Comme Thionville se trouvoit alors à l'extrêmité du Luxembourg, il devoit y avoir nécessairement un Bureau établi pour percevoir ces droits, soit à l'entrée, soit à la sortie de la Province.

Thionville ayant été pris en 1643 & réuni pour toujours à la France, par le Traité des Pyrénées, on laissa subsister l'ancien péage par inadvertence, sans doute; & il paroît que l'on a continué de payer les droits sans autre raison, si ce n'est qu'on les avoit perçus auparavant.

Les éclaircissemens que l'on demande sur l'origine & l'établissement de chaque péage, exigent impérieusement, à ce qu'il m'a semblé, que l'on ne passe point sous silence les difficultés qu'on peut élever à leur sujet.

En rendant compte des doutes de ce genre qui m'ont été proposés, je crois cependant devoir prévenir, que je suis fort éloigné de vouloir les ériger en principes; je ne les expose ici que parce que la nature de cet ouvrage m'en impose la loi.

Comme il ne paroît point que les droits qui se perçoivent à Thionville aient été confirmés par aucun Roi de France, l'on demande s'ils posent sur un fondement bien solide? L'on part de la maxime, que tout péage étant un impôt mis sur le Public, il est un attribut de la Souveraineté, que par conséquent c'est au Souverain seul qu'appartient le droit de l'établir ou de le confirmer. Or, comme on ne voit d'autres titres, pour établir ce péage, qu'une Pancarte qui est intitulée au nom du Roi d'Espagne, Philippe III, qui regnoit alors, peut il se soutenir ? Le Roi d'Espagne n'ayant plus aucun droit sur Thionville, tous les établissemens de ce genre qu'il y a faits, n'ont-ils pas eu besoin de la sanction du Roi de France, pour être légitimés ?

Vainement, s'il n'existe point d'autres titres que le tarif, opposeroit-on la prescription.

L'on répondroit que tout droit de ce genre, qui n'est point revêtu d'une forme légale, n'est point prescriptible par lui-même. 1°. Parce que c'est un droit de Souveraineté, puisque c'est un impôt sur le peuple. 2°. Parce que personne ne peut acquérir par la possession un droit sur le Public, sans cause, dès-là qu'il y a des Mineurs dans le Public, dans tous les temps, & que l'on ne prescrit point contre les Mineurs. 3°. En ce que ces sortes de droits ne se levant qu'au nom du Roi, aucuns de ses Sujets ne les peuvent prescrire : pour pouvoir acquérir la prescription, il faut posséder en son nom, & *animo Domini.* Tous ceux qui possedent au nom d'autrui ne peuvent prescrire.

S'il existe d'autres titres que la Pancarte, si le droit a été confirmé depuis, il devroit en être fait mention expresse dans le tarif affiché, sans quoi l'Engagiste s'expose à une foule d'inconvéniens : car une Pancarte n'a d'authenticité, qu'autant

tant qu'il y eſt fait mention de l'Arrêt du Conſeil qui con-
firme le péage depuis 1724, ou au moins du certificat du
Greffier du Conſeil, qui atteſte que les titres ont été produits.

Le dernier Arrêt du Conſeil qui a été rendu ſur cette
matiere le 10 Mars 1771, & qui rappelle ceux du 29 Août
1724, 24 Avril & 20 Novembre 1725, & 4 Mars 1727, n'au-
toriſe la perception des péages par les Propriétaires & En-
gagiſtes, *qu'à condition de faire inſcrire très-liſiblement, ſi fait n'a
été, le tarif arrêté par les Arrêts du Conſeil confirmatifs deſdits
péages, ſur un tableau qui ſera attaché à un poteau élevé dans les
lieux où leſdits droits ſont perçus, ainſi qu'il a été ordonné par
leſdits Arrêts du Conſeil, ſinon & à faute d'y ſatisfaire par leſdits
Propriétaires, leurs droits de péages ſeront ſupprimés.* Sans cette
formalité qui, comme on le voit, eſt de rigueur, le Marchand eſt en droit de regarder le tarif qu'on lui préſente,
comme un titre informe, & qui n'a aucune valeur.

Le ſecond péage qui ſe préſente après celui de Thionville, eſt
à Cattenom, qui n'eſt qu'à deux lieues au-deſſous de cette Ville;
il appartient au Seigneur de ce lieu à titre d'engagement.

Autrefois l'on n'exigeoit que neuf à douze livres par train
de bateaux qui paſſoient, & qui pouvoient porter juſqu'à
deux cens milliers peſant; maintenant, depuis un Arrêt
du Conſeil obtenu le 23 Mars 1761, l'on paie quinze ſols
par millier peſant de toutes eſpeces de marchandiſes, excepté

M

le poiſſon ſalé & les fers, pour leſquels on donne dix ſols par millier peſant. Il en coûte auſſi par tonneau, quelle qu'en ſoit la capacité, & quelle que ſoit la liqueur qu'il contienne, ſept ſols ſix deniers.

A l'égard de l'origine de ce droit, il eſt aſſez difficile de la découvrir. On ne trouve dans le lieu même que con-tradictions à ce ſujet. Sans entrer donc dans la diſcuſſion de ce fait, qui ne peut laiſſer que des incertitudes, & dont on peut ſe paſſer, je me contenterai de rapporter les obſer-vations qui m'ont été faites ſur ce péage, ſans cependant les adopter, ni en garantir l'infaillibilité.

On ne conçoit pas d'abord pourquoi les Lettres-Patentes obtenues en 1761 n'ont point été enregiſtrées au Parlement, quoique, par une Déclaration du Roi du mois de Janvier (a) 1663, cette formalité ſoit de rigueur abſolue.

(a) Voici les propres termes de la Déclaration du 31 Janvier 1663, dont l'Arrêt du Conſeil du 10 Mars 1771 ordonne notamment l'exécution.

ARTICLE II.

» Et parce qu'aucuns Particuliers profitans des déſordres paſſés auroient » pris occaſion de quelques légeres réparations à faire à des ponts & autres » prétextes, pour ſurprendre des Lettres portant établiſſement de péages, avec » adreſſe aux Cours où ils pouvoient trouver plus de facilité, & évitant à » deſſein nos Parlemens, nous leur ordonnons de préſenter leurſdites Lettres, » & en pourſuivre l'enregiſtrement eſdites Cours de Parlement dans trois » mois, paſſé leſquels, & faute dudit enregiſtrement, ne pourront s'aider deſ-» dites Lettres, ni continuer leurs levées, nonobſtant qu'elles fuſſent enregiſ-» trées ès autres Cours, & qu'elles ne fuſſent adreſſantes auxdits Parlemens, » à peine de concuſſion.

La feconde obfervation que l'on fait, c'eft que dans l'origine, la perception de ces fortes de droits n'a été permife aux Seigneurs, que pour favorifer le Commerce, veiller à la fûreté publique, entretenir le cours libre de la Navigation, de forte qu'il ne peut y avoir de péages fans charges. C'eft ce qui eft établi par toutes les anciennes Ordonnances, celle d'Orléans article CVII. celle de Blois article CCLXXXII. & de 1669 titre 29 article V. Toutes ces Ordonnances ont été confirmées par l'Arrêt du Confeil du 10 Mars 1771, qui ne permet aux Propriétaires & Engagiftes de percevoir les péages confirmés, *qu'à la charge, & non autrement, de l'entretien des Chauffées, Ponts, Rivieres & abords fur lefquels lefdits droits fe perçoivent, comme étant ledit entretien une charge inhérente & indivifible de la perception de tous les péages.*

Or il femble que l'on peut mettre en problême, fi le Seigneur de Cattenom fe trouve dans la pofition voulue par les Ordonnances, pour percevoir légitimement des droits.

Il eft à remarquer que depuis environ quatorze à quinze ans, la Mofelle, qui couloit à travers le territoire de Cattenom, dans une crûe fubite d'eau, a changé de lit & s'eft ouvert un nouveau paffage à travers les Terres de Kœnifmaker.

Il fe trouve cependant qu'un des bords de cette Riviere, dans cette nouvelle pofition, touche dans quelques parties au territoire de Cattenom; mais les chevaux des Bateliers ne paſſent point de ce côté : dans ces circonſtances, le Seigneur de Cattenom, qui ne pouvoit plus percevoir de droit à Cattenom même, puiſque n'y ayant plus qu'un filet d'eau, les Bateliers avoient pris l'autre route, jugea à propos de tranſporter ſon péage à l'extrêmité de ſon territoire, & c'eſt là où on leve les droits maintenant ; mais cela ne préſente-t-il point quelques difficultés ?

Comme à préſent, par le changement arrivé, l'Engagiſte eſt difpenſé d'entretenir le marche-pied qui devoit être le long de la Riviere ; comme on ne paſſe plus abſolument ſur ſes Terres, & que par conſéquent on ne peut lui faire aucun tort ; enfin comme il n'eſt plus chargé d'aucune dépenſe pour la commodité de la Navigation, peut-il continuer de percevoir des droits, quand l'objet pour lequel ils ont été établis, ne ſubſiſte plus (a)?

La troiſieme obſervation qui ſe préſente, & qui ſemble confirmer celle-ci, c'eſt que, par l'Ordonnance de 1608, les Déclarations du Roi des 31 Janvier 1663 & 21 Avril 1664, il eſt expreſſément enjoint aux Seigneurs propriétaires des péages, & autres Fermiers & Receveurs, de faire lever ces droits aux lieux où de toute ancienneté ils ont été levés

______

(a) Ne pourroit-on pas appliquer les principes qu'on vient d'invoquer au péage de Thionville ? Il ne paroît pas que l'Engagiſte ſoit chargé d'aucun entretien, ainſi que le veut l'Arrêt du Conſeil du 10 Mars 1771, qui regarde cet entretien comme une charge inhérente & indiviſible de la perception de tous les péages.

précifément, & non ailleurs, pour quelque caufe & occafion que ce puiffe être.

Le Seigneur de Cattenom a-t-il donc pu, de fa propre autorité, tranfporter fon péage à l'extrêmité de fon territoire?

Mais quels que foient les raifonnemens que l'on puiffe faire fur les péages de Thionville & de Cattenom, il eft toujours un moyen infaillible de les fupprimer. Comme ces droits ne font perçus qu'à titre d'engagement, & que le Domaine eft inaliénable, le Souverain a toujours droit d'y rentrer, en dédommageant l'Ufufruitier.

A une lieue de Cattenom, on rencontre le Bureau de Sierck.

Pour avoir une idée des droits qu'on y perçoit, il faut fe rappeller qu'autrefois Sierck appartenoit aux Ducs de Lorraine, avant fa réunion à la Couronne, qui fut opérée par le Traité de Vincennes de 1661.

Dans le temps que la Ville de Metz formoit une république, il y eut plufieurs Traités pour le Commerce, paffés entr'elle & les Ducs de Lorraine.

Comme la Lorraine & le Pays Meffin font enclavés l'un dans l'autre, il étoit de leur intérêt mutuel de s'affranchir réciproquement des droits locaux qui fe percevoient dans le Diftrict, dont leurs denrées & marchandifes étoient forcées d'emprunter le paffage pour arriver aux lieux de leur deftination : & en effet, quoique chacun, dans fon territoire, ne les exemptât pas abfolument de tout impôt, on fe reftreignit de part & d'autre au plus léger, qui étoit celui de Haut-conduit ; les autres droits dont les Meffins étoient exempts, confiftoient en ceux d'Entrée-foraine & d'Iffue-foraine, Droit-de-travers, & l'impôt fur les toiles. Les différentes guerres que les Meffins eurent avec les Lorrains, donnerent fouvent lieu à l'infraction de leurs privileges ; mais la paix rétabliffoit tout dans le premier état, ainfi qu'il paroît par le jugement rendu à Nomeny en 1563, qui fut la fuite des conférences tenues à ce fujet, & par la tranfaction du 18 Juillet 1604. La feule précaution que l'on prenoit, pour profiter de l'exemption, étoit de fournir dans les Bureaux les plus prochains du chargement ou paffage des denrées & marchandifes, un gage ou une caution, dont on délivroit un acquit (*a*), qu'on devoit rapporter quelques jours après, certifié d'un des principaux Officiers du lieu pour lequel les marchandifes étoit deftinées, & qui atteftoit que les objets, dont il y étoit fait mention, avoient été déchargés pour la confommation ; cet ufage s'obferve encore.

Je n'entrerai point ici dans le détail de l'origine & de l'explication de chacun de ces droits, connus génériquement fous le nom de Foraine. Un Mémoire (*b*) qui vient de

____

(*a*) Cet acquit coûte trois fols.

(*b*) Voyez le Mémoire imprimé de M. Emmery, concernant les droits qui fe paroître, ne laisse rien à desirer à ce sujet. J'observerai seulement que Sa Majesté, après le Traité de Vincennes, ayant jugé à propos de laisser subsister le Bureau de Sierck, le péage a continué de se percevoir de la même maniere que du temps des Ducs de Lorraine, relativement à la Ville de Metz. L'on a levé également les droits de Haut-conduit sur toutes les denrées & marchandises destinées pour cette Ville. Il n'y a eu aucun changement à cet égard jusqu'à l'année 1759, qui forme une époque remarquable pour l'histoire du Commerce de la Province.

François Hacquin, qui succeda en 1756 à la Marquise de Seslac dans le bail des Domaines de Phaltzbourg & de Sierck, & qui commença à jouir dès le premier Janvier 1757, continua de percevoir les droits sur le même pied qu'anciennement, jusqu'à l'année dont je viens de parler, qu'il obtint un Arrêt du Conseil portant réglement pour la perception des droits de Haut-conduit.

Quoique cet Arrêt, à la réserve des nouveaux Bureaux qu'il permit d'établir, n'introduisît aucune nouveauté, & n'augmentât en rien les impôts levés jusqu'alors, dès ce moment l'on vit plus que quadrupler les droits du Bureau de Sierck.

Toutes les marchandises destinées pour le Pays Messin

levent sur les marchandises dans l'étendue de la Prévôté de Sierck, lu à l'Hôtel-de-Ville le 9 Mai 1772, où il a été arrêté que l'on se pourvoiroit au Conseil pour faire restreindre la perception des droits qu'on leve au passage de Sierck.

furent affujetties à tous les droits qui fe paient en Lorraine.
Outre le Haut-conduit que l'on acquittoit déja, l'on perçut
les droits d'Entrée-foraine, de l'Iffue-foraine, de Travers, &
de l'impôt fur les toiles.

Les mêmes péages s'étendirent également par terre dans
la Prévôté de Sierck & de Phaltzbourg. On tenta même
d'établir un Bureau de ce genre à Fremeftroff fur la Sarre,
qui, heureufement pour nous, n'eut point lieu, par la vive
réfiftance que les Habitans y oppoferent; je dis heureufement,
car fi ce projet eut réuffi, cette chaîne de Bureaux qui, fans
être coupée en aucun point, fe fut étendue de Sierck à
Phaltzbourg, enveloppant dans fon enceinte nos deux Rivieres navigables, eut écrafé fous fon poids notre Commerce &
celui de la Lorraine du nord au levant, & du levant au
midi.

François Hacquin & fa Compagnie ne recueillirent point
tout-à-fait le fruit qu'ils s'étoient promis de la fauffe interprétation qu'ils avoient donnée à l'Arrêt du Confeil qu'ils avoient
obtenu.

Par-tout où la Foraine nouvellement établie étendit fes
ravages, on vit le Peuple & le Commerçant faire tous
leurs efforts pour s'en affranchir. Les Marchands de Thionville, qui jufques-là avoient tiré directement par la voie de
la Mofelle les marchandifes de l'Allemagne & de la Hollande
qu'on amenoit jufques fous les murs de cette Ville, pour

éviter

éviter le Bureau de Sierck, aimerent mieux les faire décharger à Grevenmacher, au deſſous de ce péage; & delà, en paſſant par Luxembourg, ils les firent amener par charrois dans cette Ville : malgré ce grand circuit, ils trouverent le prix de la voiture moindre que celui des droits exigés à Sierck. Les Négocians du Pays Meſſin & de la Lorraine, qui, quelques années auparavant, avoient été inquiétés dans les Bureaux de la Reine, & qui auroient repris la voie de la Moſelle qu'ils avoient quittée, au moyen de l'adouciſſement que l'on mit tant dans le montant que dans la forme de l'impôt, quelque temps après, continuerent de faire paſſer par Sate-Louis, en remontant la Sarre, les marchandiſes deſtinées pour les Trois-Évêchés, la Lorraine & le Barrois. Ils préférerent cette voie, bien plus longue & bien plus diſpendieuſe par elle-même que celle par eau, outre qu'elle entraîne avec elle une foule de faux-frais de commiſſion, de correſpondance, ſans compter les dépériſſemens auxquels ſont expoſées les marchandiſes par le froiſſement qu'elles éprouvent ſur les voitures ; ce qui, ſur les ſucres ſeuls, ne laiſſe point que de faire une perte très-conſidérable ; de ſorte que, excepté les marchandiſes les plus groſſieres, comme houille, ardoiſes, daguet, poterie, &c. tout le reſte nous vient par la voie de la Sarre.

Depuis cette époque, le petit Commerce que faiſoit la Ville de Sierck avec les Villages d'Allemagne ſes voiſins, eſt tombé. Ils ont ceſſé de lui apporter des cuirs verds pour

N

les tanner, des draps pour les fouler, du lin & du chanvre pour les façonner. Le Commerce de la Moselle a été interrompu, les Bateliers de Metz qui alloient en Allemagne, ont quitté leurs trains.

D'après ce tableau véridique que je viens de tracer, on peut juger de l'influence du Bureau de Sierck sur la Province.

Ainsi ce péage établi primitivement par les Ducs de Lorraine, qui, sous ces Princes & depuis, ne fut jusqu'en 1759 qu'un droit léger, se trouve aujourd'hui si exorbitant, qu'il a coupé notre communication avec l'Allemagne.

Seroit-il possible que sous le Gouvernement où nous vivons, on nous eût imposé des loix plus dures que ne l'ont jamais fait nos rivaux & nos ennemis naturels par état, même dans les jours de leurs triomphes ?

Un Mémoire qui vient de paroître (a), & que j'ai déja cité, venge à la fois la justice du Prince de cet odieux soupçon, & doit ranimer les espérances que l'on peut concevoir pour le bien de la Patrie.

Je crois qu'après cet ouvrage il seroit inutile d'entrer dans une longue discussion, pour faire voir que c'est injustement que l'on perçoit à Sierck tous les nouveaux droits établis depuis 1759 ; je me bornerai à une simple réflexion. C'est sur l'Arrêt du Conseil de 1759, que François Hacquin se fonde

---

(a) Voyez le Mémoire de M. Emmery.

pour lever les nouveaux droits qu'il perçoit à Sierck : l'on pourroit lui objecter que cet Arrêt recommande l'exécution des anciens Concordats ; mais une differtation à ce fujet obligeroit d'entrer dans des détails infinis , tandis qu'un feul article de ce titre fameux paroît décider la queftion. On lit dans cet Arrêt, que *Sa Majefté ordonne que l'Article IV. des Lettres-patentes de 1718 fera exécuté*. Or , que porte cet Article IV. du Traité de 1718 ? le voici littéralement: » Il a été » convenu que les anciens péages des États & Pays des Ducs » de Lorraine, font les droits de Haut-conduit fpécifiés dans » fa Déclaration du mois d'Août 1704, fondée fur les an- » ciennes Ordonnances, Réglemens & Tarifs de fes Prédécef- » feurs, fuivant laquelle Déclaration tous lefdits Sujets de la » Généralité de Metz, payeront le droit de Haut-conduit, à la » réferve de ceux qui feront compris dans les Articles XLIII, « XLIV, XLV, XLVI & XLVII, qui ne payeront que » fuivant les modifications ci-énoncées. «

Il eft donc vrai , fuivant le propre titre de François Hacquin, que les feuls péages auxquels doivent être foumis les Sujets de la Généralité de Metz, font les droits de Haut-conduit. Les modifications qu'annonce l'Article cité, ne peuvent laiffer aucune ambiguité, puifque, ainfi qu'on l'a démontré avant moi, ils ne rappellent que les privileges accordés aux Habitans des Évêchés de Toul & Verdun qui, dans certains cas, font exempts de cet impôt.

Près de Sierck étoit le péage de Nittel, ancien Bureau de Lorraine; mais dont il ne peut être ici queftion, puifqu'il a été fupprimé par le Traité d'échange conclu le 22 Août 1769, entre Sa Majefté & l'Impératrice Reine de Hongrie.

Après le péage de Sierck, un peu plus bas fe préfente celui de Remich, & de Vafferbillich, dont j'ai joint ici le tarif. Ces deux Villages font du Pays de Luxembourg & appartiennent par conféquent à la Reine de Hongrie, au nom de laquelle on perçoit les droits qu'on y leve, foit en defcendant, foit en montant la Mofelle. En defcendant l'on paye à Remich, & l'on prend un acquit moyennant lequel on laiffe paffer à Vafferbillich. En remontant l'on acquitte les droits à Vafferbillich, & l'on prend de même un acquit, ou un paffavant pour Remich, de forte que l'on ne paye jamais qu'à un feul Bureau. Ces droits ne laiffent pas que d'être confidérables, quoiqu'ils aient été diminués fucceffivement par les trois derniers tarifs qui ont été faits en ce fiecle; celui de (*a*) 1765, qui eft le dernier, a des adouciffemens qui devroient être dans tous les autres. Il exempte du paiement des droits les provifions de vivres, ainfi que les chofes néceffai-

____

(*a*) Depuis le tarif de 1765, il y a encore eu des diminutions. Le 14 Mars 1768, le Confeil de Bruxelles par une miffive dérogatoire, que l'on réitere d'année en année, accorda la diminution de dix par cent pefant de toutes les marchandifes emballées dans des tonneaux ou caiffes pour la tare, & en outre le dixieme du droit pour toutes les marchandifes tariffées à cinq fols & au deffus du cent péfant.

res à la confommation des Bateliers ; privilege qui n'eft accordé que depuis ce temps-là.

Une fingularité remarquable de ce tarif, c'eft que les marchandifes qui n'y font pas comprifes ne paient pour droit de tranfit qu'un pour cent de leur valeur, ou fix fols du quintal, au choix du Marchand, lorfqu'elles defcendent la Mofelle ; au lieu que l'on exige un & demi pour cent de leur valeur, ou dix fols du quintal, lorfqu'elles remontent cette Riviere.

Cette maniere de percevoir, qui eft tout-à-fait à notre avantage, eft abfolument oppofée à celle que l'on a fuivie au Bureau de Sierck, où, fuivant une convention du onze Janvier de cette année (a), l'on avoit exempté de certains droits les marchandifes qui remontoient la Mofelle ; tandis qu'on les exigeoit tous fur celles qui defcendoient.

Nous devons cependant apprécier cette faveur, qu'il paroît que nous devons plutôt à une politique éclairée qu'à l'envie de nous obliger.

Les Rédacteurs du Tarif ont fenti, fans doute, qu'il valoit mieux de percevoir des droits légers que de n'en point lever du tout. Une avidité déplacée ne leur a point fafciné les yeux, & leur intérêt bien entendu s'eft trouvé d'accord avec celui de notre Commerce ; il femble même qu'ils aient voulu

---

(a) En 1772.

l'encourager par le petit avantage qu'ils lui ont fait : preuve certaine de l'état déplorable dans lequel ils l'ont trouvé.

Quoique ce péage foit de beaucoup diminué, relativement à ce qu'il fut du temps paſſé, quoique la maniere de percevoir les droits foit bien plus douce qu'elle ne fut autrefois, il ne laiſſe pas que d'être fort à charge au Commerçant.

S'il a quelqu'avantage d'un côté, de l'autre il a des inconvéniens que les autres péages n'ont pas ; tel que celui, dans le cas de quelque difficulté, d'expoſer les Bateliers ou Marchands à aller plaider dans une Jurifdiction étrangere, & à abandonner en attendant leurs marchandiſes qui peuvent ſe détériorer. La main-levée proviſionnelle que l'on accorde alors moyennant caution, eſt un palliatif plutôt qu'un remede à ce mal, par la difficulté qu'il doit y avoir d'en trouver dans un Pays où l'on doit être peu connu ; en tout cas c'eſt toujous être expoſé à des retards, aux frais qu'ils occaſionnent, même en cas de réuſſite, & on ſait combien, en fait de Commerce, la perte du temps eſt irréparable.

C'eſt moins à l'exorbitance des droits, qu'aux formalités (a) minutieuſes dont les Commis furchargeoient le tarif, qu'il faut attribuer le changement de route de notre Commerce,

___

(a) Ces Bureaux ne laiſſent point que d'être encore fort gênans, parce qu'ils retardent les Bateliers ; 1º. Pour prendre l'acquit ſur une déclaration détaillée par écrit, & ſignée après la viſite faite des marchandiſes. 2º. Pour la ſeconde viſite que l'on fait des marchandiſes à la ſortie, afin de vérifier ſi ce ſont les mêmes qui ont été ſpécifiées à l'entrée.

arrivé au commencement de la derniere guerre ; c'eſt plutôt à cette gêne, qu'à l'excès de l'impôt, qu'on doit imputer l'interruption du Commerce de la Moſelle, & de la contrainte où l'on a été de prendre la voie de la Sarre ; elle en eſt la premiere cauſe, & il paroît que la même main qui avoit ait le mal vouloit y porter le remede, en renouvellant le tarif en 1765 ; mais l'augmentation des droits des Bureaux de Sierck & de Cattenom, ſemble avoir éloigné pour toujours de nos rives le Commerce qu'on s'efforçoit d'y rappeller.

Quels qu'aient été les efforts que j'ai faits pour avoir des notions certaines ſur l'origine & les différens progrès de ce droit, j'avoue n'avoir rien trouvé qui ſoit abſolument ſatisfaiſant ; comme je crois cependant que les recherches que j'ai faites n'ont point été tout-à-fait infructueuſes, je vais en donner un précis : heureux, ſi elles peuvent indiquer quelques moyens pour le ſupprimer, ou du moins l'adoucir.

Il y eut autrefois pluſieurs Traités faits entre la Ville de Metz & les Comtes de Luxembourg ; le premier (a), où il

---

(a) Premier Traité, où il paroît qu'il ait été queſtion de Commerce avec les Luxembourgeois.

» Item, nos les Parties devant dites, nos ſommes accordé, & avons
» promis & promettons en bonne ſol que nos ôterons & déchaſſerons tous
» les rebours & écalz, qui feront empêchement en condus & en chemins
» qui ſont en nos Terres & en nos Pays, par quoi Pélerins, Marchands, &
» toutes autres bonnes gens y puiſſent aller & venir ſûrement, & conduire
» leur bien droit faiſant. «

Nota. On a cru qu'il ſuffiſoit de donner des extraits des titres cités. Il eut été très-long & inutile de les rapporter en entier.

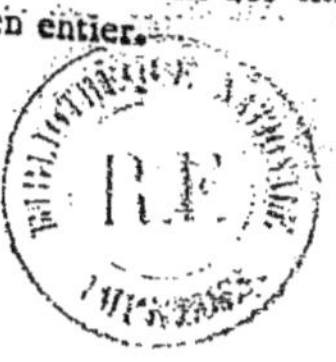

foit fait quelque mention du Commerce, eſt du 3 Mars 1325. Il paroît que l'on établit alors une liberté entiere entre les deux Provinces à cet égard. D'après les monumens publics qu'il m'a été poſſible de conſulter, je n'ai point vu qu'on y ait donné atteinte juſques vers la fin du ſeizieme ſiecle, où les Luxembourgeois ayant trouvé mauvais que les Lorrains euſſent mis de nouveaux impôts chez eux, jugerent à propos d'augmenter leurs péages, par droit de réciprocité. Probablement il s'agiſſoit alors de l'impôt ſur les toiles, qui fut établi en effet en Lorraine vers l'an 1590. Comme dans l'établiſſement de ces nouveaux droits la Ville de Metz fut auſſi compriſe, elle s'en plaignit à l'Archiduc Albert, elle réclama la liberté de Commerce qui avoit régné de tout-temps entr'elle & la Province de Luxembourg, en ſatisfaiſant aux anciens péages ſeulement; elle fit voir que ſi les nouveaux droits pouvoient être levés juſtement ſur les Lorrains, parce qu'ils en avoient établi dans leur Pays, on ne devoit point la confondre avec eux, n'ayant rien innové; & elle demanda que la liberté du Commerce fut rétablie, par l'abolition des nouveaux impôts à ſon égard.

Sur cet expoſé, l'Archiduc Albert déclara, par un Edit du 5 Novembre 1599, dont j'ai joint ici la copie (a), que ſur les

____

(a) Titre qui prouve les anciens privileges des Meſſins dans le Pays de Luxembourg.

Copie d'un Décret de l'Archiduc Albert, du 5 Novembre 1599.

Comme les Maitre-Écheyin & Treize-Jurés de la Ville & Cité de Metz, ayant n'agueres fait remontrer aux Archiducs, Princes & Seigneurs Souve-

aſſurances

affurances que les Meffins donnoient qu'il ne feroit rien levé

---

rains de ces Pays d'en bas & de Bourgogne, que de tout temps ils ont eu
correfpondance avec lefdits Pays, que les Marchands trafiquans avec marchandifes étrangeres, de quelque Pays que ce fût, pouvoient paffer & repaffer
en toute liberté, fans être recherchés d'autre chofe que des anciens péages,
& que encore à préfent faifoient ainfi les Sujets defdits Pays d'en bas; combien qu'en leur regard rien n'avoit été innové, que toutefois au préjudice
de tel ufage, ceux de Metz paffant par les détroits defdits Pays-Bas, font
contraints en nouveaux impôts qui, depuis quelque temps, font mis au Pays du
Duché de Luxembourg, en conféquence de ceux qui ont été établis en
Lorraine, où le Pays Meffin ne peut être compris pour n'avoir rien entrepris de femblable; fupplians à ladite caufe lefdits de Metz, qu'afin de ne
troubler la liberté du Commerce, ni préjudicier au bien & repos defdits
Pays, foit le bon plaifir de Leurs Alteffes de rétablir la fufdite liberté par
abolition defdits impôts, en ce qui touche auxdits de Metz remontrans, &
de faire lever tout empêchement au contraire, pour maintenir toute la bonne
intelligence gardée du paffé; Leurs Alteffes après s'être particuliérement
informées de la fufdite matiere, & fur icelle eu refpectivement l'avis du
Gouverneur Capitaine - Général, & des Préfidens & Gens du Confeil Provincial de Luxembourg, & inclinant favorablement à la fupplication defdits
Maître-Échevin & Treize-Jurés de la Ville & Cité de Metz, même fous
affurance que de leur part, comme portent leurs Lettres, rien ne fera levé fur
les Sujets de ces Pays, contre ladite ancienneté, ni auffi faire chofe qui
puiffe juftement occafionner de s'en départir; ont déclaré & déclarent par
le préfent Acte que leur intention n'a été, & n'eft que lefdits de Metz
foient aucunement compris en la nouvelle impofition faite & mife au Pays
& Duché de Luxembourg; ains qu'ils en foient quittes & libres & entiérement affranchis, comme femblablement ordonnent Leurs Alteffes, qu'en
cette conformité ceux qui fe font conftitués répondans, ou ont donné gages
& caution pour le paiement de ladite impofition à Luxembourg, en foient
entiérement déchargés par ceux qu'appartiendra vers les Collecteurs d'icelles,
& à telles fins a été dépêché le préfent Acte; ordonnant Leurs Alteffes à
ceux dudit Confeil à Luxembourg, de le faire regiftrer & effectuer ce qui
y eft contenu, fans aucune difficulté. Donné fous la Signature & Cachet fecret
de Leurs Alteffes, en Bruxelles le 5 Novembre de l'an de grace 1599.
Ainfi Signés, Albert & Ifabelle, & font icelles Scellées en place & cire
rouge du Sceau de Leurs Alteffes; & plus bas eft écrit par ordonnance
expreffe de fon Alteffe Eminentiffime.

O

fur les Sujets du Luxembourg contre l'ancienneté ; fon intention ni celle de l'Archiduchefle, n'étoit point de les comprendre dans la nouvelle impofition dont ils les quittoit &
les affranchiffoit, & il ordonna qu'on rendît les gages à ceux
qui en avoient déja donné pour ce nouveau péage.

Si les anciens Concordats paffés entre la Ville de Metz & les
Luxembourgeois, ont été mis en oubli, il faut fans doute en
attribuer la caufe aux révolutions que cette Ville a éprouvées.

Il eft très-vraifemblable que c'eft pendant les longues que-
relles de la France avec la Maifon d'Autriche, que le péage
de Remich a augmenté. La Ville de Metz étant fous la domination Françoife ; les Luxembourgeois jadis fes alliés & fes
amis, font devenus fes ennemis naturels. Alors toute liaifon
a ceffé de regner entre les deux Provinces ; mais maintenant
que les chofes ont changé de face, feroit-il impoffible de faire
revivre l'efprit des anciens engagemens ? On fait qu'il n'eft
point de prefcription en matiere de droit public ; s'il étoit
donc prouvé que les Meffins n'ont point donné lieu de leur
part à l'infraction des anciens Concordats faits avec les Luxembourgeois, ne feroient-ils point en droit de réclamer la réciprocité fur laquelle étoit fondée leur union & leur mutuelle
correfpondance ? Or, fi l'on excepte le péage de Sierck &
celui de Cattenom, qui depuis peu d'années ont fi fort augmenté, & que le Gouvernement eft le maître de fupprimer ou
de réduire à leur ancienne valeur ; ne peut-on pas dire qu'il

n'y a eu aucune variation de notre part à l'égard de la Province du Luxembourg. Il y a plus, c'est que jusqu'à présent
l'on a conservé à ses Habitans leurs anciens privileges pour
les biens qu'ils ont en France. Il existe un Jugement du
Bureau des Finances, du 18 Novembre 1760, qui exempte
l'Abbaye de Munster du paiement du droit de Tonlieu de
Thionville, pour les biens qu'elle possede en ce Royaume.
Je trouve un autre Jugement du Bureau des Finances, du 14
Mai 1762, qui a jugé la même chose pour les Dames de
l'Abbaye de Bonnevoy, à l'égard des droits du Bureau de
Sierck. Ce Jugement a été confirmé par Arrêt du Parle-
ment, du 4 Septembre 1762.

Ces ménagemens que l'on a eu pour les Luxembourgeois,
ne dérivent-ils point de l'esprit des anciens Traités ? & ne
seroit-il point juste qu'ils fussent fideles à remplir leur engagement envers nous, comme nous le sommes à leur égard.

Mais il ne suffit point que l'Edit dont je viens de parler
puisse servir de base à une négociation, il en faut expliquer
une clause qui laisse quelque obscurité.

Qu'est-ce donc que ces anciens péages auxquels les Habitans
de Metz étoient sujets ? Ceci présente quelques difficultés
qu'il n'est pas aisé de résoudre. Nos Peres, qui sacrifioient tout
à la briéveté & à l'énergie, nous ont laissé bien des doutes
sur des choses qui étoient fort claires pour eux. Comme
vainement je chercherois l'explication de ces mots dans quel-

ques Traités (*a*) contemporains, je vais expofer fimplement mes conjectures à ce fujet.

A défaut de lumieres plus précifes, ne feroit-ce point dans le Tarif du droit de Tonlieu (*b*) de Thionville qu'il faudroit en chercher l'interprétation ; ce droit, qui comme je l'ai déja obfervé, a été établi pour tout le Pays de Luxembourg, dont Thionville faifoit autrefois partie ? ce qui doit le faire préfumer, c'eft que, 1°. Il embraffoit également les denrées & marchandifes qui entroient dans le Pays ou en fortoient pour être vendues, & celles qui ne faifoient que le traverfer.

2°. Il fe levoit également par terre & par eau.

3°. Il fe percevoit fur les Habitans des Pays-Bas, comme Liege, Namur & Aix-la-Chapelle, & dans le Concordat fait avec l'Archiduc, les Meffins ont demandé de jouir des mêmes privileges que les Habitans des Pays *d'en-bas*, ils ont demandé de n'être fujets qu'aux anciens péages comme eux, & certainement cette efpece de droit doit être rangée dans la claffe des anciens péages, puifqu'il en eft queftion dans un titre (*c*) de 1301, concernant les privileges de la Ville

______

(*a*) Le Traité paffé entre les Luxembourgeois & le Duc de Lorraine, en 1621, n'eft pas plus clair que cet Edit.

(*b*) On trouvera une copie de ce Tarif à la fin de ce Mémoire, ainfi que de celui de Remich, & de la Lettre dérogatoire du Confeil de Bruxelles.

(*c*) » Et ne doivent nuls Thoulieux à nos marchés & foires de » Chiny. «

& Comté de Chiny, au sujet de l'affranchissement des foires de cette Ville, comme étant déja connu & établi alors.

4°. Remich étant frontiere du Luxembourg ainsi que Thionville, suivant toute apparence, on devoit percevoir les mêmes droits, à ces deux extrêmités de la Province.

5°. Ce qui prouveroit que c'étoit le même droit, c'est qu'ils avoient tous les deux la même dénomination. En l'année 1405, le droit qu'on percevoit à Remich, étoit connu sous le nom de Tonlieu; ainsi qu'on le voit par un titre (a) d'exemption de cet impôt, qui a été donné cette année aux Habitans de Luxembourg.

6°. Ce qui ajouteroit encore à cette preuve, c'est que

_____

(a) *Titre qui prouve que les droits de Remich étoient connus autrefois sous le nom de Tonlieu.*

Loys fils de Roi de France, Comte de Valois, de Blois & de Beaumont, & Seigneur de Coucy, Usambourg, & Gouverneur des Pays & Duché de Luxembourg & Comté de Chiny, à Notre Receveur, de Luxembourg, Salut.

» Oye l'humble supplication de nos Bourgeois de la Ville de Luxem-
» bourg, disant que jaçoit ce qu'ils n'ayent pas accoutumé de payer Ton-
» nueil au conduit & passage de Remich sur la Riviere de Moselle, &
» qu'ils en ayent été tenus quittes, néanmoins les Fermiers auxquels vous
» avez baillé icelui, conduit & passage à ferme, ont voln & veulent con-
» traindre nosdits Bourgeois à payer ledit Tonnuell, laquelle chose seroit
» à tirer très-grand grief & dommage, & contre leurs anciennes coutumes,
» si comme ils disent, requérans sur ce notre gracieux provision.
» Nous vous mandons que jusqu'à ce qu'il soit de ce par Nous autrement
» ordonné, vous tenez & faites tenir nosdits Bourgeois quittes & paisibles
» de payer ledit Tonnueil, ainsi qu'ils ont été au temps passé; donné à
» Paris le quatrieme jour de Mars de l'an 1405.

dans ces temps on connoiſſoit d'autres péages du même genre que celui de Tonlieu, & qui avoient d'autres dénominations : Par exemple, il y avoit des droits de travers (a).

L'on peut objecter, il eſt vrai, qu'après avoir prouvé que les droits de Remich & de Thionville étoient les mêmes, il reſte encore bien des difficultés à réſoudre ; qu'il faut faire voir encore quelle étoit la quotité des droits qu'on percevoit ſur les Habitans du Pays Meſſin en 1599 ; que le Tarif de Thionville ayant été fait en 1629, ne peut être regardé comme indiquant au juſte les anciens péages auxquels ils étoient alors ſoumis.

Je ſens toute la force de cette objection ; auſſi ne me ſuis-je pas engagé à donner les éclairciſſemens les plus exâcts : le défaut de monumens publics rend peut-être la choſe impoſſible : je ſerai aſſez heureux ſi je puis approcher auſſi près de la vérité que les conjonctures le permettent. Je ne crois pas cependant que l'argument qu'on peut faire ſoit inſoluble.

1°. Le temps où le Tarif de Thionville a été fait, n'eſt point aſſez éloigné de l'an 1599, pour croire qu'il y ait eu

---

(a) » Et les deſſuſdits huit jours devant ladite foire, icelle durant, & » les huit jours après leſdits Marchands, marchandiſes & autres feront à » notre ſauve-garde par terre & par eau, & tout notre Pays, & pourront » amener toutes leurs marchandiſes par terre & par eau, y ayant tant ſeule- » ment le *Travers* tonnelaiges & vinages anciens & accoutumés. «

Nota. Ce Titre eſt du 20 Octobre 1340, & regarde les privileges de la foire de Luxembourg.

beaucoup de changemens à l'égard de la quotité des droits ; car il n'eft pas à préfumer que dans un intervalle auffi court, on les ait fort augmentés, & quand cela feroit, on gagneroit toujours infiniment en obtenant la réduction des droits de Remich, fur le pied du Tarif de Thionville.

2°. Ce Tarif ne paroît pas avoir été renouvellé pour augmenter ni diminuer la quotité des droits. Il femble être fimplement un Réglement de Police pour la forme de la perception. Ce qui engage à le croire, c'eft que dans le préambule il n'eft queftion que des difficultés que la maniere de lever les droits avoit jufqu'alors occafionnées. L'on y rappelle deux Réglemens qui avoient été déja faits à ce fujet. Dans le corps de l'ouvrage, le Prince paroît s'occuper principalement de la forme de l'impôt. Comme il exiftoit deux Fermes du droit de Tonlieu, ce qui produifoit beaucoup d'embarras à caufe de leur rivalité mutuelle, il fupprime l'une des deux. Il indique les précautions qui font à prendre, pour que les Sujets privilégiés n'abufent point de la grace qui leur eft accordée, en faifant paffer fous leur nom les denrées & marchandifes de leurs amis : enfin, après beaucoup de détails de ce genre, il termine par dire, *qu'icelui droit fe levera comme d'ancienneté*, ce qui fait préfumer que ces mots doivent s'entendre du montant de l'impôt, & que par conféquent depuis long-temps il n'y avoit point eu de changement à cet égard.

De tous les péages étrangers qui font fur la Moſelle, celui de Remich eſt le plus conſidérable.

A Treves, qui n'eſt pas loin de Waſſerbillich, il n'y a point de Bureau établi au nom de l'Électeur, pour les marchandiſes de tranſit; mais ce qui revient à-peu-près au même, la Ville prétend avoir un droit pour le paſſage ſous le pont, qui ne laiſſe point que d'être onéreux.

Ce droit qu'on exige au profit du Prévôt, eſt tel que, pour le paſſage ſous le pont, il en coûte :

1°. Pour les verres, glaces, faïances, porcelaine, grès, poterie de terre, harengs, morues, & toute ſorte de poiſſons ſalés, deux pieces pour cent en nature.

2°. Pour les vins & eau-de-vie, un écu pour la charge d'un bateau, ſoit qu'il y ait pluſieurs pieces, ou qu'il n'en contienne qu'une.

Outre cela, l'on doit payer à Treves pour droit du Crone, un kreutzer par quintal de marchandiſes qu'on fait tirer des bateaux, ſoit pour décharger, ſoit pour paſſer d'un bateau dans un autre.

Depuis environ ſix ans, la Ville prétend s'arroger le même droit d'un kreutzer par quintal, pour toutes les marchandiſes qui arrivent, ſoit pour la Ville, ſoit ſeulement pour paſſer, lorſqu'elles ſont en ballot de trois cens livres & au deſſus, quand même on ne feroit pas uſage du Crone ; mais ce droit eſt conteſté par quelques Bateliers qui n'ont point voulu l'acquitter,

quitter, & que l'on n'a point forcé de le faire : d'autres, pour éviter les difficultés, paient fimplement & fans proteftation: Je crois qu'on peut mettre au rang des plus grandes entraves qu'éprouve le Commerce, un privilege affez fingulier dont jouit la Ville de Treves, & qu'on appelle dans le Pays *Stabel*. Ce privilege qu'on prétend lui avoir été accordé par l'Empereur Othon IV. dans le treizieme fiecle, confifte en différens Articles; entr'autres dans le droit de faire féjourner pendant trois jours, dans les temps de difette, tous les bateaux chargés de grains, ou de bois de chauffage, charbons & houille, pour en laiffer approvifionner la Ville, au prix qu'ils fe vendent dans les environs.

Mais l'on a, dit-on, étendu ce privilege au préjudice du Commerce, en forte que foit qu'il y ait difette ou non, que les grains foient chers ou à bon marché, on ne fait pas moins arrêter fouvent ces marchandifes pendant les trois jours, pour obliger les Bateliers & Marchands à les laiffer à quiconque en veut acheter, & cela fur le pied de la taxe que l'on fait & à laquelle on procéde de cette maniere : l'on fait à Treves un état des prix des grains qui fe vendent fur le marché, fur trois colonnes, qui font le haut, le moyen & le bas prix; l'on examine le plus bas prix du marché, qui eft ordinairement formé d'après le plus mauvais grain, enfuite on retranche de ce prix feize *Petermanngen* (*a*) par malder, & c'eft fur ce taux

______

(*a*) Les feize Petremens font dix-neuf fols cinq deniers de France.

P

que l'on asséoit la taxe des grains arrêtés, sans égard à leur qualité : alors ceux qui ont de l'argent en prennent telle quantité qu'ils veulent, pour en faire ensuite le Commerce eux-mêmes, soit dans le Pays, soit avec l'Étranger.

S'il arrive, comme il n'est que trop commun dans les temps de disette, qu'il ne vienne aucun grain au marché, alors les Magistrats fixent un prix à leur fantaisie, & de telle sorte, qu'il est arrivé quelquefois que sur une taxe modique toute la charge livrée sans le Propiétaire, par des Commis interposés à cet effet, a été enlevée ; ceux-ci remettent ordinairement l'argent à un Commissaire, qui ensuite le donne au Propriétaire, sans lui en rendre aucun compte.

Il s'ensuit delà, que le Marchand qui a cru conduire au moins la plus forte partie de ses grains, soit au dessus, soit au dessous de Treves, se trouve hors d'état d'exécuter ses Traités ; ce qui cause sa ruine, tant pour avoir perdu sur le prix de sa marchandise & sur la quantité qui ne se trouve plus la même, que par rapport aux dommages & intérêts qu'il est dans le cas de supporter, pour n'avoir point rempli ses engagemens ; sans compter la perte de la confiance qu'il éprouve de la part des acheteurs. Il a quelquefois la douleur de voir les mêmes grains qu'on l'a forcé de laisser à bas prix, revendus à un haut prix dans le Pays même, où il les conduisoit, & de voir passer entre les mains de l'Étranger le bénéfice qu'il avoit lieu d'en attendre.

Les bois de chauffage, charbons & houilles, font à-peu-près dans le même cas; mais avec d'autres manœuvres qui ne font pas moins odieufes. Toutes ces chofes, ainfi que les grains, font fujettes à être taxées très-arbitrairement & prefque toujours fort au deffous de leur valeur.

A quelques lieues de Treves, eft le péage de Paltz qui appartient à l'Électeur. Les droits qu'on y leve font très-légers, fi on les compare aux autres Tarifs; puifqu'un train de bateaux qui porte jufqu'à cent foixante-dix milliers pefant, ne paie guere par compofition qu'un louis ou dix écus.

A Kochem, autre Bureau qui appartient auffi à l'Électeur de Treves, on paie également par compofition un quart de plus qu'à Paltz.

On dit que ces droits fe paient par compofition; en effet, les Receveurs marchandent ordinairement avec les Bateliers, qui donnent le moins qu'ils peuvent. On prétend que cela va ordinairement à un quart du Tarif qui eft fort haut; mais que l'on ne fuit point, d'après des ordres particuliers que le Prince donne à ce fujet aux Régiffeurs.

A Coblentz, à quelque chofe près, l'on paie les mêmes droits qu'à Treves.

Vainement chercheroit-on l'origine de ces péages, que les Habitans du Pays difent être établis de toute antiquité.

Il feroit très-difficile auffi d'en obtenir la fuppreffion, parce qu'ils forment un des principaux revenus du Prince; mais ne pourroit-on pas obtenir des adouciffemens, ou au moins que ces droits fuffent réglés d'une maniere irrévocable pour l'avenir, fans pouvoir être augmentés ? La fuppreffion ou la diminution des impôts des Bureaux de France, qu'il faudroit opérer d'abord, ne pourroit-elle pas fournir le prétexte plaufible d'une négociation à ce fujet ?

Quoique d'après les recherches qui j'ai faites, j'ofe affurer qu'il n'y a point eu de Traité de Commerce paffé entre les Électeurs & la Ville de Metz ; cependant les ménagemens que l'on a toujours eus pour les Habitans de ce Pays, qui ont des biens fitués en France, fous d'autres rapports, ne femblent-ils pas exiger qu'ils en ufent de même avec nous ? Je mettrai au nombre des titres qui doivent nous donner droit à leur reconnoiffance, les Ordonnances du 7 Octobre 1683, de M. Charuel, Intendant à Metz ; du 10 Septembre 1692, de M. de Seve ; du 13 Février 1721, de M. de Harlai ; l'Arrêt du Confeil, du 29 Mai 1731, qui maintient les Religieux de S. Mathias, près de Treves, dans l'exemption des droits du Bureau de Sierck, pour les biens qu'ils poffedent en France ; j'y ajouterai un Jugement du Bureau des Finances de Metz, du 8 Mars 1763, rendu pour le même objet en faveur du grand Chapitre de Treves.

Une obfervation générale que l'on doit faire à la vue des Tarifs que l'on vient d'analyfer, c'eft que dans ces Bureaux, ainfi que dans les autres (*a*) qui font établis fur le Rhin, & par où il faut paffer pour aller en Hollande, les droits fe percevant fur les marchandifes, à raifon de leur volume & de leur poids, & non point à raifon de leur valeur, tout l'avantage fe trouve être par ce moyen du côté de l'Étranger, qui ne nous envoie que des marchandifes fines & de haut prix, fur lefquelles par conféquent ces droits ont bien moins de prife que fur ce que nous pourrions exporter ; nous qui n'avons que des vins d'une qualité médiocre, ou des ouvrages de Manufactures groffieres à donner en échange : & ceci explique pourquoi, malgré les frais du tranfport, qui font plus confidérables en remontant qu'en defcendant, nous n'envoyons rien ou prefque rien à la place de ce que nous recevons ; tandis que nous avons de ce côté les avantages locaux en notre faveur.

(*a*) Il en faut excepter cependant les Bureaux du Duché de Cleves, qui appartiennent au Roi de Pruffe.

Avant la derniere guerre, ces Bureaux, à ce qu'on prétend, fe régif- foient comme ceux de la Mofelle & du Rhin, qui dépendent des Princes Allemands, dans lefquels l'on ne fuit point la rigueur des Tarifs ; mais depuis la paix, l'on affure qu'une Compagnie de Financiers François les ayant affermés, exige ces droits dans toute leur rigueur, d'où il eft arrivé que pour la plûpart des marchandifes fines, on a mieux aimé prendre la route foit par Oftende & Bruxelles, où le Gouvernement des Pays-Bas n'a pas manqué de favorifer & protéger le paffage, en faifant des diminutions confidérables fur les droits de Tranfit ; foit par Hambourg, route, qui quoiqu'infiniment plus longue, a paru moins difpendieufe, parce qu'elle n'a que très-peu de péages qui font forts légers ; ce qui, comme on le voit, diminue confidérablement le Commerce du Rhin & de la Mofelle.

TROISIEME PARTIE.

Des autres obstacles qui s'opposent, tant au Commerce actif, qu'à celui d'entrepôt, principalement par la voie de la Moselle.

DE tous les obstacles, celui qui s'oppose le plus aux progrès de la Navigation, est peut-être dans la Capitale même de la Province : c'est contre le Tarif des maltôtes de cette Ville que l'on voit se briser tous les efforts du Fabricant & du Commerçant. On les entend se plaindre également tous les deux. La variété & la multitude des droits qui se perçoivent à l'entrée de la Ville de Metz, l'ignorance profonde dans laquelle est le public, de la nature & de la quotité de ces droits ; ignorance qui ne peut que s'accroître tous les jours, si l'on ne prend point la précaution d'imprimer & de distribuer les conditions des adjudications, comme on le faisoit autrefois ; toutes ces entraves qu'on donne au Commerce, lui nuisent à un point qu'on doit s'étonner d'en voir encore quelques traces au milieu de la contrainte où il se trouve. Du moins tel est le sentiment de ceux qui se sont occupé le plus sérieusement de cet objet. Naguere encore nous avons vu aller se fixer en Lorraine un Habitant de cette Ville, qui vouloit établir une Fabrique dans ce Pays, parce que là le Commerce respire un air de liberté que nous ne connoissons plus.

La Finance, dit Montesquieu, détruit le Commerce par ses injustices, par ses vexations, par l'excès de ce qu'elle impose ; mais elle le détruit encore, indépendamment de cela, par les difficultés qu'elle fait naître, & par les formalités qu'elle exige. Jamais peut-être maxime ne fut plus applicable à la situation présente de la Ville. Il seroit difficile de compter tous les procès que la perception des droits de la maltôte a occasionnés, de calculer tous les frais que ces contestations entraînent, & qui font autant de non-valeurs qui retombent sur le Négociant, & par contre-coup sur le Commerce ; combien n'a-t-elle pas plus nui encore par les découragemens qu'elle a donnés ?

Seroit-il donc impossible de former une Loi si claire & si simple qu'elle prévînt toutes les difficultés, de la mettre à la portée de tout le monde par la publication qui en seroit faite ? car rien de plus juste que de faire connoître la Loi à laquelle chacun doit être soumis ; d'en assurer, surtout, l'exécution par une extrême rigueur envers les Préposés qui prendroient au delà de ce qui leur est dû ; car jusqu'à présent il paroît qu'en général on n'a point senti de quelle importance il étoit qu'il ne se glissât point d'abus dans cette partie. Que je parcoure l'Histoire de notre législation, je vois par-tout des confiscations, des amendes prononcées contre le Marchand qui veut frauder les droits, & je n'en vois point contre celui qui en perçoit d'injustes ;

je fuis loin d'excufer le Négociant en pareil cas, il dérobe au fifc un argent qui lui eft dû, & l'exemple qu'il donne eft d'une conféquence dangereufe; mais tout coupable qu'il eft, le tort qu'il fait eft-il comparable aux funeftes effets de l'avidité du Commis? Par trop d'indulgence pour celui-ci, il peut arriver qu'une feule gêne impofée étouffe une branche d'induftrie, deffeche une fource de Commerce, & la faffe paffer chez l'Étranger; & une branche de Commerce anéantie, eft fouvent une perte irréparable.

Pour apprécier tout le tort que fait la maltôte, il faut confidérer la Ville de Metz fous deux rapports, comme étant Manufacturiere & Commerçante.

En l'envifageant comme Manufacturiere, il eft incroyable à quel point lui nuifent les impôts qu'on leve tant fur les matieres premieres à l'entrée, que fur la vente, lorfqu'elles font mifes en œuvre. Prenons pour exemple les droits mis fur les chanvres : ces droits, qui outre ce qu'on paie au *Poids*, fe perçoivent encore à raifon de fix deniers pour livre de leur prix à l'entrée, & de fix deniers pour livre à chaque vente, lorfqu'ils font travaillés : ainfi voilà un objet qui peut être la branche d'un Commerce lucratif avec l'Étranger, chargé d'impôts au point de l'en dégoûter par fon prix. Les mêmes réflexions fe reproduifent à l'égard des aciers & des fers qui font employés par les Maréchaux, Serruriers, Taillandiers, ce qui nous fait un dommage confidérable à caufe de

la

la rivalité que nous éprouvons dans la clincaillerie d'Allemagne, qui a déja sur nous l'avantage du bon marché. Si le temps permettoit de parcourir chaque branche d'induftrie, l'on y verroit les mêmes droits établis à-peu-près dans la même proportion.

Mais ce qui doit furprendre le plus, c'eft que les Manufactures de la Province & de la Ville font beaucoup moins ménagées dans la diftribution des impôts, que les étrangeres. Ainfi presque tout le poids de la maltôte retombe fur les Nationaux, tandis que l'on favorife nos Concurrens. En voici un exemple : outre les droits du *Poids* que paie la laine, on perçoit fix deniers pour livre du prix de l'eftimation des pieces de drap & étoffes de laine fabriquées par les Drapiers de Metz, qu'ils vendent en détail, & neuf deniers pour livre du prix de celles qu'ils vendent en gros ; favoir, fix deniers pour la vente, & trois deniers pour la revente en détail, ainfi que de celles fabriquées au dehors qui dépendent de la même maltôte, & qui font apportées & vendues en gros dans la Ville. L'on exige en outre trois deniers pour droit de planche par chaque piece, pendant que fur les draps que les Marchands de Metz font venir des différentes Villes du Royaume & Pays étrangers, on ne leve que vingt fols par toilette, & dix fols par demitoilette, avec les fols pour livre acceffoires. Il en eft à-peuprès de même pour la mercerie.

Q

Si l'on regarde maintenant Metz sous l'afpect d'une Ville Commerçante, on voit autant d'obſtacles s'oppoſer au Commerce d'entrepôt & d'économie qu'elle pourroit faire. Il y eſt gêné de toutes les manieres. Je remarque qu'après que le Marchand Meſſin a payé les droits d'entrée pour le poiſſon ſalé, l'on exige encore les mêmes droits du Marchand forain lorſque les mêmes marchandiſes lui ſont revendues. Je remarque qu'on leve ſur les eaux‑de‑vie deſtinées à être réexportées, & qui en attendant ſont dépoſées dans des caves de la Ville, des droits auſſi forts à leur ſortie que ceux qu'on eut perçus à leur entrée.

Le ſeul cas où il ſemble qu'on ait au moins voulu favoriſer le Commerce de commiſſion, eſt en ce qui concerne la mercerie, où lorſque les Marchands déclarent que ce qui leur eſt adreſſé eſt deſtiné à être tranſporté hors du Pays, l'on ſe contente de lever ſur ces objets les droits de Haut‑conduit, après cependant les avoir marqués pour les reconnoître à leur ſortie.

Mais c'eſt aſſez s'appéſantir ſur nos maux; voyons s'il eſt poſſible de trouver les moyens d'en tarir la ſource. Chargée d'une foule d'entretiens & de réparations, accablée ſous le poids d'une dette immenſe, la Ville a beſoin de finance; c'eſt une vérité que l'on ne peut conteſter : elle ne peut tirer l'argent dont elle a beſoin, que des droits qu'elle eſt obligée de lever ſur les conſommations, & elle ſe trouve maintenant dans le cas de les voir diminuer de plus de moitié, par l'événement funeste qui l'a privée de son Parlement.

Le remede, sans contredit, le plus prompt & le plus efficace qu'on puisse apporter à nos malheurs présens, est dans la main du meilleur des Rois, & probablement il ne manquera pas. Un temps viendra, sans doute, où l'or & l'argent de la Province n'iront plus s'engloutir chez nos Rivaux : on rouvrira ces canaux au moyen desquels la Ville, qui étoit le centre des communications de tout le Pays, en attiroit les richesses dans son sein, pour les reverser ensuite dans les campagnes ; & l'impôt des Accises, qui forme un des principaux revenus de cette Capitale, se soutiendra au même point : il empêchera par-là qu'on ne soit forcé de mettre de nouveaux droits sur le Commerce.

Quelqu'efficace que soit ce moyen, il a besoin d'être secondé par d'autres. Ne pourroit-on pas trouver quelque expédient pour concilier tant la somme de l'impôt que la forme de la perception, avec les intérêts des Arts, des Manufactures & du Commerce ?

Je sens les difficultés que présente un pareil projet par rapport aux besoins de la finance, qui demande impérieusement à l'Administration des droits sur le Commerce ; mais oserois-je hasarder une réflexion qui peut paroître paradoxale au premier coup d'œil, & qui, profondément méditée, aura l'approbation de ceux qui ne se laissent point prévenir ; c'est que ce n'eſt pas toujours l'impôt le plus fort qui produit le plus. 1°. Parce que l'exorbitance des droits invitant à la fraude, fait rechercher & ſouvent trouver les moyens de la multiplier; ce qui fait autant de non-valeurs pour la ſomme de l'impôt. 2°. C'eſt qu'en enchériſſant les conſommations, elle les reſtreint néceſſairement. Or, comme c'eſt dans les grandes conſommations, qui donnent un bénéfice ſouvent répété, qu'il faut voir également la vraie ſource de l'impôt & de la richeſſe du Commerce, & que des droits modérés peuvent ſeuls entretenir cette ſource; il paroît qu'il n'eſt pas impoſſible d'allier la finance avec un Commerce floriſſant.

En appliquant ces maximes aux droits qui ſe levent ſur les matieres premieres qui alimentent les Fabriques & les Manufactures de la Ville, il eſt évident qu'au moyen de la levée des obſtacles qui obſtruoient les canaux de notre communication avec l'Étranger, la conſommation augmentant conſidérablement, la finance ne perdra rien, ſoit par la diminution, ſoit par la ſuppreſſion d'une partie de ces droits.

Au moins ne peut-on conteſter que ſi l'on fait quelque réduction, tout ce qui proviendra du crû de la Province, ou tout ce qui y aura été travaillé, ne doive avoir la préférence ſur ce qui viendra de l'Étranger.

Pour encourager l'induſtrie, ne pourroit-on point, s'il étoit néceſſaire, remplacer les droits ſupprimés par d'autres qu'on établiroit ſur des objets de luxe?

Enfin en laiſſant même ſubſiſter le montant de l'impôt, ne ſeroit-il pas poſſible d'en adoucir la perception, en propoſant des abonnemens, ainſi qu'on l'a permis à un Corps (a) de cette Ville. On ſeroit diſpenſé par-là de lever des droits ſur les Fabricans pour chaque vente, après en avoir déja perçus ſur les matieres premieres ; ce qui, de toutes les formes d'impôts, eſt, on oſe le dire, la plus monſtreuſe, en ce qu'à chaque inſtant elle met l'intérêt aux priſes avec la probité ; en ce qu'elle favoriſe le malhonnête homme, qui, au moyen d'un faux ſerment ſe ſouſtrayant à la Loi, peut vendre à plus bas prix que celui qui s'y ſoumet ; enfin en ce qu'elle expoſe toujours à une inquiſition odieuſe, & arme les Citoyens contre les Citoyens.

Les changemens qu'il y auroit à faire dans le Tarif des maltôtes de la Ville, ne regardent pas ſeulement ſon Commerce actif ; mais encore celui d'entrepôt, pour lequel il ſemble que la nature l'a deſtinée.

L'objet du Tarif à cet égard devant être principalement de favoriſer l'importation & la réexportation des marchandiſes & denrées étrangeres, il faudroit donner le moins qu'il ſeroit poſſible de valeurs nouvelles aux denrées & marchandiſes importées & réexportées, pour ſoutenir la concurrence dans le Commerce de commiſſion & d'économie.

____

(a) Corps des Pâtiſſiers.

Ces réflexions acquéreront bien plus de poids dans les circonſtances où nous ſommes, ſi l'on réfléchit, 1°. Que nous avons un Commerce à créer; 2°. Que nous avons des Rivaux très-dangereux, pour le Commerce d'entrepôt, dans les Marchands qui s'établiſſent aux Deux-Ponts, à Sarbruck, & dans les Villes étrangeres qui bordent la Sarre. Déja depuis long-temps les Lorrains ſe plaignent (*a*) des vues d'intérêt, des projets d'envahiſſement que forment & exécutent contre leur Commerce ces Concurrens dangereux, & qui bientôt ſeront les plus redoutables que nous aurons à combattre, ainſi que je le ferai voir dans la ſuite.

Dans ces conjonctures l'on ne peut donc mettre trop de douceur & de modération dans la perception des droits qui ſe levent ſur les marchandiſes deſtinées à être réexportées. Le ſeul impôt qu'on pourroit ſouffrir, ſeroit celui de Haut-conduit. Il paroîtroit même néceſſaire d'étendre à toutes ſortes d'objets généralement la faveur accordée à la mercerie.

Pour encourager davantage le Commerce, je crois auſſi qu'il ſeroit utile d'imiter à l'égard des marchandiſes qu'on n'auroit point déclaré comme étant deſtinées à être tranſportées hors du Pays, d'imiter, dis-je, ce qu'on fait en Pruſſe & en Angleterre, de rendre à la ſortie les droits qui auroient été perçus à l'entrée : par-là le Négociant pourroit ſpéculer bien

---

(*a*) Voyez les Lettres de M. Coſter.

plus hardiment qu'il ne fait. Il oferoit affortir fes magafins, y réunir cette variété agréable & piquante qui invite
à l'achat, parce qu'il feroit fûr de ne point perdre le prix
des droits fur les marchandifes qu'il ne vendroit pas dans la
Ville.

Au refte ce que je propofe ne doit point allarmer
fur le produit des Fermes de la Ville, puifqu'il eft de fait
qu'elle eft à-peu-près réduite à un Commerce de détail dans
fon fein ; & quand même fes droits en quelque partie feroient
un peu diminués, elle en feroit dédommagée & au delà par
l'impôt du Haut-conduit que je laiffe fubfifter, & dont le
produit augmenteroit à mefure que le Commerce d'entrepôt
feroit des progrès.

Aux idées que je viens de préfenter, oferois-je en ajouter
quelques autres. Ne pourroit-on point remplacer une diminution
fur les impôts de la Douane, par une plus grande économie
dans la perception ; par la fuppreffion d'une partie des Employés ; en réduifant les droits qui font fi multipliés & fi
compliqués que leur levée eft devenue une grande fcience
dans le Prépofé, à deux ou trois principaux, qui feroient les
droits d'Entrée, de Poids & de Tranfit ?

Tout eft lié dans le Commerce, toutes les parties qui y
tiennent ont un tel rapport les unes avec les autres, qu'il
fuffit d'interrompre en un point la chaîne qui les unit, pour
que le fyftême de l'harmonie générale en foit dérangé.

Si l'on veut donner à la Province toute l'étendue du Commerce dont elle eſt ſuſceptible, il ne ſuffit pas d'avoir ôté les entraves qui s'oppoſoient à ſa proſpérité, tant dans la Capitale que ſur le cours de la Moſelle; l'objet qu'on ſe propoſe ne ſera qu'imparfaitement rempli, ſi on laiſſe ſubſiſter un autre genre d'obſtacles non moins conſidérables, qui regarde principalement le Commerce d'économie, & ſans la ſuppreſſion duquel il n'en faut pas même eſpérer.

L'on ne peut guere en faire connoître la nature, qu'en donnant une idée générale des différens traitemens qu'éprouvent les Provinces de la France, relativement aux Loix qui régiſſent le Commerce.

On peut ranger les Provinces de la France dans trois claſſes différentes: celles qui ſont ſoumiſes aux Tarifs de 1664, 1667, & des nouveaux Arrêts qui les ont ſuivis, ce qui comprend toute l'ancienne France; celles qui ne ſont point ſoumiſes à ces Tarifs, mais qui paient d'autres droits locaux qui étoient pour la plûpart établis avant la conquête, c'eſt ce qu'on appelle les Provinces réputées étrangeres; & enfin celles qui ſont regardées comme Pays étrangers, qui doivent jouir des mêmes privileges pour l'entrée & la ſortie des marchandiſes que les Pays étrangers: Elles ſont connues ſous le nom de Provinces étrangeres.

Quoique les Trois-Évêchés, ainſi que la Lorraine, ſoient au nombre des Provinces étrangeres, cependant, par un abus

dont

dont on ne conçoit pas la raison, il se trouve une grande différence dans le traitement que ces deux Généralités éprouvent relativement au Commerce.

La Lorraine, en qualité de Province étrangere, jouit des mêmes privileges que les Pays étrangers, relativement aux droits de sortie de la France, de sorte que comme eux, elle tire toutes les marchandises des Manufactures du Royaume, moyennant des acquits-à-caution, sans payer les droits de sortie du Tarif de 1664, ni aucuns de ceux réunis aux cinq grosses Fermes, depuis la belle opération du Ministere, qui a permis en 1743 la sortie de ces sortes d'objets, en exemption de tous ces droits. La Lorraine profite également du privilege de Province étrangere, pour avoir les marchandises non prohibées que fournissent ceux qui ont succedé à la Compagnie des Indes, lesquelles, depuis 1734, passent à travers la France, non seulement sans payer aucun des droits des cinq grosses Fermes; mais même sans être assujetties à aucuns des droits locaux qui se perçoivent dans le district dont elles empruntent le passage, lorsqu'elles sont destinées pour les Pays étrangers : il en est à-peu-près de même pour ce qui vient des Isles de l'Amérique; au lieu que les Évêcheois, pour toutes ces sortes d'objets, sont obligés de payer des droits de sortie.

Les communications qui ont toujours été libres entre la Lorraine & les Trois-Évêchés, jointes au différent traite-

R

ment des deux Provinces, ont donné lieu à un arrangement qu'il faut expliquer.

Afin de ne point payer les droits de sortie de la France, le Marchand Meſſin emprunte le nom d'un Marchand Lorrain, pour avoir les marchandiſes qu'il veut tirer du Royaume; de ſorte que c'eſt ſous le nom d'un Marchand de Bar, que ſe fait ordinairement le Commerce des Trois-Évêchés avec la France, à-peu-près comme les petites Puiſſances d'Italie, qui vont commercer dans les Échelles du Levant, empruntent le Pavillon François.

Il eſt aiſé de ſe figurer le déſavantage du concert que la néceſſité a fait admettre entre les Lorrains & les Évêcheois; il arrive par-là que les marchandiſes de Paris & de Lyon, par exemple, deſtinées pour cette Province, au lieu de venir directement, ſont adreſſées à un Commiſſionnaire de Bar, & delà nous ſont enſuite envoyées. La même opération a lieu pour ce qui vient des Iſles : les cuirs du Bréſil, qu'on peut citer à ce ſujet, qui ſont un aliment ſi précieux pour la fabrique de la Tannerie, au lieu de venir en droite ligne du Port de Rouen où ils ſont débarqués, remontent juſqu'à Bar, & delà ſont renvoyés par le Correſpondant dans les Trois-Évêchés; de ſorte que, outre la dépenſe d'un long circuit, ces objets ſont encore chargés des frais de commiſſion qu'il en coûte pour le Marchand Lorrain.

Il ne faut pas beaucoup réfléchir pour voir que tous ces frais inutiles, enchériffant la marchandife, outre qu'ils en diminuent la confommation dans le Pays & nuifent à l'exportation qu'on pourroit en faire, ce qui eft un double mal tant pour le Fabricant que pour le Marchand Meffin ; (car je ne fépare point ici l'intérêt de la France de celui de la Province ;) favorifent encore, au préjudice de toutes les deux, l'importation des marchandifes des Étrangers qui nous environnent. Ici ce n'eft donc point feulement l'équité qui parle en notre faveur ; mais l'intérêt de la France, bien entendu, & le nôtre, demandent que l'on efface la différence de traitement qui fubfifte entre les deux Provinces.

En 1716 l'on a fupprimé les droits de fortie fur les étoffes de pure laine de l'intérieur du Royaume deftinées pour les Trois-Évêchés, parce qu'on s'eft apperçu qu'à la faveur de ces droits, il s'y en débitoit des étrangeres par préférence ; les mêmes raifons qui ont fait rendre ce Réglement fi fage, doivent en faire ordonner un pareil pour les autres efpeces de Manufactures.

Cette grace peut s'accorder d'autant plus aifément, qu'elle ne retranchera rien aux revenus des Fermes ; dès-là qu'en empruntant le nom Lorrain, les marchandifes de France qui fe confomment dans les Trois-Évêchés ne payent aucun droit de fortie. Ce fera concilier à la fois l'intérêt du Monarque qui veut le bien, celui de la Nation dont on augmentera le

Commerce par un débouché plus étendu, & celui de la Province, pour laquelle l'entrepôt que l'exemption des droits permettra de faire, sera une nouvelle source de richesses.

La Loi que l'on demande, loin de devoir être frondée comme une nouveauté, n'est que le renouvellement de ce qui s'est fait au commencement de ce siecle.

En 1704, dans le temps que la plus forte partie des ouvrages des Manufactures de France payoient encore des droits de sortie en passant à l'Étranger, les Marchands de la Ville de Metz à propos d'un nouvel Edit, se plaignirent de la différence que l'on mettoit déjà entre les Lorrains & eux à cet égard; ils firent voir de quelle funeste conséquence il étoit de leur faire payer plus cher qu'aux Lorrains les droits de sortie qui se levoient sur les marchandises provenant de l'étendue des cinq grosses Fermes; les trois Ordres se réunirent aux Marchands & appuyerent leur requête, & par Arrêt du Conseil du vingt-trois Décembre de la même année, il fut ordonné que les marchandises qui sortiroient de l'étendue des Fermes de Sa Majesté, pour aller dans les Villes de Metz, Toul & Verdun, *ne payeroient d'autres droits de sortie que ceux qui étoient payés par les mêmes marchandises destinées pour les Pays étrangers.*

Si les changemens successifs arrivés dans les droits de sortie jusqu'à la franchise absolue annoncée en 1743, ont porté différentes atteintes à ce privilege des Évêchois d'être traités

comme Pays étrangers, il est clair qu'ils ne doivent se re-
procher qu'à eux-mêmes d'avoir négligé de faire valoir leurs
droits, qu'on leur auroit sûrement confirmés, puisque le bien
de l'État l'exigeoit ainsi.

Une nouvelle révolution fera réaliser & au delà les offres
que firent (a) alors les Marchands Messins pour être confirmés dans leurs privileges ; offres qui consistoient dans l'engagement qu'ils proposoient de contracter, d'exporter hors du
Royaume l'équivalent en marchandises de France, de ce qu'ils
tiroient de l'Étranger.

Tels sont les obstacles politiques qui m'ont paru s'opposer
au Commerce que la Province peut faire, principalement par
la Moselle ; j'ai cherché, autant qu'il a été possible, à me bor-
ner aux principaux & à ceux qui nous étoient le plus propres.
Il en est beaucoup d'autres que nous partageons avec le reste
de la France ; mais dont je n'ai pas cru devoir parler,
parce qu'ils n'entroient point dans mon sujet. Que l'on me
permette seulement, avant que de terminer sur la différence
qu'il y a du traitement que nous éprouvons à celui de la
Lorraine, de desirer pour les Trois-Évêchés la Loi qui
permet le prêt sur simple obligation, qui me paroît un des
plus grands avantages que cette Province ait sur nous en
fait de Commerce.

____

(a) Voyez le préambule de l'Edit de 1704.

Je n'agiterai pas ici, quant à la morale, cette question sur laquelle on n'a jetté tant de subtilité, que parce que la Théologie, puisant ses opinions dans l'idée d'une perfection que ne comporte peut-être pas la nature humaine, a voulu conduire les hommes d'après ces principes.

J'observerai seulement, qu'étant intimement convaincu que ce qui fait l'avantage commun ne peut être un mal, je crois qu'il me suffira de prouver que cette Loi seroit utile pour la faire adopter : or voici mon raisonnement. Il est démontré que pour le bien du Commerce il est nécessaire que l'argent soit très-commun & au plus bas prix possible. L'argent n'est point commun, & l'intérêt est cher en cette Province, ainsi que dans le reste de la France ; en ajoutant à cela la défense d'en tirer parti, si ce n'est en aliénant le fonds, il est certain qu'il devient plus rare, parce que peu de gens se soucient d'aliéner le capital, & alors la circulation est interrompue ; mais comme le nombre des emprunteurs est toujours plus grand que celui des prêteurs, ils cherchent par toutes sortes de voies à faire sortir l'argent des bourses où il est resserré, & pour y parvenir ils se soumettent à toutes les conditions qu'on veut leur imposer : ainsi ils s'engagent à payer la rente de l'argent au dessus du taux prescrit par le Prince, à ceux qui ne veulent pas & quelquefois ne peuvent pas engager le fonds ; & cela doit arriver nécessairement ainsi, parce que l'intérêt de l'argent étant toujours en proportion du risque que court le prêteur,

ici il court un double rifque, celui qu'il courroit naturellement en prêtant fuivant la Loi , & celui qu'il court en
prêtant contre le vœu de la Loi : ainfi la Loi qui défend
le prêt à intérêt n'eft point exécutée , & cependant le Commerce fouffre de la Loi , parce que l'intérêt monte plus haut
que la Loi ne le permet ; ainfi , plus ce qu'on appelle ufure
fera défendu , & plus le taux de l'argent hauffera , parce que
les emprunteurs recevront toujours la Loi des prêteurs.

QUATRIEME PARTIE.

Des Droits qu'on peut fubftituer à ceux qui exiftent.

APRES avoir indiqué les moyens de lever les obftacles
politiques qui s'oppofent au progrès de notre Commerce , il
ne refte plus qu'à voir la quotité des droits qu'on peut
fubftituer aux péages que l'on fuppofe devoir être anéantis ;
& quelles feroient les marchandifes dont il faudroit défendre
ou gêner l'importation ou l'exportation.

Avant que d'entamer cette matiere , il me paroît qu'il y
auroit une opération préliminaire à faire ; ce feroit de fupprimer tous les Bureaux , pour n'en laiffer qu'un feul , où l'on
payât tous les droits qui feroient dus. Car rien n'eft plus
inutile que cette multiplicité de péages qui fe trouvent de
diftance en diftance fur la partie du cours de la Mofelle ,

dont nous sommes les maîtres. Outre qu'ils arrêtent très-mal à propos le cours de la Navigation & le transport des marchandises, qui ne peut être trop prompt ; c'est que rien ne décourage plus les Bateliers, que d'être obligés d'interrompre à tout moment leur course pour compter avec des Douaniers.

D'ailleurs rien ne paroît plus juste que de faire payer à l'entrée de la Province tous les impôts dont la Navigation sera chargée : indépendamment de ce qu'un seul Bureau peut rendre la même somme que plusieurs, c'est qu'il est moins sujet à des faux-frais ; car on n'est pas obligé d'y salarier le même nombre d'Employés que s'il y en avoit plusieurs.

Comme Sierck, par sa position, est la frontiere de la Province, il paroît que ce seroit dans ce lieu qu'on devroit établir le péage qui remplaceroit tous les autres.

Avant que d'examiner la quotité des droits qu'on pourroit laisser subsister, il convient de considérer d'abord, relativement à notre Commerce actif, quelles sont les marchandises dont il faut défendre ou gêner l'exportation.

En proposant cette question, l'Académie ne peut avoir eu en vue que les marchandises de premiere nécessité, telles que les grains, ou les matieres premieres qui servent d'aliment à nos Manufactures & à nos Fabriques.

A l'égard des grains, comme, dans ce moment, l'Administration en a plutôt voulu faire un objet de Police plutôt que la matiere d'un Commerce actif avec l'Étranger, je crois devoir dévoir m'impofer filence fur cet article, il ne peut donc être queftion que des matieres premieres.

Je fais que c'eft un principe général qu'il ne faut point vendre fes matieres premieres, & s'expofer par-là à les racheter enfuite, fabriquées & furchargées du prix que l'induftrie y a ajouté en les façonnant. Par ce moyen l'on perd le bénéfice de la main-d'œuvre, on s'appauvrit, & l'on enrichit l'Étranger. On penfe donc ordinairement qu'il faut défendre ou du moins gêner beaucoup l'exportation des matieres premieres; je crois cependant qu'il faut faire avec un Auteur (*a*) moderne une diftinction à ce fujet.

Dans les matieres premieres, il en eft dont la concurrence des Acheteurs doit procurer l'abondance dans le Pays, & par conféquent le bon marché, telles que la laine, le chanvre, le lin, les cuirs verts, &c. & c'eft fans contredit le plus grand nombre. Il en eft d'autres, au contraire, dont la quantité fera toujours la même dans la Province dans tous les temps, foit qu'il y ait empreffement pour les avoir ou non, cela eft indifférent pour leur exiftence. Tels font le grofil, la mitraille, les vieux chiffons ou peilles, &c. A l'égard de ces fortes d'objets, il eft intéreffant d'en défendre la fortie, de les tenir par-là au plus bas prix poffible, afin d'alimenter à bon compte nos Papeteries & Fabriques),

---

(*a*) L'Auteur des Élémens du Commerce.

S

& de nous donner par ce moyen quelqu'avantage sur l'Étranger.

J'oserai placer dans cette classe, au moyen de la police qui gouverne cette partie, les bois dont j'aurois également pu réclamer l'interdiction de la sortie à titre de production de premier besoin (a) : Je veux parler ici sur-tout de ceux que tous les ans les Hollandois nous enlevent, ainsi qu'à la Lorraine ; de ces flottes qui contiennent des poutres de la plus grande beauté qui passent sous nos yeux, & qu'ils conduisent, au moyen de la Sarre, de la Moselle & du Rhin, jusques dans leur Pays, où ils ont l'art de les fendre dans des moulins à scie, de maniere qu'en coupant ces troncs d'arbres dans une direction diagonale, les planches en ont beaucoup plus de solidité, & font plus propres à être travaillées. Ils revendent une partie de ces bois ainsi façonnés aux Ménuisiers & Charpentiers en France, & sur-tout à Paris.

Il est singulier que depuis que cet abus subsiste on n'y ait pas remédié. Il l'est encore plus que l'on n'ait pas songé à imiter les Hollandois, en construisant comme eux des moulins à scie dans cette Province ; car je ne regarde point comme imitation trois ou quatre au plus de ces machines

---

(a) Le bois de construction est très-rare dans la Province.

induſtrieuſes que l'on peut y trouver , & qui ſont loin d'atteindre à la perfection & à la préciſion de celles de nos
rivaux. Ce ſeroit cependant une eſpece de Fabrique qui
conviendroit parfaitement à la nature & à la poſition du
Pays , & à laquelle la diſette des bois de charpente qu'on
enleve peut nuire infiniment. Cette Fabrique auroit d'autant
plus de facilité à réuſſir , qu'au moyen de la Riviere , les
bois ſeroient amenés juſques ſur le chantier.

A l'égard des matieres premieres qui ſont encore ſuſceptibles d'accroiſſement pour la qualité & l'abondance , ſeroit-
il de la prudence d'en prohiber l'exportation ?

S'il eſt vrai que dans tous les genres c'eſt le profit qui
excite au travail , que l'abſence de cet attrait a une influence plus ou moins lente ; mais que ſon effet eſt bien
plus prompt ſur tout ce qui tient à l'agriculture (a) , que ſur
les autres objets de Commerce; le peu d'encouragement que
recevroient ceux qui s'occupent de la production de ces matieres premieres , n'en opéreroit - il pas la diſette ? Si l'on
réfléchit que le défaut de recherche fait languir la culture ;
au lieu que la conſommation excitant l'induſtrie produit l'abondance , & l'abondance le bas prix , l'on ſera fort tenté de
croire qu'il n'y aura aucun inconvénient à voir un Fabricant

____

(a) Le Payſan étant pauvre , n'a pas le moyen d'attendre , comme le Ma-
nufacturier , un temps favorable pour la vente. Il abandonne auſſi-tôt une
branche de culture , dès là qu'il ne ſe préſente plus d'Acheteurs.

S ij

étranger venir difputer au National la laine de nos moutons, & le chanvre de nos jardins.

Tous ces principes ne font-ils pas appuyés par des faits ? L'Auteur des confidérations fur les finances de la France, rapporte, que depuis la défenfe de fortir des chanvres qui fut faite en Brétagne, la culture diminua d'année en année : nous avons été obligés, dit-il, d'acheter de la feconde main des chanvres du Nord de ces mêmes Étrangers qui achetoient les nôtres par préférence : ils ont augmenté leurs Manufactures. Ils nous vendent aujourd'hui des cables & des toiles à voiles. Cela devoit arriver, ajoute-t-il, puifque le retranchement de la concurrence diminuoit le profit de la culture du chanvre, il falloit qu'elle tombât dans la même proportion.

Que peut-on craindre d'ailleurs de la fortie des matieres premieres dans un Pays tel que le nôtre, où la main-d'œuvre eft au plus bas prix poffible ? Le Fabricant n'a-t-il pas toujours l'avantage fur l'Étranger, dès-là que la matiere premiere qu'il met en œuvre n'eft point chargée pour lui, comme pour ce dernier, des frais de tranfport & de commiffion ?

Cependant comme dans quelque cas il pourroit arriver que les Frabricans étrangers reçuffent à meilleur compte que les Habitans du Pays même, les matieres premieres de notre Territoire, on pourroit, pour maintenir l'équilibre, ou même, s'il le falloit donner quelqu'avantage aux Nationaux, mettre un droit léger de quelques fols par quintal fur ces fortes d'objets qui feroient exportés. Je ne mets ces droits que relativement au poids & non pas à la valeur intrinfeque de la marchandife, parce que la feule circonftance où il paroît que l'Étranger pourroit avoir l'avantage fur nous, ce feroit fi un de ceux qui font les plus près de nous, tiroit par la voie de la Mofelle les matieres premieres qui croiffent le long des bords de cette Riviere. Comme le trajet par eau eft bien moins coûteux que le tranfport par terre, il les auroit à meilleur compte que celui qui les feroit voiturer au milieu de la Province, & il eft jufte que l'Étranger ne foit pas favorifé au préjudice du National.

Mais les mêmes réflexions ne fe préfentent point au fujet des autres denrées & marchandifes de la Province que l'on peut envoyer à l'Étranger.

Je ne vois aucun motif pour les retenir dans le Pays. C'eft au contraire l'enrichir que de les exporter. On ne peut donc trop en favorifer la fortie; fi l'on fonge fur-tout que les Nations commençant à s'éclairer, difficilement dans la fuite pourrons-nous faire un Commerce avantageux avec celles qui font fur les bords de la Mofelle & du Rhin. Déja l'on voit dans quelques États des Tarifs combinés fur les mêmes principes que ceux de 1664 & 1667, & excepté quelques-uns de ces Gouvernemens, que des caufes morales tiendront fans doute encore long-temps dans l'ignorance des vraies maximes du Commerce, nous voyons les autres fe mettre fur la voie de faire tout celui dont ils font fufceptibles, à proportion de leur étendue. Nous nous trouverons donc dans quelque temps prefque réduits au feul Commerce (*a*) de la Hollande , qui eft l'unique état qui ait intérêt de favorifer nos exportations , ainfi que celles de nos Voifins; parce qu'étant prefque borné au Commerce d'économie, n'étant occupé que de porter du Midi au Nord , & du Nord au Midi les marchandifes & les denrées de toutes les Nations , il doit chercher à affortir fes magafins de toutes les efpeces poffibles des productions de leur induftrie ; parce qu'en outre, étant privé de la plûpart des chofes de première néceffité, il doit voir avec plaifir multiplier les Vendeurs, pour profiter du bon marché que la concurrence doit néceffairement établir.

Mais comme, pour arriver en Hollande , on eft rançonné dans une foule de péages ; comme les Pays qui en font plus près que nous , outre la diminution des frais de tranf- port , ont encore l'avantage de ne pas être affujettis aux droits qui fe levent au deffus d'eux en remontant la Mofelle ; il eft évident que bien-loin de penfer à établir de nouveaux impôts à la place des droits qui feront fupprimés, il faudroit, s'il étoit poffible, imiter ce qu'a fait plufieurs fois le grand Colbert, ce que les Anglois, ce Peuple qui a médité le plus

______

(*a*) Au moins la Hollande doit être regardée comme notre principal débouché.

profondément, & qui a fu le mieux adapter à fon Pays &
à fa légiflation les vraies maximes du Commerce, ont également
ment fait ; encourager plutôt par des gratifications les exportations, que les gêner.

Que l'on prenne pour exemple les vins du Pays Meffin que
l'on doit regarder comme pouvant & devant être la branche
la plus précieufe de fon Commerce. Il eft évident que ces
vins, en fuppofant même les péages de la France & de la
Reine, fupprimés, trouveront toujours la plus forte concurrence
& une rivalité dangereufe dans les vins de Mofelle & une
partie de ceux du Rhin, lefquels indépendamment de l'avantage d'un tranfport moins long & moins difpendieux pour
aller en Hollande , ont encore celui de payer moins de
droits.

Il eft donc clair que le plus léger impôt que l'on pourroit
mettre fur cette branche de Commerce feroit capable de
l'anéantir.

Lors donc que l'on a demandé qu'on déterminât la nature
& la quotité des droits qu'on pourroit fubftituer à ceux
qui exiftent à préfent, l'on ne peut avoir eu en vue que les
denrées de premiere néceffité, les matieres premieres ou les
marchandifes importées. Car il ne faut pas le diffimuler ,
comme notre Commerce actif avec la Hollande ne peut
guere confifter qu'en marchandifes communes , & qu'elle
fe procure & pourra toujours fe procurer aifément ail-

leurs , nous courrions rifque de perdre nos confommations extérieures , ainfi que notre Commerce d'entrepôt & de commiffion ; fi on ne les affranchit pas abfolument de tout impôt.

Dans un ouvrage confacré à l'utilité publique , dans un ouvrage où l'on doit chercher à donner au Commerce de la Province toute l'étendue dont il eft fufceptible , on ne peut trop répéter que le feul moyen pour y parvenir, c'eft de l'affranchir de tous les droits de fortie.

Et fi jamais il fut un temps où ces principes doivent prendre faveur , c'eft maintenant , qu'au moyen de la lumiere univerfellement répandue, l'on fait que la Nation qui a le plus d'or eft celle dont la Puiffance eft la plus folidement établie. L'on n'ignore point que les richeffes du Peuple font le gage de celles du Prince ; que l'on ne doit point divifer leurs intérêts ; que le moyen d'accroître les richeffes eft de favorifer le Commerce actif avec l'Étranger , d'ouvrir tous les canaux par lefquels l'or & l'argent peuvent entrer dans le Royaume ; car le Prince ne pouvant puifer la finance que chez le Peuple , il eft clair que plus l'opulence de ce dernier augmentera , plus il contribuera aifément au foutien de la Majefté du Trône , & aux charges de l'État.

Mais s'il faut favorifer autant qu'il eft poffible l'exportation des denrées & marchandifes du Pays , il femble que par le même

même principe, il faille gêner l'importation des marchandises étrangeres en les chargeant de droits confidérables.

Avant que d'entrer dans la difcuffion intéreffante de cet objet, je crois devoir hazarder quelques réflexions propres à y répandre du jour. D'après les vues expofées dans le Programme du Prix propofé, il paroît que l'on a eu intention de favoir, s'il ne feroit pas à propos, au moyen d'un nouveau Tarif, de diminuer l'importation des marchandises qui nuifent tant aux Fabriques de la Province qu'au Commerce National.

A l'égard des Manufactures de la Province, je ne connois guere, dans le nombre des marchandifes qui viennent par la Mofelle, que le papier de Hollande, que l'on puiffe regarder comme pouvant former une rivalité dangereufe pour nos Fabricans, & encore le degré de perfection où il eft parvenu, joint à fa cherté, femble en faire une marchandife de luxe à part qui ne nuit point ou peu à la confommation de celui du Pays : d'ailleurs ce dernier, fi on en perfectionnoit la fabrication au point de foutenir quelque concurrence relativement à la beauté du premier, feroit néceffairement tomber la confommation de l'Étranger, par la modicité de fon prix, qui feroit une fuite néceffaire de la main-d'œuvre qui eft bien moins chere en ce Pays qu'en Hollande ; fans compter l'avantage qu'il auroit de ne pas être furchargé des frais de tranfport.

T

En ce qui regarde les Manufactures de France, le meilleur moyen pour faire diminuer l'importation des marchandises étrangeres qui peuvent leur nuire, seroit, comme je l'ai déja observé, de nous rendre nos premiers privileges : si nous étions considérés comme Pays étranger, nous ferions venir directement les marchandises des Manufactures du Royaume en profitant des privileges de ses Foires, & sans payer, hors de ces Foires, les Droits portés par les Tarifs de 1664, 1667, & des nouveaux Arrêts. Il en seroit de même pour les marchandises des Isles & des Indes.

D'ailleurs, inutilement se flatteroit-on de donner la prépondérance aux Manufactures tant de la Province que de la France, en taxant fortement les marchandises étrangeres à leur entrée dans les Trois-Évêchés par la voie de la Moselle ; & pour le prouver, il ne faut que les plus simples réflexions.

1°. C'est que si l'on mettoit un impôt un peu fort à Sierck sur certaines marchandises, elles pourroient toujours nous parvenir, dégagées de ce droit, par le moyen de la Sarre, en suivant la route qu'elles prennent à présent.

2°. L'on pourroit toujours tirer par Rouliers ces marchandises en exemption de ce droit, également par la voie de Francfort, qui fut anciennement pour nous l'entrepôt de toutes les marchandises de Hollande, & d'où nous les faisions venir, avant que nos lumieres sur le Commerce s'étant accrues, nous eussions appris à nous approvisionner de la premiere main.

3°. Comme, suivant les Traités faits avec les Lorrains, suivant leurs privileges, on ne pourroit point mettre de nouveaux droits sur les marchandises qui leur sont destinées, l'on pourroit toujours avoir ces marchandises par la voie de Nancy, ainsi que nous le faisons déja pour certains objets.

4°. Enfin, quand on fermeroit tous les passages, soit par terre, soit par la Moselle & la Sarre, on ne réussiroit pas davantage, & l'on fourniroit une branche de Commerce de plus aux Négocians étrangers qui bordent la Sarre; ces derniers nous fourniroient ces marchandises en contrebande, ils s'empareroient du Commerce interlope que fait la Lorraine avec la France sur les frontieres de la Champagne; & ce Commerce, qui est un mal nécessaire, puisque la France aura toujours des voisins, deviendroit doublement ruineux; parce que tout le profit, dont une partie reste maintenant entre les mains des Lorrains, passeroit absolument à l'Étranger.

Il ne peut donc rester que trois partis à prendre: ou d'imposer les marchandises que nous recevons par la voie de la Moselle, de maniere qu'elles puissent toujours nous arriver par cette Riviere; ou de les avoir par le moyen de la Sarre, & de nous priver par-là du bénéfice de la réexportation; ou enfin de fournir par une interdiction absolue une nouvelle branche de Commerce à l'Étranger qui est sur le point d'envahir toutes celles dont nous jouiffons, & que nous pouvons poffeder dans la fuite.

Je fais que les idées que je viens de propofer peuvent être combattuès, comme étant oppofées aux notions reçues, fuivant lefquelles on doit profcrire toutes les marchandifes qui peuvent nuire au Commerce National; mais outre que j'ai toujours cru qu'il étoit dangereux de facrifier aux principes de théorie les plus lumineux, les faits & les vérités locales; c'eft que j'ai encore été convaincu, que depuis le temps que notre Commerce languit, fi on vouloit lui rendre quelque vigueur, ce ne pourroit être qu'en employant un régime doux & temperé, qu'on pourroit réuffir; qu'il falloit bien fe garder de l'éffaroucher & le faire fuir loin de nous en impofant des droits trop forts: & fi jamais il fut un temps où il a fallu ufer de ménagement, c'eft maintenant que nous avons à combattre les rivaux les plus redoutables en cette partie.

On doit mettre au rang des moindres maux qu'a faits le hauffement fubit des droits de Sierck & de Cattenom, celui d'avoir intercepté notre communication avec l'Allemagne par la voie de la Mofelle; la plaie peut-être irréparable qu'il a faite à la Province, celle dont elle peut fe reffentir toujours, c'eft d'avoir réveillé l'induftrie de L'Étranger; de l'avoir néceffité, non feulement de partager nos richeffes; mais de l'avoir mis encore dans la pofition de nous les enlever toutes, d'avoir ainfi anéanti d'un feul coup , peut-être , notre Commerce préfent & poffible.

J'ai dit que nous pouvions être entrepôt entre la France & l'Allemagne; mais nous ne le fommes pas néceffairement par notre fituation : d'autres peuvent l'être comme nous; nous ne pouvons devoir cet avantage qu'à la douceur des Loix par lefquelles le Commerce fera gouverné , & qui l'attireront dans cette Province : & graces aux nouveaux droits impofés à Sierck & à Cattenom, nous avons des concurrens très-dangereux.

La Sarre , qui , il y a trente ans, ne portoit qu'une feule nacelle , eft maintenant couverte de bateaux qui fervent à tranfporter , les marchandifes de Hollande deftinées non feulement pour les Trois-Évêchés & la Lorraine, mais encore pour la Franche-Comté , une partie de l'Alface & de la Suiffe.

Que ne peut l'induftrie livrée à fon effor & débarraffée des entraves de la finance ? La Sarre , quoiqu'elle ne puiffe porter que des bateaux qui n'ont que la moitié de la groffeur de ceux de la Mofelle , malgré les rifques & les difficultés de fa Navigation , eft à préfent le canal par où paffent les marchandifes deftinées à alimenter quatre ou cinq Provinces.

Dans (a) le moment même où j'écris, il fe menage un,

____

(a) Les ouvrages deftinés au Concours, ayant dû être envoyés au commencement de Juillet 1772, ceci doit s'entendre de la fin du mois de Juin de la même année.

Traité avec des Marchands de Sarbruck, pour conduire, pendant vingt ans à un certain prix, toutes les marchandifes de Hollande deftinées pour la Suiffe. Ce projet, plus vrai que vraifemblable, qui eft appuyé par le Prince, trouveroit d'autant plus de facilité dans fon exécution, que les petits États Allemands qui font au bord de la Sarre, jouiffant du privilege de Pays étrangers que nous avions autrefois, peuvent tirer, en exemption des droits des cinq-groffes-Fermes, toutes marchandifes de France, pour les exporter en Allemagne & en Hollande, & fe procurer par-là l'avantage des deux entrepôts.

On voit affez de quelle importance il eft pour nous que le Traité, dont il s'agit, n'ait pas lieu : on fent aifément auffi quelle fource de richeffes feroit ce tranfit pour la Province, s'il étoit poffible de l'obtenir (a). Combien d'argent n'y laifferoient point les frais de commiffion, les falaires aux hommes de bras, ainfi que le paffage des voitures ? Mais le plus effentiel de tous ces avantages, & celui qui ne frappe pas d'abord, ce feroit de procurer à bas prix l'exportation, tant de nos marchandifes, que de celles d'entrepôt de l'intérieur de la France.

____

(a) Il faut obferver que dans la Principauté de Phaltzbourg, qui eft la clef de la communication de la Province avec la baffe Alface, & une partie de l'Allemagne, la Foraine, à ce qu'on prétend, eft établie par terre fur le même pied & avec autant de juftice qu'à Sierck. Ce feroit un obftacle qu'il faudroit lever, fi l'on vouloit ouvrir un débouché de ce côté : ce tranfit, qui feroit très-avantageux, feroit auffi aifé à réalifer que celui pour la Suiffe.

Si nous pouvions faire paſſer par la Moſelle les marchandiſes de Hollande deſtinées pour la Lorraine , la Suiſſe &
l'Alſace, il eſt évident que nous nous procurerions le bénéfice
du double frêt d'aller & de retour ; & j'ai déja fait voir
combien il étoit important de favoriſer tout ce qui tendoit
à diminuer les frais de tranſport , tant à cauſe de la longueur
du trajet que nous avions à faire pour aller en Hollande ,
que parce qu'à qualités égales dans les productions , la
plus légere différence dans le prix de l'exportation décide
le conſommateur.

On eſt à même de juger maintenant s'il ſeroit utile d'im-
poſer des droits (a) conſidérables ſur les marchandiſes importées , au riſque de perdre le bénéfice de la réexportation.

Si en général il ne faut mettre que des impôts très-légers
ſur les marchandiſes deſtinées à être réexportées , & qu'autant
que le beſoin de finance l'exige , il en eſt d'autres dont on
ne peut trop favoriſer l'introduction par un affranchiſſement
de tous droits ; j'entends par-là les matieres premieres , telles
que les laines non filées , le coton en laine , chanvres & lins
en maſſe & non apprêtés , poils de chameau & chevreau ,
poils de chevre filés & non filés , leſquels objets ſont déja
exempts des droits d'entrée dans l'intérieur de la France (b),

____

(a) Je crois qu'on pourroit ſans inconvénient laiſſer le ſeul droit de Haut-
conduit à Sierck.

(b) Arrêt du Conſeil du 11 Novembre 1749.

Par le même principe, je crois qu'il faudroit étendre ce privilege à toutes les drogues servant à la teinture & aux arts.

Afin de donner une forme stable aux Réglemens que je viens de propofer, & pour éviter, autant qu'il feroit poffible, toute matiere à conteftation, il faudroit profcrire impitoyablement tout ce qu'on appelle Tarifs à la main ou Tarifs d'ufage : toute marchandife qui ne feroit point énoncée au Tarif, ou qui entreroit pour la première fois dans le Commerce, ne payeroit aucun droit, ou feroit reléguée dans la claffe la plus baffe de la même efpece, jufqu'à ce que le Miniftere inftruit par le Négociant ou le Fermier, en déterminât la valeur.

Enfin, pour prévenir les difficultés, il feroit ordonné que l'on infcriroit fur un livre qui feroit dépofé au Greffe des Confuls, & que les Négocians pourroient confulter, tous les Arrêts intervenus non feulement relativement au péage; mais encore ceux rendus au fujet des Octrois de la Ville, & généralement fur tout ce qui auroit rapport au Commerce.

C'eft par ces détails fur la confection du Tarif, que j'ai penfé devoir terminer cet Ouvrage. Comme en matiere de Commerce, les moindres abus peuvent avoir les conféquences les plus funeftes, j'ai cru devoir donner une idée des précautions à prendre pour que la perception des droits ne devînt point,

point, comme cela n'eft arrivé que trop fouvent, une matiere à vexations.

Arrivé maintenant au bout de la carriere que j'avois à parcourir, j'avoue que forcé de me circonfcrire dans lès bornes de mon fujet, j'ai regretté plus d'une fois de ne pouvoir m'étendre fur d'autres genres d'obftacles que ceux qui ont été propofés, & qui ne s'oppofent pas moins aux progrès du Commerce parmi nous.

Je crois pouvoir mettre au nombre de ces obftacles l'injufte préjugé qui, aviliffant le Commerce, en éloigne les capitaux; en faifant ambitionner au fils du Négociant enrichi par cette voie, un rang qu'il s'imagine être au deffus du fien. Toutes les fois cependant que cela arrive, le Commerce perd à la fois des fonds & un Homme; & fi jamais ces deux chofes ont été néceffaires, c'eft maintenant, que nous avons un Commerce à créer, & des rivaux à combattre.

Mais d'où peut venir cette efpece de dédain que l'on a conçu pour l'état du Négociant? En eft-il un qui, pour y reuffir en grand, exige à la fois plus de connoiffances, de lumieres acquifes, de jufteffe & de combinaifons dans l'efprit? En eft-il un auquel les vertus fociales, la probité, la furêté, la bonne foi dans les engagemens, foient plus intimement liées qu'à cette profeffion? Et fi l'on compare l'utilité, n'eft-ce point par le Commerce dirigé fuivant de bons principes, que l'on attire l'or de l'Étranger, qui revêt le corps politique de toute la puiffance qu'il peut avoir?

V

S'il exiſte quelques préjugés deſtructeurs chez une Nation, c'eſt ſans doute à ceux qui, par état, ſont deſtinés à l'éclairer, qu'il appartient de les extirper. Puiſſent les différens hommages publics, que les Sages qui compoſent cette Société ont déja rendus au Commerce, contribuer à ouvrir les yeux ſur ce ſujet intéreſſant. Les talens ſi reſpectables par eux-mêmes, ne le ſont jamais tant que lorſqu'ils augmentent la maſſe des lumieres. Employer les armes qu'ils fourniſſent à faire la guerre aux erreurs qui tyranniſent les hommes; c'eſt ramener les beaux jours de l'ancienne Philoſophie; c'eſt partager avec les Maîtres du monde le plus bel attribut de la Puiſſance ſuprême, celui d'être les Bienfaiteurs de la Patrie.

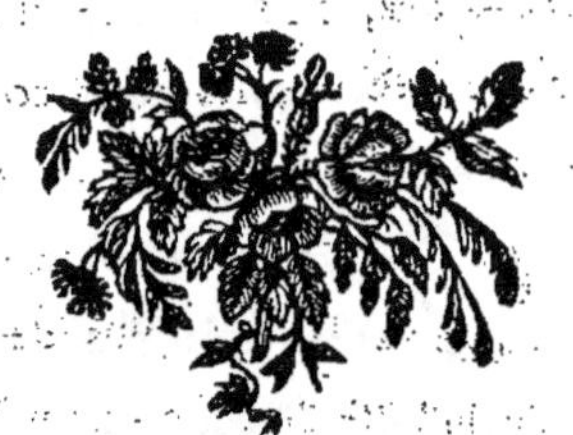

PIECES
JUSTIFICATIVES.

ORDONNANCE ET PLACARD
DU ROI D'ESPAGNE,

Sur le fait du droit de Thoulieu, appellé communément le droit de Haut-conduit, qui se leve aux Pays & Duché de Luxembourg, & Comté de Chiny.

LE ROI.

A Nos Amés & féaux les Gouverneur, Président & Gens de notre Conseil Provincial de Luxembourg, SALUT ET DILECTION. Combien que d'ancienne observance, & suivant plusieurs Titres & Sentences données en jugement contradictoire, tous ceux qui menent par nos Pays & Duché de Luxembourg, & Comté de Chiny, marchandises, pour faire le denier valoir, soient tenus & obligés de payer le droit de Thoulieu, appellé communément le droit de Haut-conduit, & que personne ne le devroit défrauder ni s'en exempter, ou refuſer le paiement d'icelui, ne ſoit en faiſant apparoir de ſon exemption. Nous ſommes néanmoins informés que, par ſucceſſion de temps, les difficultés pour ledit paiement ſe ſont accrues par nos Officiers, & notamment le Receveur-général de nos Domaines eſdits Pays, à la pourſuite des Fermiers dudit Thoulieu ou de Haut-conduit, ſe ſont adreſſés à vous en l'an mil ſix cent & deux. Ayant à l'inſtance dudit Receveur-général, produit & fait publier certain cartulaire touchant la levée dudit Haut-conduit, contenant quelques obſcurités & pluſieurs clauſes qui requierent éclairciſſement & interprétation, ſi bien que, par ladite publication, les difficultés n'ont ceſſé : ains aucuns s'en ſont voulu prévaloir, & ſous prétexte deſdites clauſes, pluſieurs Bourgeois, Manans & Habitans des Villes & lieux dénommés audit cartulaire, tant dudit Pays que de dehors, ont non ſeulement prétendu être exempts dudit droit pour les marchandiſes dont ils font trafic & le denier valoir ; mais ont auſſi révoqué en doute la vraie nature & qualité d'icelui droit : & jaçoit que nos très-chers & très-amés bons Oncle & Tante, (feus de bonne mémoire), le Séréniſſime Archiduc Albert, & Madame Iſabelle-Clara-Eugenia, par la grace de Dieu, Infante d'Eſpagne, &c. lors Princes Souve-rains deſdits Pays, aient tâché d'y remédier par leur Régle-ment proviſionnel du treizieme de Mai de l'an mil ſix cent & huit, contenant entr'autres choſes que nonobſtant, les diffé-rens procès ſur ce meus & à mouvoir, toutes denrées & eſpeces qui fe menent par lefdits Pays, ou fe tranfportent hors iceux, pour en faire marchandife & trafic, font foumis audit droit; fi eft-ce que depuis lors font encore furvenues autres difficultés & défordres, même au préjudice du Commerce & de la Négociation publique, en forte qu'il eft à craindre qu'ils accroîtront de plus en plus, s'il n'y eft pourvu par Réglement convenable. Pour ce eft-il, que après avoir fait revoir & mûrement examiner ledit cartulaire, enfemble le fufdit Réglement provifionnel, de l'an mil fix cent & huit, & les anciens titres & différens meus en divers Sieges de juftice, touchant cette matiere; & ayant fur-tout eu l'avis de Nos très-chers & féaux les Chef-Tréforier-général & Commis de nos Domaines & Finances, & en après le vôtre; nous avons, par la délibération de notredite Dame & Tante, ordonné, déclaré & ftatué, ordonnons, déclarons & ftatuons par maniere d'éclairciffement, interprétation & réglement de la levée dudit droit de Haut-conduit, les points fuivans.

ARTICLE PREMIER.

Premiérement, qu'enfuite dudit Réglement provifionnel du treizieme de Mai de l'an mil fix cent & huit, ledit Thoulieu de Haut-conduit nous eft dû, & fera levé de toutes efpeces & dénrées qui fe menent par nofdits Pays de Luxembourg, & Comté de Chiny, & fe tranfportent hors d'iceux pour en faire trafic & marchandife, foit que lefdites efpeces aient été spécifiées ou non spécifiées, ès listes & cartulaires des Collecteurs d'icelui Haut-conduit.

I I.

Et combien qu'il pourroit sembler que ledit droit n'est dû sur marchandises qui ne sortent le Pays par charroi, néanmoins déclarons qu'icelui sera aussi levé sur celles qui seront conduites & menées pour être chargées en bateaux & transportées par Rivieres & eaux hors dudit Pays.

I I I.

Comme aussi que ledit droit se levera à chacune sortie ou transport, soit en allant ou retournant indifféremment.

I V.

Et comme ladite Collecte a été répartie jusques au présent en deux fermes différentes, l'une appellée du Quartier de Luxembourg, l'autre de S. Médard, & qu'à raison des limites, confins & districts d'icelles, se sont meues plusieurs difficultés & débats entre les Fermiers, chacun d'iceux prétendant être fondé de lever ledit Haut-conduit en aucuns desdits districts, non sans surcharges des Marchands & empêchement dudit Commerce public. Nous, pour à ce remédier & éviter toute indue vexation desdits Marchands, leurs Facteurs & Voituriers, avons ordonné & ordonnons, qu'à l'avenir il n'y aura qu'une Ferme générale du susdit droit, & que les Marchands & Voituriers ne seront tenus le payer qu'une fois à chacune sortie dudit Pays & Duché de Luxembourg, & Comté de Chiny, & non

pour ce qui fera déchargé & diftribué dedans icelui **Pays** ;
bien entendu , qu'audit cas de décharge fans fraude , ils payeront le droit dépofé , qui eft un gros monnoie de Luxembourg , au Collecteur ou Fermier dudit droit.

V.

Ayant aufli été duement informés que plufieurs Bourgeois ,
Manans & Habitans des Villes & Villages de nofdits Pays &
Duché de Luxembourg , & voifins d'icelui mentionnés audit
cartulaire de l'an mil fix cent & deux , fe font prêtés la
main , & fans titre & par intelligence mutuelle , ont réciproquement tâché d'affranchir les uns & les autres , chacun
en fon diftrict , à notre grande léfion & préjudice : Nous
déclarons telles pratiques abufives & indeues ; ordonnons &
ftatuons que toutes Perfonnes de quelque état & qualité qu'elles
foient , faifant trafic & le denier valoir par train de marchandife , auront à payer le fufdit Haut-conduit.

V I.

Et quant aux Prélats, Prêtres & Gens d'Eglife , Chevaliers ,
Nobles , & menans état de nobleffe , enfemble francs-
Hommes dudit Pays & Duché de Luxembourg , & Comté de
Chiny , obligés & fpécialement tenus de corps & corvées
envers nous , ils demeureront exempts , comme ils ont été
d'ancienneté , du paiement dudit droit , au regard de leurs
vins , grains & autres fruits & revenus procédans de leur crû ,
pourveu qu'ils ne s'accompagnent en marchandifes avec autres ,
n'étant francs dudit droit.

V I I.

Ce que nous entendons & déclarons aussi à plus forte raison, devoir ou avoir lieu au regard des Bourgeois, Manans & Habitans de Luxembourg, Bastoigne, la Roche, Marche, Durbuy, Arlon, Thionville, Echternach, Biedbourg, Macheren, le Comté, S. Vith, Diechrich, Purlanges, Remich, Lomprez, & d'autres Villes & franchises dudit Pays. Savoir, qu'iceux Bourgeois & Manans sont francs du Haut-conduit, pour les biens & fruits de leurs propres crûs & revenus, & non pour les biens & marchandises qu'ils auront achêté pour revendre, ou autrement aliéner hors dudit Pays, ne soit qu'aucunes d'icelles Franchises aient de ce privilege octroyé par nos Prédécesseurs ou par Nous, dont ils seront tenus faire paroître en dedans un an de la publication de ces présentes, au plus tard.

V I I I.

Déclarons qu'en conformité de ce, doit être entendu & entendons ce que audit cartulaire est dit, que les Bourgeois & Habitans desdites Villes & franchises ne doivent ledit droit de Haut-conduit pour leur propre bien, propres denrées & marchandises, & non de celles dont ils font trafic & le denier valoir, marchandement en achat, tant pour revendre qu'autrement, comme dit est.

I X.

Entendons & déclarons en outre, que quand les susdits privilégiés

giés & francs, feront tranſporter denrées hors leſdits Pays par Chartons ou Voituriers, ores que Bourgeois & Habitans deſdites Villes & franchiſes, en ce cas iceux Chartiers & Voituriers devront payer ledit droit.

X.

Et afin que ſous couleur deſdites denrées exemptes du Haut-conduit, ne ſe commettent aucunes fraudes, Nous déclarons, que ceux qui voudront jouïr de ladite exemption, devront à chacune fois apporter certification affirmée par leur ſerment, & paſſée pardevant la Juſtice, Clerc juré, ou Notaires du lieu de leurs réſidences, qui devra contenir leur qualité & réſidence, & lieux où les denrées ſe menent, qu'icelles appartiennent à eux & non à autres, & ſont de leur propre crû, & qu'elles ſont menées par leurs propres gens, chevaux, chariots ou charrettes; & quant auxdits Prélats & Nobles, ſuffira d'en exhiber atteſtation ſous leurs ſceaux & ſignatures, contenant auſſi que ceux qui conduiſent leurs denrées, ne ſont gens voiturans pour argent.

X I.

Et d'autant que leſdites perſonnes exemptes vendent quelquefois leurſdites denrées à Marchands trafiquans, à condition de les leur livrer hors icelui Pays, franches & exemptes dudit Haut-conduit, en fraude & préjudice de nos droits; Nous défendons à toutes perſonnes de quelque qualité qu'elles soient, de ne plus user de semblables conventions, sous peine d'amende & correction arbitraire ; & voulons que nonobstant ce, ledit droit de Haut-conduit soit payé, sans avoir aucun égard à ladite exemption des vendeurs.

X I I.

Entre lesdits exempts n'entendons comprendre les Manans, Habitans & Bourgeois des Comtés & Prévôtés de Chiny & Yvoix, Verton, Mont-Médi, Marville, Dampviller, Chiny & autres, ainsi qu'ils paient ledit droit de tout ce qu'ils feront mener & transporter hors de nosdits Pays, tant de leurs biens propres que de ceux dont ils feront trafic in-différemment.

X I I I.

Comme aussi n'entendons comprendre entre lesdits exempts les Bourgeois & Habitans des Villes de Namur, Liege & Aix-la-Chapelle ; mais payeront comme lesdits de notre Comté de Chiny, ne soit qu'en dedans l'an de ladite publi-cation, ils exhibent privilege exprès au contraire, & qu'ils en aient duement joui.

X I V.

Déclarons en outre que ledit Fermier, ses Collecteurs & Commis pourront lever ledit droit sur toutes marchandises défendues par nos Ordonnances & Placards, lorsqu'elles passe-ront ou se transporteront hors dudit Pays & Duché de Luxembourg, & Comté de Chiny, en vertu des congés &

palle-ports particuliers, ne foit qu'ils contiennent claufe fpé-
ciale d'affranchiffement de tous péages & Thoulieux ; ce que
Nous entendons pouvoir librement faire, fans que ledit Fermier puiffe pour ce, prétendre aucune quittance ou modération.

X V.

Pourra auffi ledit Fermier-général en toutes les forties dudit
Pays & Comté de Chiny, tant en nos Terres, Prévôtés &
Châtellenies, qu'en dedans le diftrict des Seigneuries de nos
Vaffaux & Sujets, établir des Commis, Gardes & Collecteurs, tels, & en tel nombre que bon lui femblera, pour
découvrir les fraudes qui fe commettent fouvent par les
Chartiers & Voituriers. Ordonnons à tous nos Officiers &
Vaffaux auffi leurs Officiers, & tous autres qu'il appartiendra,
d'ainfi le fouffrir & permettre, même de donner audit Fermier & à fes Commis, Gardes ou Collecteurs, tout aide &
affiftance que befoin fera, fans avoir égard que ladite levée
peut avoir été par fois négligée en aucuns lieux de leurs
offices, foit par terre ou par eau.

X V I.

Et devront toutes Perfonnes fubmifes ou non fubmifes audit
droit, Marchands, Chartiers & Voituriers, conduire & mener
leurs marchandifes & denrées par les chemins royaux & ordinaires, fans fe détourner par voies obliques & à l'écart, &
ès lieux qui pour ce feront ordonnés, commis & établis,

X ij

déclarer leurs noms & furnoms, & dénoncer la qualité defdites denrées & marchandifes, le nombre des chevaux, chariots & Voituriers, & d'où lefdites denrées viendront, & vers où elles fe meneront ; le tout à peine de confifcation defdites denrées, marchandifes, chevaux & chariots, ès cas que ceffant ladite fraude & défaut de dénonciation, nous euffions eu droit de lever ledit Haut-conduit, à répartir un tiers de ladite confifcation à notre profit, l'autre tiers au Dénonciateur, & le troifieme à l'Officier qui fera l'exécution.

X V I I.

Mais au regard des denrées & perfonnes non fubmifes audit droit, qui pafferont à la Charrette fans faire ladite dénonciation, n'y échéera confifcation, ains feulement fix liv. d'amende de quarante gros, notre monnoie de Flandre : la liv. pour chacun cheval, à repartir comme deffus.

X V I I I.

N'aura auffi ladite confifcation lieu au regard defdites denrées & marchandifes que les Propriétaires d'icelles feront conduire & tranfporter par Chartiers & Voituriers de louage, s'ils n'ont été participans de la fraude ; ains feront en ce cas les chevaux & harnois defdits Chartiers confifqués tant feulement.

X I X.

Afin que la levée dudit droit ne demeure en incertitude, & qu'audit Fermier, fes Commis & Collecteurs foient ôtés les moyens de commettre excès en ladite levée au préjudice de nos bons sujets ; déclarons qu'icelui droit se levera comme d'ancienneté, en la forme & maniere suivante, aussi-bien sur les marchandises conduites & menées pour être chargées en bateaux & transportées par eau, que sur celles qui sortiront par terre.

X X.

A savoir, pour chacun cheval limonier attelé en chariot ou charrette portant marchandises qui se vendent au poids bannal, huit gros monnoie de Luxembourg, faisant sept patards, de deux gros monnoie de Flandre le patard.

X X I.

Pour chacun cheval allant devant ou précédant le limonier esdits chars & charrettes, quatre desdits gros de Luxembourg, faisant trois patards & demi.

X X I I.

Et pour le cheval attelé seul à une charrette, aussi sept patards, faisant huit gros monnoie de Luxembourg.

X X I I I.

Pour le cheval portant en dos telle marchandise, deux patards & demi.

X X I V.

Et au regard des marchandises qui se vendent au poids bannal, ne se payera que la moitié dudit droit pour chacun cheval comme dessus.

XXV.

Et font les marchandifes qui fe vendent au poids les fuivantes ; à favoir , laine, cire , fuif, étain , draps de laine &
autres , ris , fromage , chaudrons , pailes , toutes fortes de
merceries , épices , figues , raifins , cuirs blancs & rouges ,
gras & conrés, chapeaux , pelleterie , linoife , femence de
navaux , cuivre, faulx , feilles, acier , chofes eftaimées & autres
femblables qui appartiennent au poids bannal , & doivent
toutes le plein droit de Haut-conduit , comme dit eft.

XXVI.

Les marchandifes qui ne viennent au poids , font vins ,
foilles , filets , chanvres , verres, miroirs , harangs , lards ,
forre , ftockvifch , & toute autre forte de poiffons fecs , fel ,
feyen , huile , beurre , grains , miel brouché , plomb , fer ,
arquebufe , peaux de cuirs non conrés , & les fufdites , &
toutes autres marchandifes qui ne viennent ou appartiennent
au poids , doivent demi - droit de Haut-conduit , comme dit
eft.

XXVII.

Et combien que nous ferions fondés de lever la moitié
dudit droit fur les marchandifes de bois non exprimées ci-
deffus , & que fuivant divers bons avis & le réglement defdits
de nos Finances du quatrieme d'Avril mil fix cent & quinze ,
baillé au Fermier du quartier traverfant Saint - Mard , foit
befoin de remédier au fréquent tranfport defdites marchandifes

hors notredit Pays, ayant caufé en divers endroits d'icelui grande & notable cherté defdits bois, depuis ladite provifion de l'an mil fix cent & huit, néanmoins voulant en ce ufer de remede, & aufli de modération, déclarons que ledit droit fera payé pour lefdites marchandifes, comme s'en fuit.

XXVIII.

Premiérement, pour le millier de clapes, le millier conté à douze cens à regle de Marchands, dix patards.

XXIX.

Pour la banne de charbon, trois patards.

XXX.

La corde de bois, un demi - patard.

XXXI.

Le muid d'écorces, trois liards.

XXXII.

Le millier de rouës, gantes, ou bauches, cinq patards.

XXXIII.

Les cent pieces de fommiers de dix pieds contés pour une piece, fix florins.

XXXIV.

Les cent pieces de mairins de haches, trois florins.

XXXV.

Les cent pieces de petits mairins de coignée, un florin.

XXXVI.

Le cent de poteaux eftances, douze patards.

XXXVII.

Le cent de planches, contant cent pieds pour le cent, un demi - patard.

XXXVIII.

Et pour le cent de quartiers tenaces ou trefteaux, demi-patard.

XXXIX.

Le tout nonobftant ladite provifion de l'an mil fix cent & huit, & fans préjudice de ce qui a été ordonné par lefdits de nos Finances, ledit quatrieme d'Avril de l'an mil fix cent & quinze, touchant aucunes defdites marchandifes de bois qui fe tranfportent vers les lieux y dénommés, que ledit Fermier & fes Commis obfervent audit quartier de Saint-Mard, tant & jufques à ce qu'autrement en fera par nous ordonné.

XL.

Réfervant à Nous & à nos Succeffeurs Ducs de Luxembourg, & Comtes de Chiny, la faculté de pouvoir changer & éclaircir le fufdit Réglement toutes les fois que, pour la confervation de nos droits & pour le bien poffible de Nous, & de nos Sujets, trouverons convenable. Et déclarant que tous & chacun les points y contenus feront exécutables nonobftant oppofition ni appellation, & fans préjudice d'icelles, ainfi que font toutes autres Ordonnances touchant nos Domaines & deniers royaux. Et afin que de cette notre interprétation, Ordonnance & Réglement, perfonne ne puiffe prétendre caufe d'ignorance :

Nous

Nous vous mandons & commandons qu'incontinent & fans
délai ayez à le faire publier par toutes Villes & lieux de
notre Pays & Duché de Luxembourg, & Comté de Chiny,
où l'on eft accoutumé faire cris & publications , & à l'entre-
tenement & obfervation d'icelui , procédés & faites procéder
par l'exécution des peines deffus mentionnées , fans aucune
faveur , port ou diffimulation , de ce faire & qu'en dépend,
vous donnons plein pouvoir, autorité & mandement fpécial.
Mandons & commandons à tous nos Jufticiers, Officiers &
Sujets qui ce regardera , que à vous le faifant, ils obéiffent
& entendent diligemment ; car ainfi nous plaît-il. Donné en
notre Ville de Bruxelles, fous notre contre-fcel ci mis en
placard, le dernier jour de Février l'an de grace 1623 , & de
notre regne le deuxieme, Paraphé MA. UT. Ainfi foufcrit
par le Roi en fon Confeil, Signé, Verreyken, & fcellé
du contre-fcel de Sa Majefté, en cire rouge, fain & entier.

TARIF ET RÉGLEMENT

Pour la levée des droits fur les marchandifes, manufactures & denrées tranfitantes par la Mofelle.

Du 31 Janvier 1765.

ARTICLE PREMIER.

Les marchandifes reprifes au préfent Article, payeront les droits réglés deffous,

SAVOIR.

Nota. Le premier chiffre eft un florin, le fecond un fol, & le troifieme un denier. Le florin vaut 3 f. 4 d. de France. Le fol 1 f. 3 d. Le den. vaut 1 d. ⅖.

A

	Fl.	f.	d.
Acier , le cent pefant.	„	8.	„
Aiguilles , id.	„	8.	„
Alun , id.	„	6.	„
Amandes , id.	„	3.	„
Amidon & poudre à poudrer , id.	„	6.	„
Anil ou Indigo , id.	„	10.	„
Ardoife , la riffe de 8 pieds.	„	4.	6.
Azur commun , le cent pef.	„	7.	„

B

	Fl.	f.	d.
Baleines , le cent pef.	„	4.	„
Beurre , id.	„	8.	„
Bierre , la tonne.	„	2.	„
Bois à teindre , le cent pef.	„	3.	„

Les Sommiers , Planches &
autres efpeces bois, en ce compris les ouvrages de bois (à l'exception des planches & autres efpeces de bois de fapin des bateaux & du bois de chauffage), payeront les droits d'entrée & de fortie par terre, combinés.

	Fl.	f.	d.
Planches & autres efpeces de bois de fapin, de la valeur de cent florins.	1.	10.	„
Bateaux , de la valeur de cent florins.	5.	„	„

Bois de chauffage, la corde dite d'Efpagne , telle

	Fl.	f.	d.

qu'elle est déterminée par le Réglement fait le 30 Décembre 1754, pour l'administration des bois de la Province de Luxembourg. . . . . „. 4. „.

C

Cacao, le cent pes. . . „. 10. „.

Caffé, id. . . . . „. 10. „.

Caracteres à imprimer, id. „. 10. „.

Cartes à jouer, id. . . „. 10. „.

Cendres de bois, tant neuves que celles qui ont servi à la lessive à faire de la potasschen & autres usages, la charrée. . „. 8. „.

Cendres dites Potasschen, le cent pes. . . . „. 5. „.

Cendres de mer ou de tourbes, la charrée. . . „. 1. „.

Ceruse, le cent pes. . . „. 6. „.

Chanvre tant crû, en masse que peigné, le cent pes „. 6. „.

Chapeaux, les cent pieces. 1. „. „.

Charbons de bois, la benne de 18 vans de Namur. 1. „. „.

Chaux, la charrée. . „. 12. „.

Chocolat, le cent pes. . „. 10. „.

Cidre, l'aime. . . . „. 4. „.

Cire blanche & jeaune, tant brute qu'en chandelles & flambeaux, le cent pes. . . . . „. 10. „.

Colle, le cent pes. . „. 5. „.

Colophane, id. . . „. 5. „.

Coton en laine, id. . „. 10. „.

Couperose, id. . . „. 4. „.

Cordages, Cordes & Ficelles, id. . . . „. 6. „.

Crins de toutes sortes, apprêtés & non apprêtés, tressés, bouillis & autrement, le cent pes. . „. 6. „.

Cuivre jaune & rouge, ouvré & non ouvré, y compris les mitrailles, le cent pes. . . . . „. 12. „.

D

Daguet, la tonne. . . „. 8. „.

Drogues & Teintures non spécifiquement reprises au présent Tarif, le cent pes. . . . . . „. 10. „.

E

Eaux minérales, les cent cruches ou bouteilles, y compris les droits desdites cruches ou bouteilles. „. 15. „.

Fl. f. d.

Ecorces de chêne en fats,
moulues ou brisées, la
charrée. . . . . „. 10. „.

Epiceries de toutes especes,
Poivre, Gingembre, Ca-
nelle, Cloux de girofle,
Noix muscades, Safran,
Piment, Maüs, &c, le
cent pef. . . . . . . „. 10. „.

Epingles, id. . . . . . „. 8. „.

Etain façonné & non fa-
çonné, id. . . . . . „. 10. „.

Etoupes, tant de lin que de
chanvre, id. . . . . „. 2. „.

F

Fer en gueufes, en barres,
long dit Marchand, en
platines & batteries, en
cloux, fil de fer, fondu,
en chaudrons & autres
ouvrages de fonte, fers
en verges, & vieux fers, le
cent pef. . . . . . „. 3. „.

Le Fer, quoique entré par
Remich, pourra être dé-
chargé en chemin pour
être transporté par terre,
& être ensuite embarqué

sur la Moselle, & sortir
par Vafferbillich. . .

Fers en feuilles, les cent
doubles. . . . . . „. 8. „.

Les cent simples. . . . „. 4. „.

Filet de coton, de lin, de
chanvre & de laine, teint,
blanc, ou en écru, le
cent pef. . . . . . „. 10. „.

Foin, la charrée. . . . „. 7. „.

Fromages de toutes sortes,
le cent pef. . . . . „. 7. „.

FRUITS.
SAVOIR:

Raifins fecs de toutes fortes, y compris ceux dits
Corinthe, le cent pef. .. „. 6. „.

Prunes fines de Damas, Ste.
Catherine, Diapré, Bru-
gnoles, &c. le cent pef. „. 6. „.

Prunes communes de Fran-
ce & autres lieux, id. „. 3. „.

Figues, id. . . . . . „. 4. „.

Marons & Châtaignes, id. „. 3. „.

Oranges & Citrons, id. . „. 3. „.

FRUITS CRUS.
SAVOIR:

Cerifes, Pommes, Poires,

	Fl.	L.	d.

Prunes, Raisins & Grains
de genievre, la hotte. . „. 1. „.
Fumier, la charrée. . . „. 7. „.

G
Gommes de toutes especes,
le cent pes. . . . . „. 10. „.

GRAINS
SAVOIR:
Froment, le malder. . . „. 7. 6.
Métillon, Seigle, Orges,
Pois & Feves, le malder. „. 5. 6.
Epéautre, id. . . „. 5. 6.
Avoine & Bouquette, dit
Bled de Sarrazin, le mal-
der. . . „. 3. 6.

H
Harpoix, le cent pes. . „. 5. „.
Houblon, id. . „. 8. „.
Houille & Charbons de ter-
re, la charrée. . „. 6. 6.
Huiles d'olive en futailles
l'aime. . „. 1. „.
En cruches, en bouteilles,
le cent pesant, y compris
le droit desdites cruches
ou bouteilles. . „. 6. „.
Huiles de semence, l'aime. „. „. „.
Huiles de poisson, la tonne
faisant deux tiers d'aime. „. 1. 4. „.

Huiles de Térébenthine, le
cent pes. . „. 5. „.
Hydromel, l'aime. . „. 5. „.

J
Jambons, Lards & Vian-
des salées, le cent pes. . „. 10. „.

L
Laines de toutes sortes, le
cent pes. . „. 10. „.

LÉGUMES.
SAVOIR:
Lentilles, Millet, Ris,
Orge mondé & pelé,
le cent pes. . „. 6. „.
Aulx, Echalotes & Oi-
gnons, id. . „. 2. „.
Salades, Artichaux, Asper-
ges, Patates, Navets, Ca-
rottes, Céleri, Melons,
Choux, & autres légu-
mes verds, la hotte. „. 2. „.
Lie de vin, l'aime. . „. 10. „.
Lin crû, en masse, peigné,
le cent pes. . „. 8. „.
Livres liés & in albis, papier imprimé de toutes
sortes, Registres de pa-
pier blanc, Cartes géo-
graphiques & images ou

deffins, papier peint & imprimé, fervant à ameublemént; le cent pef. . „. 10. „

Loques & vieux Linges à faire papier, y compris les rognures, le cent pef. „. 5. „

M

Mêches foufrées, le cent pef. . „. 10. „

Merceries & Quincailleries, id. . „. 10. „

Miel blanc & brun, id. . „. 6. „

Miel brouché ou Brut, la tonne de 300 liv. . „. 10. „

Mine rouge dite Almagro, le cent pef. . „. 5. „

N

Noir à noircir, le cent pef. . „. 6. „

Grosses Noix & Noifettes, le malder. . „. 5. „

O

Ocre tant brut que rafiné, le cent pef. . „. 4. „

Olives, id. . „. 6. „

Orego, id. . „. 1. „

Oreilles & Oreillons à faire colle, le cent pef. . „. 2. „

Os de bœufs & d'autres animaux, id. . „. 1. 6.

P

Ouvrages de Porcelaine fine, Porcelaine contrefaite, dite Faïance, Poteries, & autres ouvages de terre fimple & cuite, en pierre, creufets, ouvrages de terre à pipe, figures ou poftures de Porcelaine, de faïance, de terre blanche ou de pierre de plâtre, le cent pef. . „. 6. „

Paille, la charrée. . „. 7. „

Pain d'Epice, le cent pef. „. 6. „

Pain de Navette, id. . „. 1. „

Papier & Carton, id. . „. 10. „

Peaux de veaux, de moutons, de brebis, de boucs, de chevres, de cabrils, apprêtées & non apprêtées, tant à poil & laine qu'autrement, le cent pef. „. 10. „

Pierres de bleu communes, dites Lackmoes & fines, dites Tournefol, le cent pef. . „. 10. „

Pierres de moulin, pefant

	Fl.	f.	d.
1000 liv. & en dessous, la piece.	1.	1.	„.
En dessus de 1000 liv. la piece.	1.	10.	„.
Pierres de marbres, Pierres à aiguiser, Pierres de plâtre, moulues & non moulues, Pierres & Gravier pour les forges, pierres à chaux & toutes autres sortes de Pierres taillées ou brutes de toutes especes, la charrée.	„.	7.	„.
Pipes à fumer, la grosse.	„.	1.	„.
Plantes de vignes, Arbrisseaux & Plantes de toutes especes, de la valeur de 100 florins. . . .	3.	„.	„.
Plomb en bloc, & plomb travaillé, le cent pes. .	„.	6.	„.
Plumes à faire literiet & à écrire, le cent pes. .	„.	10.	„.

POISSONS.

SAVOIR

	Fl.	f.	d.
Harengc solrets & Moruc, la tonne. . .	„.	13.	3.
Stockvisch, le cent pes.	„.	8.	„.
Saumon, la tonne. .	„.	13.	3.
Poissons secs & salés, ou en adobe, & Poissons frais, le cent pes. .	„.	8.	„.
Pottin rafiné & non rafiné, id.	„.	3.	„.

R

	Fl.	f.	d.
Réglisses en bâtons, le cent pes. . .	„.	5.	„.
Jus de réglisse, id. . .	„.	8.	„.

S

	Fl.	f.	d.
Savon noir, la tonne. .	„.	10.	„.
Savon blanc & marbré, le cent pes. . .	„.	10.	„.
Sel, id. . . .	„.	2.	„.
Semences d'anis, Carui, Coriandre, Fenouilles & semblables, comme aussi toutes sortes de Semences de jardins, le cent pes.	„.	8.	„.
Semences de lin, de choux, de colzat, de navette, de chanvre ou chenevis, le malder. . .	„.	10.	„.
Sirop de Motteril & Malaga, Sirop dit Melasse, & tous autres Sirops tant simples que composés, en futailles, l'aime.			
En bouteilles ou cruches, le cent pesant, y compris le			

droit defdites bouteilles
ou cruches. . . . . „. 6. „.
Soudes de toutes fortes, le
cent pef. . . . . . „. 5. „.
Souliers d'hommes, de fem-
mes ou d'enfans, en ce
compris les Pantoufles &
Galoches de cuir ou
d'étoffe, garnies & non
garnies, la paire. . „. „. 6.
Bottes, la paire. . . „. 1. „
Soufre, le cent pef. . „. 5. „.
Soies crues, fans apprêt,
foies apprêtées ou tein-
tes, foies à coudre, & à
d'autres ouvrages, le cent
pef. . . . . . „. 10. „
Sucre en pain & Candis,
Sucre en poudre, blanc &
brun, y compris les Con-
fitures & Sucrades de toutes efpeces, le cent pef. „. 9. „
Dans les cas où les ton-
neaux de Sucre en pains
contiendroient quelque
partie d'autres marchandifes, on ne fera pas obligé
d'en faire la déclaration,
& il eft interdit aux Em-

ployés des droits, de dé-
baller aucuns defdits tonneaux de Sucre en pains,
à prétexte d'en faire la vifite, ils pourront feulement
pefer lefdits tonneaux,
afin de conftater s'il n'y a
pas d'excédent à la déclaration du poid brut.
Suif en chandelles, le cent
pef. . . . . . „. 7. „
Suif brut & Graiffes, tant
comeftibles que non co-
meftibles, id. . . „. 4. „.

T

Tabac en feuilles, Tabac
en carottes ou autrement
fabriqués de tous lieux &
& de toutes efpeces, le
cent pef. . . . . „. 6. „
Thé, id. . . . . . „. 10. „.
Terre à faire pipes, id. . „. 2. „.

V

Vins de Mofelle, du Rhin,
de Bar, de Metz, Thiau-
court, de Bourgogne,
d'Efpagne, & de tous
autres Pays, en futailles,
l'aime. . . . . . . I. „. „.

Vin,

fl.   s.   d.

Vin, allant de Nitel à Treves, l'aime. . . . . „. 7. „.
Vinaigres de toute forte,
l'aime. . . . . . „. 14. „.
Eaux-de-vie, Brandevins,
& Liqueurs de toutes for-
tes en futailles, l'aime. . 1. „. „.
Les Vins, Eaux-de-vie &
Brandevins, pourront
transiter en futailles
moindres que d'une
demi-aime, aussi-bien
qu'en tonneaux plus
grands, en payant les
droits à proportion de ce
qui est marqué ci-dessus.
Vins, Vinaigre, Eaux-de-
vie, Brandevins & Li-
queurs de toutes especes,

en cruches ou bouteilles,
le cent pesant, y compris
le droit desdites cruches
ou bouteilles. . . . „. 6. „.
Vin-pierre, le cent pes. . „. 6. „.
Vitres, Verres-à-boire,
Caraffes, Bouteilles, &
autres ouvrages de verre,
le cent pesant. . . . „. 10. „.
Grossil ou Rognures de
verre, id. . . . . „. 2. „.

VOLAILLES.

SAVOIR:

Dindons, la douzaine. . „. 4. „.
Oies & Canards, id. . . „. 1. 6.
Poulardes, Chapons, Coqs,
Poules & Poulets, id. . „. 1. 6.
Pigeons & Pigeonneaux,
id. . . . . . . „. „. 6.

II.

Les Manufactures ou Fabriques de fil d'or & d'argent fin ou faux, de soie, de laine, de filoselle, de coton, d'écorces, de poil, de lin, de chanvre & d'étoupes, soit pures ou mêlées de ces différentes matieres, contenues dans des ballots, caisses, tonneaux, coffres ou paquets du poids de cent livres & au dessus, payeront dix sols du cent pesant.

Z.

Les mêmes Manufactures ou Fabriques contenues dans des. ballots, caisses, tonneaux, coffres ou paquets du poids en dessous de cent livres, payeront un pour cent de la valeur, ou dix sols de chacun desdits ballots, caisses, tonneaux, coffres ou paquets de moindre poids que cent livres, à l'option du Marchand ou Batelier.

Et les mêmes Manufactures ou Fabriques non emballées payeront un pour cent de la valeur, ou dix sols de chaque piece ou coupon, toujours au choix du Marchand ou Batelier, excepté néanmoins que les toiles & coutils non emballés, payeront dix sols au cent pesant.

<h3 style="text-align:center">I I I.</h3>

Les meubles, les nippes & habillemens, le linge ouvré, & toutes sortes d'ouvrages d'ornement & d'atour, contenus dans des ballots, caisses, tonneaux, coffres ou paquets du poids de cent livres & au dessus, payeront aussi dix sols du cent pesant; & lorsque les ballots, caisses, tonneaux, coffres ou paquets peseront moins que cent livres, les droits devront être perçus à un pour cent de la valeur, ou à dix sols du ballot, caisse, tonneau, coffre ou paquet, à l'option du Batelier ou Marchand. Lesdits meubles, nippes, habillemens, linge ouvré, & ouvrages d'ornement & d'atour non emballés, payeront un pour cent de la valeur; bien entendu que les hardes supportées à l'usage des Passagers & Voyageurs continueront d'être exempts de déclaration.

IV.

Toutes les marchandifes & denrées non reprifes aux Articles précédens, acquitteront les droits de Tranfit à un & demi pour cent de la valeur, ou à dix fols du cent pefant, au choix du Marchand ou Batelier, lorfqu'elles remontront la Mofelle; & elles ne payeront qu'un pour cent de la valeur, ou fix fols du cent pefant, auffi à l'option du Marchand ou Batelier, lorfqu'elles defcendront cette Riviere.

V.

Toutes les marchandifes, Manufactures, Fabriques ou denrées dont les droits font réglés au poids par les Articles précédens, devront être déclarées *bruto*, c'eft-à-dire le poids de la marchandife, y compris celui de l'emballage.

V I.

Les marchandifes devront être déclarées par article féparé, comme il s'eft pratiqué ci-devant; mais celles qui font reprifes à l'Article premier, ne feront pas fujettes à être détaillées autrement qu'elles ne le font audit Article, en telle forte, par exemple, qu'il fuffira de déclarer le poids des merceries & quincailleries, fans en diftinguer les efpeces différentes.

V I I.

Les Manufactures & Fabriques mentionnées en l'Article II, devront feulement être déclarées par qualité & nombre de pieces, fans qu'il foit befoin d'y ajouter l'aunage ni la valeur

defdites pieces, lorfqu'aux termes du même Article elles payeront les droits au poids ; mais lorfque les droits s'en leveront
à la valeur, on devra en déclarer la qualité, aunage & prix ;
dans les cas où en vertu du même Article II, les Manufactures ou Fabriques y reprifes auront payé le droit de Tranfit
au poids, il ne pourra être prétendu de confifcation à prétexte qu'on auroit déclaré une efpece pour une autre, en telle
forte, par exemple, qu'une piece de toile déclarée pour être
du fil de lin, ne fera pas fujette à faifie, lorfqu'elle feroit
trouvée de coton ou mêlée de coton : il écherra feulement
amende du quadruple des droits de Tranfit.

V I I I.

Les meubles & ouvrages repris à l'Article III, ne devront
pas non plus être détaillés dans les déclarations, lorfque les
droits en feront perçus au poids, aux termes dudit Article III ;
& ce ne fera que dans les cas où lefdits meubles & ouvrages
devront être acquittés à la valeur, aux termes du même
Article, qu'on devra en déclarer l'efpece, quantité & prix.

I X.

Les marchandifes & denrées qui font l'objet de l'Article
IV, devront être déclarées fpécifiquement ; mais on ne fera
pas obligé d'en dire la valeur, lorfqu'on optera de les acquitter
au poids.

X.

Et afin de prévenir toutes les difficultés que les Bateliers pourroient rencontrer lorsqu'ils seroient chargés de quelques ballots, tonneaux, caisses, coffres ou paquets de marchandises, Manufactures, Fabriques ou denrées non accompagnées de spécification suffisante, & dont par conséquent ils ne pourroient faire la déclaration au desir des Articles précédens, il leur sera libre à l'avenir de les faire passer en Transit, en payant quinze sols du cent pesant, *bruto*, pour lesdits ballots, caisses, tonneaux, coffres ou paquets du poids de deux cens livres & au delà, & trente sols pour chaque ballot, caisse, tonneau, coffre ou paquet en dessous de deux cens livres; bien entendu que chacun desdits ballots, caisses, tonneaux, coffres ou paquets qui font l'objet du présent Article, devra être duement ficelé & plombé au Bureau de l'abord, moyennant quoi il n'en pourra pas être fait de visite.

X I.

Les marchandises, Manufactures & denrées transitantes par la Moselle, continueront d'être exemptes des droits de Haut-conduit & Tonlieu d'eau.

X I I.

Les Bateliers transitans par la Moselle, soit à vuide, ou avec charge, jouiront par provision de l'exemption des droits sur les choses nécessaires à leur consommation pendant le voyage, à concurrence des quantités respectivement marquées ci-dessous pour tout l'équipage. D'un train de bateaux ensemble.

SAVOIR:

Vins de Moselle, soit en bouteilles ou futailles. . . . . . 1. hotte.

Eau-de-vie & Brandevin. . . . . . 4. pots.

Eau minérale. . . . 12. cruch.

Lard, Jambons & autres Viandes seches, salées ou fraiches. . . . 20. livres.

Chandelles de suif. . 10. livres.

Thé. . . . . . 2. livres.

Epiceries. . . . . 2. livres.

Caffé ou Chocolat. . 3. livres.

Sucre. . . . . . . 4. livres.

Daguet ou Goudron à carener. . . . . 1. tonne.

Prunes, Raisins, Figues, Amandes, Châtaignes & Marons, ensemble. . . . . 10. livres.

Pommes, Poires, Cérises, Prunes vertes,

enfemble. . . . . 1. hotte.

Beurre. . . . . . 10. livres.

Fromage . . . . . 20. livres.

Bierre ou Cidre. . . ½. tonne.

Houille. . . . . . 300. livres.

Charbons de bois. . 4. vans.

Huile d'olives. . . 1. pot.

Huile à brûler. . . 1. cruche.

Vinaigre. . . . . 2. pots.

Lentilles. . . . . 40. livres.

Riz, Millet, Orge mondé & pelé, ensemble. 20. livres.

Patates, Carottes, Navets, ensemble. . 1. hotte.

Pain d'épices. . . 10. livres.

Pipes à fumer. . . ½. grosse.

Harengs, Solrets, & Morue. . . . . ¼. de tonne.

Stockvisch & Poissons frais, ensemble. . 20. livres.

Sel. . . . . . . 20. livres.

Tabac fabriqué. . 10. livres.

XIII.

A défaut de reproduction des acquits de Transit duement vérifiés au Bureau de l'issue, il y aura amende de cent florins à charge des Bateliers ou autres, qui auront levés lesdits acquits ou leurs Cautionnaires.

XIV.

En cas qu'il se trouve au Bureau de l'issue quelque partie de marchandises de moins qu'il n'en aura été déclaré au Bureau de l'abord, lesdits Bateliers ou autres encourront amende du décuple du droit de Transit qui auroit dû être levé sur cette partie; mais si le versement étoit avéré, ils encourront amende du quadruple de la valeur des marchandises fraudées, outre la confiscation des mêmes marchandises, en cas qu'elles soient saisies, & cela indépendamment des autres amendes qui échérroient dans des cas particuliers d'importation frauduleuse.

XV.

Les deux Articles précédens n'auront pas lieu à l'égard des marchandises dont l'entrée est exempte de droit, où dont les droits de Transit seront équivalens ou supérieures à ceux d'entrée : & les acquits ne devront pas non plus être reproduits quand la traverse s'effectuera par un seul & même Bureau, comme, par exemple, les vins allant de Nitel à Treves.

XVI.

Pour faciliter aux Bateliers la reproduction de leurs acquits, le Receveur du Bureau de l'issue sera tenu de s'en charger à leur requisition, & de les renvoyer au Bureau de la dépêche, comme aussi d'en délivrer aux Bateliers son récépissé de décharge, le tout gratis.

XVII.

Les Employés du Bureau de l'issue seront tenus de souscrire

la note de décharge que les Receveurs doivent tenir des acquits de Transit vidimés à la sortie, & cela le jour même du passage des bateaux, à peine de privation d'un mois de leurs gages; afin d'y être pris recours, si les acquits venoient à s'égarer entre les mains des Bateliers, il leur sera à cet effet envoyé, deux Regiftres pour cette note, l'un au Bureau de Remich, & l'autre à celui de Vafferbilich.

X V I I I.

Il eft férieufement recommandé aux Receveurs de Remich & Vafferbillich d'expédier promptement les Bateliers qui fe préfenteront à leur Bureau aux heures prefcrites, & les dépêches pour les Bateliers devront fe faire en été dès le foleil-levant jufqu'à la nuit, à peine de privation d'un mois de gages, & plus forte, fi le cas l'exige.

X I X.

Et attendu que les Bateliers chargent le plus fouvent pour le compte de divers Négocians, & qu'il leur importe pour cette raifon de favoir au jufte le montant des droits fur chaque partie de marchandifes, les Receveurs devront expédier autant d'acquits féparés, que les Batelier defireront en avoir, quoique toutes les parties feront chargées dans un même bateau.

X X.

Et afin de prévenir toute vexation, par des faifies ou procès, fur des contraventions involontaires ou défauts de
formalités

formalités qui pourroient fe rencontrer par inadvertance de la part des Marchands ou Bateliers, il fera libre à ceux-ci, dès la fignification du Procès-verbal, de requérir le Juge des droits à Luxembourg, d'informer le Confeil du cas & de fes cir-conftances, en ftatuant la caufe jufqu'à décifion du Confeil ; ce que le Juge devra leur accorder. Il fera également libre aux-dits Marchands & Bateliers de requérir d'abord après la faifie le Receveur du Bureau où elle aura été faite, d'en informer circonftanciellement les Officiers principaux du Département, lefquels devront ftatuer la pourfuite, fe charger des Mémoires défenfionels des Marchands & Bateliers, & porter le tout à la connoiffance du Confeil. Dans l'un & dans l'autre cas les marchandifes faifies devront être relâchées fous eftimation & cautionnement, tant pour leur valeur, que pour les amendes prétendues, & frais de vifite ou d'arrêt.

XXI.

Le préfent Réglement n'opérera que pour le Tranfit par la Mofelle, taxativement, moyennant quoi tous autres Tarifs, Ordonnances & Réglemens émanés fur le fait dudit Tranfit viennent à ceffer ; mais fans préjudice néanmoins aux peines ftatuées en cas de fraude, ou recellement pour autant qu'il n'y eft pas dérogé par les Articles qui précedent.

Ordonne le Confeil à tous ceux qu'il appartiendra, de fe régler en conformité des préfentes, qui feront affichées aux lieux ordinaires des Bureaux de Remich, Grevenmacher &

Vafferbillich , pour qu'on n'en prétende caufe d'ignorance.
Fait au Confeil des Domaines & Finances de Sa Majefté
l'Impératrice Reine Apoftolique. Tenu à Bruxelles le 31 Janvier 1765. Signés , L. DE KEELE. PHILIPPE DE COBENTZEL DE
L'ESCAILLE.

Lettre du Conseil de Bruxelles , qui déroge au Tarif de Remich.

LEs Tréforier-général , Confeillers & Commis des Domaines & Finances de Sa Majefté l'Impératrice Douairiere &
Reine Apoftolique. Très-chers & fpéaux amis : Nous vous
faifons les préfentes , pour vous dire qu'afin de favorifer de
plus en plus le paffage des marchandifes qui tranfitent par la
Mofelle , Nous avons réfolus d'ajouter aux différentes diminutions , qui ont été faites fucceffivement , des droits qui fe
percevoient anciennement , celle de dix pour cent du poids , à
titre de tarre , fur toutes les marchandifes contenues dans des
tonneaux , barils , coffres ou caiffes de bois , tranfitantes par
la Mofelle , de façon que ces marchandifes continueront de
devoir être déclarées au poids brut , la tarre comprife ; mais
que l'on déduira le dixieme du poids total , pour ne percevoir
les droits de Tranfit que fur les neuf dixiemes reftans , afin
de prévenir toutes conteftations ou inconvéniens fur la vérifi-
cation du poids réel de la tarre. Nous vous prévenons auffi ,

qu'ayant égard aux repréfentations que vous nous avez faites, tendantes à ce que la modération ci-deffus eût un effet rétroactif pour les marchandifes qui ont paffé par la Mofelle depuis environ quatre mois, bonification qu'il feroit trop difficile de vérifier, notre intention eft que, pardeffus la modération marquée ci-deffus, vous accordiez jufqu'au dernier de Décembre de la préfente année, inclufivement, une bonification de dix pour cent fur les droits de toutes les marchandifes qui font impofées au poids, & dont les droits font de cinq fols au cent pefant & au deffus. Cette bonification, qui aura lieu du jour que l'ordre en aura été reçu aux Bureaux de Vafferbillich & de Remich, fera accordée à tous les Bateliers, indiftinctement, jufqu'au dernier jour de Décembre prochain, tant à titre de compenfation de ce qu'ils ont payés pour la tarre depuis quatre mois, que par forme de gratification & d'encouragement.

Bien entendu cependant que cette bonification gratuite aura lieu dans le cas déterminé ci-deffus, fur toutes les marchandifes contenues foit dans des tonneaux, barils, coffres ou caiffes, foit dans des ballots ou paquets, & non emballées. Notre intention eft encore que, quoique les Bateliers n'aient demandés des modérations que pour les marchandifes qui remontent la Mofelle, les deux faveurs mentionnées ci-deffus operent également pour les marchandifes qui tranfitent en defcendant cette Riviere, que pour celles qui tranfitent en la remontant. Vous donnerez les ordres en conséquence aux Officiers des Bureaux de Remich & de Vafferbillich, & vous nous accuferez la réception & l'exécution des préfentes. A tant très - chers & spéaux amis, Dieu vous ait en sa sainte garde. De Bruxelles au Confeil des Domaines & Finances de Sell, le 14 Mars 1768. Paraphé DE SLE. Signé, DE SELLIEN.

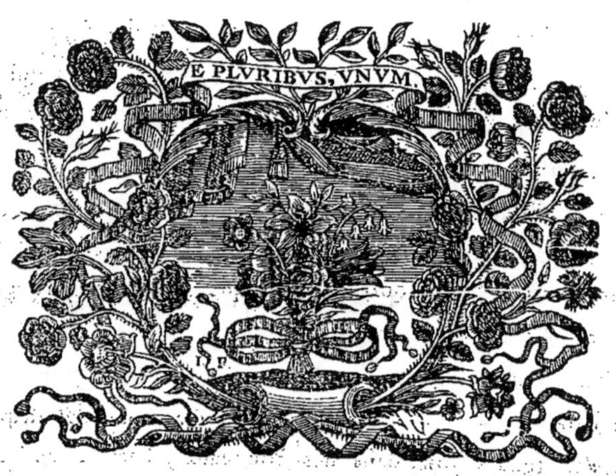

MÉMOIRE

*Sur les obstacles physiques qui s'opposent aux progrès
de la Navigation des Rivieres dans la
Province des Trois-Évéchés ;*

Par M. MATHIS, Citoyen, Membre d'une
Société de Gens de Lettres à Metz.

*Ouvrage couronné par la Société Royale des Sciences & des
Arts, de la même Ville, & lu dans la Scéance publique,
du 18 Novembre 1772.*

*Nos agere hoc autem, & naturam quærere rerum
Semper, & inventam patriis exponere chartis.* (Lucret. Lib. IV.)

UN Guerrier a fait de Metz une place très-forte ; une
Compagnie savante assemblée, par les soins de ce grand
Homme, veut montrer aux Messins toute l'étendue de leurs
ressources.

Ce seroit peu pour cette grande Ville, d'être un des bou-
levards de la France, si le Commerce & l'industrie n'animoient
pas le Citoyen dans ses murs ; si la molle inertie résidoit au
centre de nos vastes fortifications, comme un cadavre enfermé
sous le marbre qui le dérobe à l'œil.

Le Cultivateur, en logeant ſes eſſains ſous un rempart de joncs, ne prétend point empriſonner des eſclaves : il ne veut que faciliter le travail de l'induſtrieuſe abeille ; de même le Pere de la Patrie, en bordant ſes États de Citadelles, en établiſſant ſes Enfans dans un lieu ſûr, ſe promet quelques fruits de leur génie. La Société Royale fait effort pour en accélérer le développement ; elle demande : *Quels ſont les obſtacles physiques qui s'oppoſent aux progrès de la Navigation ſur les Rivieres de la Province des Trois-Évéchés ?* C'eſt le ſujet de ce Mémoire, qui comprendra deux parties. La premiere : Quels ſont les obſtacles phyſiques occaſionnés par les cauſes naturelles ? La ſeconde : Quels ſont les obſtacles phyſiques produits par les cauſes artificielles ?

PREMIERE PARTIE.

Obſtacles phyſiques occaſionnés par les cauſes naturelles.

Les Arbres & Arbriſſeaux. L'UN des obſtacles qui gênent le plus la Navigation ſur les Rivieres, ce ſont les gros arbres qui ſe trouvent plantés ſur leurs bords, ſoit que le hazard ou le beſoin de ſe clorre & de garantir les héritages les y aient placés ; les Bateliers les redoutent, en ce que ces arbres interrompent le halage des bateaux, & qu'ils les contraignent à faire une manœuvre qui leur prend du temps & leur occaſionne du retard dans la marche, sur-tout si c'est en remontant. Pour passer les endroits où il se rencontre de pareils obstacles, les Bateliers sont obligés de détacher les chevaux, de plier les cordages, & de les porter avec la nacelle jusqu'au delà de ces arbres, où retrouvant leurs chevaux, ils ratachent la corde pour continuer leur route.

Quoique les saules & les peupliers, plantés pour défendre & conserver les héritages qui aboutissent sur les Rivieres, ne soient pas si nuisibles au halage des bateaux que les gros arbres, parce qu'ils ne sont pas ordinairement fort hauts, & que la corde fait aisément plier leurs branches souples & de peu de grosseur, comme il s'en voit à Poiche, à Jouy & à Corny sur la Moselle; cependant le frottement use les cordages. Il est même des endroits où la multiplicité de ces arbres, comme à Hetton, forme un bois qui ne permet pas un libre passage pour les chevaux de halage.

Les Ordonnances des Eaux & Forêts ont prévu ces obstacles, elles portent que les Propriétaires des terrains situés sur les bords des Rivieres navigables, seront tenus de laisser, du côté du bord où se fait le halage des bateaux, vingt-quatre pieds de largeur pour le trottoir des chevaux, & font défense d'y faire aucune plantation d'arbres ou arbrisseaux qui puissent aucunement gêner la Navigation; ces Ordonnances prononcent une amende contre les Contrevenans, & les obligent à faire arracher les plantations qui auroient été faites. Pour détruire les obstacles occasionnés par les arbres, il suffira de réclamer l'exécution de ces Réglemens.

Les Roches. Ceux qui voyagent sur la Meuse n'ont point à craindre de trouver de pareils écueils. Dans un cours de plus de cent vingt lieues, on ne voit point, même dans les plus basses eaux, de roches assez élevées pour être dangereuses, si ce ne sont celles qui sont entre le moulin & le second pont de Stenai; à moins qu'on ne veuille donner ce nom à de grands éclats qui se détachent de quelques rochers escarpés, dont la Meuse baigne le pied, tombent dans son lit, & y peuvent former à la vérité quelques embarras; mais qu'il est facile de lever, en ôtant ces pierres, lorsqu'il y en est tombé & qu'elles peuvent être nuisibles.

La Sarre peu large, mais profonde depuis Sarebruck jusqu'à Vaudrevange, au dessous de Sare-Louis, coule assez lentement & presque toujours sur un sable pur : depuis Vaudrevange jusqu'à son embouchure dans la Moselle, son cours est souvent gêné par des amas de graviers & de pierres qui occupent la largeur de son lit, & forment des cataractes. De plus, il y a des parties de ce cours qui sont bordées par des rochers, dont il s'est détaché des blocs considérables, qui sont tombés dans le lit de cette Riviere, & y ont formé des écueils d'autant plus dangereux, qu'ils sont la plûpart couverts d'eau, & qu'ils sont repandus çà & là : les bateaux ne les touchent point impunément, ni sans en être endommagés, & il faut, pour

les

les tourner & les éviter, employer la force & l'adreſſe, & luter contre le poids de l'eau & ſa rapidité.

Quelque dangereux que ſoient les courans entre ces diffé-rentes roches éparſes, c'eſt peu de choſe en comparaiſon des dangers que l'on court près de Reling. En cet endroit la Sarre, retrécie & ſerrée par des rochers, tombe avec im-pétuoſité ſur des amas de pierres ; mais le danger eſt encore plus grand dans le courant établi près de Vellez, où des montagnes, dont les baſes ſe rapprochant, ne laiſſent qu'un paſ-ſage étroit aux eaux de cette Riviere : ces eaux au ſortir de cette portiere naturelle, à l'amont de laquelle elles forment un comble, ſe précipitent ſur des débris de rochers, & s'y briſent avec fracas.

Toute périlleuſe que paroiſſe la Sarre dans ce détail des plus grands défauts actuels de ſon cours, un grand Homme, qui s'eſt ſignalé & à qui il n'a manqué que des oc-caſions pour ſe ſignaler davantage, a rendu néanmoins, dans le temps qu'il méditoit le ſiege & la priſe de Trarback, la ſûreté à la Navigation de cette Riviere, en détruiſant partie des obſtacles qui s'y oppoſoient. Pourquoi ne pourrions-nous pas eſpérer que ce qui a été commencé ſous les ordres de l'immortel Fondateur de cette Académie, ne ſoit heureuſe-ment achevé ſous ceux du Vainqueur de Bergen ?

Les moyens que l'on peut employer pour faire ceſſer les dangers que l'on court ſur cette Riviere, doivent être relatifs à leurs caufes. Lorfque ces dangers font occafionnés par des amas de pierres, de graviers & par des quartiers de roches qui font obftruction dans le lit, & augmentent la rapidité du courant, il fuffit, fi les pierres font d'un médiocre volume, d'y employer des bras, aidés par quelques machines ; mais s'il étoit queftion de détruire de groffes maffes de rochers, il faudroit y employer la poudre & la mine pour les fendre & les brifer, de façon que les débris puffent être aifément enlevés de la Riviere, & tranfportés hors de fon lit : c'eft par ces moyens réunis, que l'on pourra tenter avec fuccès d'élargir le paffage trop étroit de Reling & de Vellez, & d'approfondir le lit de la Riviere en ces endroits, pour détruire, ou du moins, pour abaiffer ces dangereufes cataractes.

Si la Mofelle n'a pas de cataractes naturelles, comme il s'en trouve dans la Sarre, elle a, comme elle, fes graviers, fes pierres & fes rochers. De Liverdun à Frouard dans la partie haute, elle coule le plus fouvent fur des couches de roches plates, de peu de hauteur, & dont le lit eft incliné. Il paroît que ces couches céderoit aifément aux efforts de la pioche & du levier : une fouille faite dans la moitié de la largeur de la Riviere feulement, fur une hauteur convenable, fuffiroit pour affurer un Commerce par eau entre les Villes de Metz & de Toul ; mais c'eft dans la partie baffe de cette Riviere, vers Treves, que les bancs de rochers qui compofent fon lit, nuifent le plus aux Bateliers. Il en eft en plufieurs endroits vers la fin de son cours, qui sont redoutés même dans les eaux moyennes.

Dans les eaux basses, on apperçoit aisément cinq ou six grandes roches à Ventrick. Le courant y est étroit & rapide, & le bateau ne peut éviter d'y passer. Ces roches pourroient être arrachées, ou même si la manœuvre en paroissoit trop pénible, on pourroit en les laissant de côté, livrer un passage aisé à la Navigation, & éviter de passer sur ces roches, en déblayant la partie des bancs de sable & de cailloux qui est vis-à-vis, & en donnant au déblai assez de largeur & de profondeur pour le passage libre des bateaux.

Il y a de pareilles roches à Reil, à Merlet & à Hablesfort; mais elles sont plus sous l'eau. Un Batelier habile & hardi pourroit bien ne pas hésiter de passer dessus à vuide, au risque seulement de sentir frotter & d'entendre gratter le fond de son bateau; mais il ne présumeroit peut-être pas pouvoir franchir, sans se hazarder davantage, celles de Weisserlem & de Gentsferkein au dessus du pont de Coblentz. Des couches de roches étendues dans presque toute la largeur de la Riviere, rendent ces deux passages très-dangereux. On pourroit cependant en enlever une certaine hauteur avec assez de facilité, pour approfondir le lit. La nature de ces roches approche de celle de l'ardoise; elle est tendre, & la pierre peut se lever comme elle par feuillets; il ne seroit besoin pour les arracher, en profitant des basses eaux, que d'y employer les outils les plus ordinaires. On en enleveroit les débris hors de l'eau par le moyen de la drague.

Les Montagnes. Les montagnes ne font un obftacle à la Navigation qu'en ce que, trop rapprochées, elles encaiffent le lit des Rivieres, & deviennent par-là, une des caufes prochaines des débordemens dans les plaines, & de la trop grande rapidité du cours des eaux, refferrées entre le pied de ces montagnes.

Les eaux, par leur fluidité, étant dans un mouvement continuel, font entraînées par leur pefanteur, & prennent une viteffe proportionnée à la pente du lit : peu gênées dans la plaine, elles y coulent naturellement; mais arrivées à la gorge plus ou moins étroite des montagnes, elles s'y trouvent comme arrêtées, & ce détroit ne pouvant les recevoir & les rendre par proportion à leur volume qui fe renouvelle fans ceffe, alors ces eaux refluent, s'élevent & fe répandent dans les campagnes après s'être débordées. Non feulement la Navigation eft interrompue par ce débordement; mais auffi les héritages courent rifque d'être dégradés, & le Propriétaire craint plus ou moins de voir perdre fes récoltes, à proportion du temps que les eaux y féjournent, & qu'elles tardent à rentrer dans le lit de la Riviere.

Un autre effet des montagnes fur la Navigation, eft que refferrant les eaux dans un lit plus étroit, & les empêchant de fe répandre, leur rapidité, pour peu que leur volume augmente, peut en être beaucoup accélérée, & devenir par-là nuifible à la Navigation. Au furplus, fi les montagnes lui caufent quelque défavantage, elles ont d'un autre côté la propriété de fixer le lit des Rivieres, de réunir leurs eaux fous un volume moins large, mais plus profond, & en cela, elles font favorables à la Navigation.

La Mofelle, depuis Dieulouard au deffus de Metz, jufqu'à Kœnifmacher au deffous de Thionville, coule dans une vafte & délicieufe vallée, qui n'eft bornée par des montagnes qu'à une diftance affez éloignée. Près de Rhétel, un peu au deffous de Kœnifmacher, les montagnes fe rapprochent & forment, pour ainfi dire, le lit de cette Riviere, qui perdant en cet endroit la liberté qu'elle avoit de choifir fon lit dans la plaine & de s'y répandre, fe trouve affujettie à fuivre la direction que lui fixe le pied de ces montagnes, & que leur élévation empêche pour jamais de changer. Depuis Rhétel, fi l'on excepte le vallon de Treves qui a quelque largeur, la Mofelle eft refferrée dans prefque tout fon cours jufqu'au Rhin par de grandes montagnes.

La Satre, depuis Vaudrevange au deffous de Sare-Louis, jufqu'au pont de Sarbruck, où elle entre dans la Mofelle, coule auffi entre des montagnes efcarpées. Ces montagnes ne lui nuifent que parce qu'il s'en détache des maffes de pierre d'un gros volume qui tombent dans fon lit, l'engorgent, refferrent encore plus fon courant, & en augmentent la rapidité.

La Meuse n'a ni l'avantage, ni les désavantages que l'on peut espérer ou craindre du voisinage des montagnes. Son cours, plus long que celui de la Moselle, est établi dans de vastes plaines, où il ne se trouve rien qui puisse accélérer ou retarder l'écoulement de ses eaux.

Cette Riviere a peu de pente. Il seroit même à desirer que cette pente fut plus forte ; les eaux de ses débordemens s'écouleroient plus promptement, & ne couvriroient pas si long-temps les terres voisines, où elles gâtent, par un trop long séjour, ou les semences ou les récoltes prêtes à être faites.

La Meuse ne coule cependant pas toujours dans des plaines. Elle traverse le Pays de Liege entre des montagnes inégalement rapprochées qui ne gênent point son cours, & qui ne semblent n'être placées là que pour procurer aux Voyageurs d'agréables surprises par des points de vue qui lui laissent découvrir les riches campagnes des environs.

Embouchures des Rivieres & des Ruisseaux.

La Navigation de la Meuse n'est guere contrariée dans ce qui concerne le marche-pied des chevaux de halage, par les embouchures des ruisseaux qui s'y rendent. Les plus considérables de ces ruisseaux se passent sur des ponts. Les autres entrent dans cette Riviere si lentement & avec si peu de hauteur d'eau, que leur traversée ne peut être interrompue, ni former obstacle au halage que lors des inondations ; & alors la Navigation est totalement suspendue.

Dans la Sarre, l'embouchure de la Riviere de Nied, qui s'y

décharge à Sierſberg, & celle de la Brême, qui y tombe à la hauteur de Vaudrevange, ne ſont ni dangereuſes, ni même embarraſſantes à traverſer, tant parce que le halage des bateaux ſe fait ſur la rive oppoſée, que parce que les lits graveleux & peu profonds de ces deux Rivieres ſont ſolides, & que d'ailleurs leurs bords ont des talus très-alongés qui donnent la facilité aux chevaux & aux hommes de les deſcendre & remonter ſans danger.

L'embouchure de la Meurthe n'empêche pas les chevaux de franchir librement ſes rives pour ſuivre le halage de la Moſelle, juſques ſous le moulin de Frouard, qui eſt le *non plus ultrà* de la Navigation de cette derniere Riviere ; parce que l'enſablement qui ſe trouve à l'embouchure de la premiere, permet preſque toujours aux chevaux de la traverſer, d'ailleurs le halage ne ſe prend que rarement ſur la rive droite.

Il n'en eſt pas de même de Metz en deſcendant à Thionville. Les Bateliers ſouffrent beaucoup de retard aux embouchures de pluſieurs ruiſſeaux, pour peu que la Riviere ſoit haute, & même lorſque les eaux ſont ce qu'ils appellent, bonnes ; dans les moyennes eaux, les chevaux peuvent paſſer ces embouchures à gué. Lorſque les eaux ſont hautes, & que les bateaux arrivent ſous les ruiſſeaux de Hautconcourt, de Hagondange & d'Illange, il faut jetter l'ancre, détacher les chevaux de halage ; il faut enſuite les faire remonter une rive de ces ruiſſeaux juſqu'au premier gué ou pont pour les paſſer, puis on les fait redefcendre fur l'autre rive , pour venir re-prendre la corde qu'on y a portée avec la nacelle. Toute cette manœuvre ne peut être faite fans beaucoup de retard , & l'on emploie fouvent plufieurs heures pour paffer ces trois embou-chures ; lorfque , fans les obftacles qu'elles occafionnent , on n'auroit befoin que de quelques minutes.

Ou le Commerce par eau fur la Mofelle eft peu intéreffant pour la Province , & la Navigation peut être retardée, fans que le Commerce en fouffre , ou l'on ne doit pas différer la conftruction des petits ponts qui font indifpenfables à faire fur ces ruiffeaux , pour que le halage ne foit plus interrompu , & pour empêcher la perte du temps des Bateliers. On dit la même chofe pour les ruiffeaux de Niederham & de Poiche , quoiqu'un peu moins difficiles à franchir ; mais on infifte fur-tout pour celui qui defcend à Sierck , où il faut indifpenfa-blement s'arrêter , ramaffer la corde de tirage , & la monter en nacelle jufqu'au delà des murailles de cette Ville , où les chevaux vont attendre pour la reprendre.

Le défaut d'eau.   Aux inconvéniens ci-deffus qui gênent la Navigation des principales Rivieres des Trois-Évêchés , on peut joindre encore celui de manquer fouvent d'eau pour une Navigation ordinaire. Ce défaut d'eau leur eft commun avec de grands fleuves. Comme on n'ignore plus l'origine des Rivieres , on connoît auffi la caufe qui produit & entretient un plus grand ou un moindre volume d'eau dans leur lit ; les inégalités alterna-tives

tives des eaux d'une Riviere fuivent néceffairement la quantité des eaux, dont les réfervoirs, renfermés dans le fein des montagnes, ont pu être fournis. Ces réfervoirs, qui donnent naiffance aux Rivieres & aux Fleuves, ne fe rempliffent qu'au moyen des pluies, principalement des neiges qui tombent fur les montagnes dans les environs des fources : ces neiges & ces pluies fe fondent & pénetrent petit-à-petit jufqu'à ces fouterrains. Les réfervoirs fe rempliront fi les pluies font abondantes, s'il eft tombé beaucoup de neiges, & fi elles ne fe font fondues que fucceffivement. Au contraire il s'y rendra peu d'eau, fi les pluies tombent par orages qui battent la terre & ferment les petits canaux deftinés à les conduire jufqu'aux réfervoirs, fi la neige n'eft tombée qu'après une forte gelée qui a occafionné le même effet en refferrant la terre, & fi ces neiges fe font fondues avant que la terre ne foit dégelée : dans ces différens cas d'orages ou de fonte fubite il ne réfultera qu'une inondation momentanée, les eaux fe feront écoulées fur la fuperficie; elles n'auront pu, par le méchanifme naturel, pénétrer la terre, & fe rendre au dépôt que la nature a deftiné pour en former l'origine des Rivieres, & pour les entretenir dans une hauteur d'eau néceffaire pour la Navigation & pour le Commerce des différens Pays qu'elles traverfent.

On voit aifément delà, que hors les cas d'orages, de longues pluies, & de fonte de neige fubite, une Riviere qui n'eſt entretenue que par ces réſervoirs, doit s'élever rarement au deſſus de ſes bords, & l'on conçoit facilement pourquoi une Riviere déborde, lorſqu'une autre baiſſe; d'où il eſt naturel de conclure, qu'il n'eſt pas poſſible de ſuppléer, ſans le ſecours de l'art, au défaut d'eau, ni de prévenir une trop grande abondance : dans l'un & l'autre cas, la Navigation ſera forcément interrompue; mais ſi l'on examine avec attention la carte & l'étendue de la Province des Évêchés, les ſources & le cours des Rivieres qui l'arroſent, l'on ne tardera pas à s'appercevoir, qu'avec une volonté décidée de faire fleurir le Commerce dans cette Province, on pourroit, vu que deux de ſes principales Rivieres ne ſont pas beaucoup éloignées entr'elles, ni à leur ſource, ni dans leur cours, on pourroit, dis-je, les faire s'entr'aider mutuellement & remédier en quelque ſorte au préjudice que le défaut d'eau ne cauſe que trop ſouvent à leur Navigation.

Domitius Néron tenta de réunir la Saône à la Moſelle. Cette grande & belle entrepriſe, qui mérita une place dans les Annales immortelles de Tacite, éprouva le ſort trop ordinaire aux projets les mieux conçus: le canal fut commencé & ne fut point achevé. La gloire de ſon exécution ſeroit digne de la grandeur du Monarque, qui, au ſein de cette Capitale, reçut de notre amour le ſurnom mérité de Bien-aimé. Cette gloire paroît avoir été réſervée à un cœur bienfaiſant.

Sous un Roi, qui donna son nom à son siecle, M. de Vauban renouvella aussi, sans succès, ce grand projet, qui n'est pas cependant au dessus de celui qu'il conçut, de joindre la Meuse à la Moselle, par un canal qui réuniroit les deux ruisseaux qui prennent naissance au pied des revers opposés de la montagne, dans les bois de Foug, & qui s'écoulent l'un dans la Meuse à Pagny, & l'autre dans la Moselle à Toul; il y a long-temps que le bien du Commerce, qui, par ce moyen, pourroit s'étendre & la Navigation pour le soutenir, demandent la réunion de ces grandes Rivieres par des canaux de communication : l'exécution en est possible, & sans appauvrir la Meuse ni la Saône, elle enrichiroit la Moselle.

Les Rivieres & les Fleuves ont coulé dans leur premiere origine, suivant les loix prescrites à tous corps qui tombent ou qui roulent sans obstacle. Ils ont dû tendre à la ligne droite : leur rapidité, relative à leur pente, leur a creusé un lit, & l'inégalité des résistances des différens terrains, jointe à l'inégalité du relief, leur a fait abandonner cette premiere direction, & leur a formé des anses. Cette assertion est plus que vraisemblable. On peut aisément se convaincre du premier cours des Rivieres ou Fleuves en ligne droite. Comme il est dans la nature que tout corps qui roule suive la ligne la plus courte, pour passer d'un point à un autre, s'il n'en est détourné par une cause; aussi les Rivieres font-elles conti-

Sinuosités
nécessaires
des Rivieres.

Cc ij

nuellement des efforts contre ces mêmes ances qu'elles se sont formées, & elles tendent toujours à redresser leur cours.

On peut examiner le ravage qui se fait dans le fond de ces ances, ravage qui est d'autant plus grand que ces ances se présentent plus ou moins perpendiculairement à la direction du cours des eaux. Les sillons droits que le cours de l'eau trace, lors des débordemens, sur la superficie des terrains au dessous de ces ances, font bien voir encore plus précisément qu'il est de l'essence des Rivieres de s'écouler en ligne droite, & que les coudes qu'elles font ne sont qu'accidentels. La Moselle, il y a quelques années, a abandonné l'ance qui la portoit sous Cattenom & lui faisoit parcourir trois-quarts de lieüe. Elle s'est creusé un nouveau lit plus direct, qui n'a plus qu'un quart de lieue. Elle en auroit fait de même, au dessus de Thionville près de Gassion, si on ne l'eut prévenue en revêtissant d'*un perré* le bord qu'elle avoit déja entamé.

Cependant le cours d'une Riviere qui seroit dirigé en ligne droite sur toute sa longeur, ne seroit pas avantageux à la Navigation, sur-tout si la pente en étoit trop roide. Un écoulement trop rapide des eaux ne permettroit pas aux bateaux de remonter, & il seroit peut-être aussi dangereux de les faire descendre. Ou ces eaux s'écoulant à mesure que la source les fourniroit, laisseroient presque toujours à sec le lit de cette Riviere, ou la hauteur des eaux qui y resteroient, ne seroit pas suffisante pour porter les plus petits bateaux.

Les sinuosités, au contraire, que se sont formées les Rivieres, sont nécessaires à la Navigation, par les avantages qu'elles lui procurent. Leurs anses retardent l'écoulement des eaux, & les soutiennent à la hauteur convenable pour porter de grands bateaux. Leur utilité ne se borne pas à favoriser la Navigation. Ces anses servent aussi, par leurs longs circuits, non seulement à l'arrosement d'une plus grande superficie de terrain; mais aussi à étendre les avantages de la Navigation à un plus grand nombre de Villes & de Villages qui profitent de la facilité qu'elle apporte au Commerce.

L'expérience nous apprend comment ces sinuosités se sont pu former successivement. On voit par elle qu'elles proviennent en grande partie de l'inégalité de résistance des terrains dans lesquels les Rivieres se sont creusées leur lit; que les parties foibles ont cedé au frottement de l'eau, & se sont détachées de la masse, qu'elles ont été portées vers la rive opposée, où s'étant accumulées par succession de temps, elles ont rétreci le canal dans cet endroit, & y ont changé la direction du courant, lequel porté par ce changement plus directement sur la rive opposée, a acquis plus de force pour l'entamer, & qu'ainsi successivement se sont formées les plus grandes anses qui sont toujours alternatives d'une rive à l'autre. On ne peut donc pas douter que ce ne soit là une des principales causes des sinuosités du cours des Rivieres, & que les mêmes sinuosités ne soient aussi l'origine de celles que l'on voit suivre aux vallées dans lesquelles les Rivieres coulent : ainsi on peut compter les grands contours que fait toute Riviere par ceux de la vallée qui la reçoit. Il y a bien des petites sinuosités intermédiaires ; mais elles se forment & se détruisent de temps à autre, par les mêmes causes qui les ont produites. Si les ances des Rivières ont un côté avantageux, elles ont aussi leur côté foible : c'est aux dépens des héritages qu'elles se forment. C'est du débris des différens terrains qu'elles enlevent, que s'établissent dans le lit des Rivieres les bancs de terres, sables ou graviers, lesquels suivant leur position & la nouvelle direction qu'ils donnent au courant, procurent aux eaux plus de force pour entamer plus avant la rive opposée, & pour attaquer des masses qui, sans cela, auroient pu résister à un choc ordinaire. Ce sont de semblables causes qui font former les différentes obstructions, comme les isles au milieu des Rivieres & les barres que l'on voit traverser la largeur de leur lit, & à l'amont desquelles les eaux s'élevent & forment ces cataractes quelquefois si dangereuses. Ces barres & ces cataractes ont lieu particuliérement dans les ances. On peut se souvenir qu'en 1764, un habile Batelier de Treves, malgré toutes les précautions qu'il put prendre, échoua avec un bateau chargé de grains dans l'ancienne ance de Cattenom.

On vient de discuter les désavantages qui résulteroient pour la Navigation sur une Riviere, si son cours étoit absolument droit & dont la pente seroit trop roide, avec les avantages qu'elle retire des anses & sinuosités par-tout répétées de son cours, & nous avons fait voir l'utilité de ces dernieres pour la Navigation, comme aussi les obstacles qu'elles y apportoient & dont elles sont la cause. Il s'agit présentement, pour procurer une Navigation libre & aisée, de donner les moyens les plus prompts & les plus faciles de détruire ces obstacles ou de les rendre moins nuisibles.

Le moyen le plus prompt & le plus sûr de désobstruer le lit des Rivieres, c'est de déblayer les amas de sable, gravier ou pierres qui ont formé les isles ou presqu'isles, & les barres qui vont quelquefois d'une rive à l'autre. On emploie à cette manœuvre non seulement les hommes & les machines propres à cette opération ; mais encore l'eau elle même ; & souvent c'est l'expédient le plus prompt, le moins coûteux, & qui réussit le mieux.

Les bancs de sable qui traversent la Riviere d'une rive à l'autre, comme on en voit dans la Moselle, vis-à-vis des Villages d'Autreville, de Belleville, de Novean, au dessous d'Ars, à la hauteur de Mancourt, vis-à-vis de Gassion & Malling, nuisent à la Navigation. Ils ne sont couverts, dans les basses eaux, que de quelques pouces d'eau. Les bancs de cette espece doivent être détruits par *l'écurement*, & par le déblai. Il n'y a que ce moyen.

Mais avant de déterminer comment on procédera à cette opération, il est bon de prévenir que, pour régler à quoi

doit se porter le déblai que l'on propose de faire des bancs
& des amoncellemens au dessous des plus basses eaux. On fixe
la hauteur de ces basses eaux à vingt pouces, les moyennes à
trente, les bonnes à quarante, & les grandes depuis quatre
pieds jusqu'à cinq & six au dessous de la superficie de l'eau.
A ces différentes hauteurs convenues avec les Navigateurs,
nous ajoutons qu'un bateau ne peut prendre en descendant
plus de charge, qu'il ne pourroit contenir d'eau ; mais qu'en
montant il peut forcer de quelques pouces.

Ceci supposé, comme principes élémentaires de la Navigation, il sera aisé de déterminer en tout temps le poids dont
on peut charger un bateau. Car quelle que soit sa forme, sa
largeur, sa hauteur & sa longeur, la hauteur d'eau qu'il prend
à vuide, laquelle est relative à sa superficie & à son poids
spécifique, celle qu'il prendroit, si on le remplissoit d'eau,
jusqu'à tenir les bords suffisamment élevés au dessus de la superficie de la Riviere pour être conduits sans danger, & la
hauteur qui resteroit alors sous ce bateau, étant connue, ces
différentes hauteurs combinées donneront toujours pour les
différentes eaux le poids de la charge qu'il sera relativement
possible de donner à ce bateau.

Les grandes & basses eaux sont également désavantageuses à
la Navigation. Car avec ces dernieres on voyage difficilement
même à vuide, & avec les premieres on descend bien avec
charge complete ; mais l'on ne pourroit pas remonter. Les
moyennes

moyennes eaux qui ne portent que trois quarts de charge , &
ce qu'on appelle les bonnes eaux qui portent charge entiere
en remontant & en descendant, font fans doute les plus avantageufes , & avec ces eaux on eft au deffus de quelques atteriffemens. On évite aifément différens obftacles, comme les
embouchures des ruiffeaux, les arbres, les foffés, les terres
marécageufes ; parce qu'alors les chevaux de tirage peuvent
paffer fans danger d'un bord à l'autre , & tirer même dans le
lit de la Riviere. Ces moyennes & bonnes eaux font heureufement l'état le plus ordinaire où fe trouvent nos Rivieres.
Auffi a-t-on eu l'attention d'y conformer la conftruction des
bateaux, dont on fe fert pour les defcendre ou remonter, &
pour tranfporter les charges les plus fortes qu'il foit poffible.
   Il feroit, fans doute, à defirer, que l'on pût approfondir le
lit de la Mofelle , de façon à lui conferver en tout temps
(hors celui des crues) de bonnes eaux ; mais ce feroit trop
tenter. Il faut en refter à faire des vœux , & puifque les
moyennes eaux permettent de prendre une charge affez confidérable, pour intéreffer le Batelier & pour fubvenir au Commerce de la Province , nous nous contenterons d'effayer de les
lui procurer, en approfondiffant fon lit de dix-huit à vingt
pouces aux endroits où fe trouvent les barres de graviers, &
les atteriffemens, fur deux toifes de largeur, dans la longueur de
de ces obftructions que nous avons indiquées ci-deffus, & dans
l'alignement le plus convenable à diriger naturellement les

D d

eaux dans ce nouveau canal qui fera ouvert à l'amont, en forme d'entonnoir, pour mieux y appeller les eaux & employer leur choc & leur pefanteur à le creufer, & à l'élargir davantage.

Nous propofons ce moyen avec d'autant plus de confiance, que nous le tenons d'un effet que la Mofelle vient de fe procurer par elle-même, fans avoir été aidée par l'art. Ses eaux, fous Prédennes, partagées fur une grande greve, y couloient dans une grande diftance avec peu de hauteur d'eau. Le courant principal ayant peu à peu creufé dans la direction où fon lit avoit plus de pente, une rigole commencée dans la branche droite à la pointe de l'ifle, & dont l'ouverture évafée à l'amont fe rétreciffoit vers l'aval, les débordemens de l'hiver dernier l'ont achevée. Les eaux ont élargi & approfondi cette rigole, de façon que prefque toute la Riviere y paffe préfentement, & que cette branche eft devenue très-navigable.

Il feroit très-néceffaire de procurer un pareil effet au lit de cette Riviere, depuis l'éclufe du Saulcy dans Metz, jufqu'au deffous de la Cour-aux-Gelines. Le fond de ce lit eft trop élevé dans toute cette étendue, & l'eau y a fi peu de hauteur, que fouvent, nonobftant le volume d'eau que donnent les éclufes lorfque les portieres font levées, les Bateliers trouvent à peine un endroit, même tant foit peu commode, pour aborder & décharger leurs bateaux. On ne peut y remédier que par un bon *écurement*.

Il fera plus difficile de fe déterminer fur le choix des moyens à employer, pour parvenir à détruire & enlever le grand banc de fable qui eft au confluent de la Mofelle & de la Meurthe, & qui gêne le paffage. Si on penfoit à fe fervir de l'eau pour produire cet effet, en dirigeant fon courant par des jettées ou des épics appuyés à la rive droite de la Mofelle, loin de diminuer cette maffe de fable, ce procédé l'augmenteroit des débris des terres des bonnes prairies qui font fur fes bords, & dont on accéléroit la perte, & fi on établiffoit ces jettées ou épics fur la rive gauche, ils ne laifferoient alors de libre pour la Navigation que la partie de fon lit, qui ne peut fupporter le plus leger tranfport. La Riviere, dans les baffes eaux, peut fouffrir à peine deux bateaux de front.

Par de femblables raifons, les épics ne réuffiroient pas mieux, placés fur les bords de la Meurthe; ils gêneroient dans ce canal qui eft fort étroit. Au furplus, pour produire l'effet que l'on demande, il ne fuffit pas de détourner les eaux par le moyen des épics.

Les deux épics placés au deffus de Gaffion, protegent beaucoup la chauffée qu'ils défendent contre le choc des eaux qui menaçoient de la couper, mais ils n'ont point encore entamé le banc de fable qui eft à la rive oppofée, & il y a apparence que cela n'eft point entré dans les vûes de l'Ingénieur qui les a fait conftruire pour la confervation de la route. Si c'eût été fon objet, il eût fallu, outre ces épics, préparer le terrain dans le banc même, & y faire un foſſé pour y conduire les eaux, & les aider par-là à s'ouvrir un paſſage, & à détruire ce banc.

Si on ſe refuſoit à faire la dépenſe pour l'écurement & l'enlévement des ſables amoncellés au confluent de ces deux Rivieres, (ce qui rendroit bien ſûrement & en peu de temps la liberté intéreſſante de ce paſſage, qui eſt très-difficile), on pourroit pour le ſuppléer, creuſer ſeulement du côté droit de la Moſelle, dans le banc de ſable, une ouverture de quelques toiſes de largeur ſur un peu plus de longueur, & creuſer une pareille ouverture à la rive gauche de la Meurthe à l'aval de ce banc, & enſuite indiquer aux eaux le nouveau cours qu'on veut leur faire prendre, en traçant à la charrue, ou autrement une rigole que l'on approfondira de quelques pieds, & qui communiquera aux deux ouvertures. Le tout ainſi préparé, on chargera les crues d'achever l'ouvrage ; ce qui ne doit pas paroître hors d'eſpérance, ni devoir être attendu long-temps, vu que la maſſe que l'on ſe propoſe de détruire n'eſt compoſée que de ſable très-fin, aiſé à déplacer, & qui doit offrir moins de réſiſtance, & céder plutôt à l'impulſion de l'eau que le terrain ferme de la rive oppoſée.

L'on ne doit pas cependant ſe repoſer ſur la Riviere ſeule pour corriger ce défaut de ſon lit. On doit en eſpérer beaucoup ; mais reſter dans une parfaite aſſurance, ce ſeroit riſquer d'être trompé. Il faut, au contraire, la ſuivre & épier tous ſes mouvemens, ſur-tout après les grandes crues, afin de ſe guider en conséquence de ce qu'elles auront produit, & afin de rétablir ce qui auroit souffert quelque dérangement.

Au-dessus de l'embouchure du ruisseau d'Esch, la Moselle se divise sur un amoncellement de sable & de cailloux, & coule rapidement dans l'une & l'autre branche sur un fond uniforme qu'elle laisse aisément appercevoir. La branche de la droite est la moins directe, elle paroît cependant être l'ancien lit de la Riviere, & quoique la branche de la gauche reçoive les eaux du ruisseau avec le courant principal, elle prend cependant peu de profondeur. C'est encore ici le cas de préférer *l'écurement* à toutes autres manœuvres, & pour donner à cette branche gauche une hauteur d'eau suffisante pour la Navigation, il faut premiérement faire enlever les corps d'arbres que les Propriétaires des héritages voisins ont couché anciennement en terre, pour empêcher cette branche de se former ; il faut ensuite creuser le lit dans toute son étendue, & sur-tout du côté de l'isle, pour y attirer les eaux & les détourner de la rive gauche que l'on pourra aussi fortifier, soit par des épics placés à propos, des haies clayonnées ou des jettées ; & même, pour épargner la dépense, on pourroit obtenir la même chose ; mais plus lentement, en employant la maniere proposée pour désobstruer cette Riviere à son confluent avec la Meurthe.

La Moselle est si basse à la pointe d'amont de l'isle située à la hauteur de Norroy sous Pont-à-Mousson, que les bateaux

ont peine à y paſſer à vuide. Pour rendre navigable le bras
droit qui eſt le plus ancien, il faudroit placer des épics ſur
la rive gauche, au deſſus de l'embouchure du ſecond bras, &
creuſer le lit du canal de la droite, ſur-tout à ſa naiſſance,
pour y attirer les eaux. Le canal de la gauche ne manque
d'eau qu'à ſon embouchure, & il ne faudroit, pour le rendre
navigable, qu'ouvrir un canal ſur deux toiſes de largeur, continué ſur cinq ou ſix; parce que la rapidité du courant, portée
dans cette ouverture aura bientôt fait un paſſage ſuffiſant dans
la maſſe de cette iſle, qui eſt de ſable fin.

Au deſſous du bac d'Ancy, cette Riviere ſe diviſe en pluſieurs branches. Les eaux ainſi partagées ne ſont plus ſuffiſantes pour fournir dans aucun des différens bras à une Navigation aiſée. On ne pourroit la procurer dans tous, il faut en
choiſir un pour ſervir à la Navigation, & lui donner le plus
d'eau qu'il ſera poſſible. Le bras ſur la gauche, qui cotoye
les vignes d'Ancy & d'Ars, eſt le plus profond & paroît le
plus favorable. Il ſuffiroit, pour le rendre navigable, de creuſer & d'approfondir le fond à ſon embouchure, pour y rendre
ſont lit plus bas que celui des autres bras : cette opération
détermineroit une plus grande partie des eaux à s'y rendre & en
augmenteroit la hauteur dans ce bras. Il ſeroit auſſi néceſſaire
de détruire, beaucoup au deſſous des baſſes eaux, une partie de la
fondation des piles des anciennes arches de l'aqueduc de Jouy, qui,
ſans cela, ſeroient des écueils très-dangereux pour les bateaux.

Entre les anfes de la Mofelle, on diftingue fpécialement celui qu'elle fait à la hauteur de Bouffe, où, fous un volume peu large, mais affez profond, elle coule rapidement fur un lit de pierres & de cailloux: les eaux ainfi réunies & forcées, choquent avec impétuofité la rive gauche efcarpée, dans laquelle minant continuellement, elles ont formé une anfe, qui eft trop peu ouverte pour y recevoir aifément deux bateaux de front. Il y a autant de bonheur que d'adreffe à franchir heureufement ce pas, où l'engravement eft le moindre danger à craindre.

Si l'on n'avoit dans cet endroit que la rive gauche à conferver, on auroit le choix d'y employer foit les épics maçonnés & pavés en pierres feches, comme ceux qui protegent la grande route de Metz à Thionville au deffus de Gaffion, foit les jettées de pierres perdues, dont on fe fert depuis longtemps pour défendre Avignon contre l'impétueufe rapidité du Rhône, ou enfin les digues qui empêchent le Rhin de détruire l'enceinte de Duffeldorff; mais il s'agit de plus, de rendre navigable fans danger un lit étroit & prefque comblé.

Les épics ou toutes autres jettées faifant avance dans le lit de la Riviere, pourroient bien conferver l'une ou l'autre rive; mais en refferrant le lit de cette Riviere, elles deviendroient nuifibles, & formeroient une efpece d'écueils; il vaut encore mieux que le bateau heurte contre la terre, que de rifquer de fe brifer contre une maffe de pierres.

Mais quand les épics produiroient le bien qu'on fe propoferoit, en les employant, n'eft-il pas plus naturel de leur préférer des moyens plus fimples & moins coûteux, & qui font jouir dans peu de temps? Non feulement les épics demandent de la dépenfe; mais auffi leurs effets ne fe manifeftent qu'après un temps affez long & progreffivement, & l'on n'eft pas toujours fûr de l'événement. Le moyen donc le plus affuré de procurer promptement une Navigation facile dans cette anfe, eft le même que nous avons indiqué, pour défobftruer cette même Riviere à fa jonction avec la Meurthe : nous le propofons comme le moins lent & le moins coûteux, qui puiffe être employé avec avantage, pour détruire l'obftacle de l'anfe de Bouffe, puifque le principal agent fera la Riviere feule.

Les anfes de Jouy & du bac d'Ars demandent d'être traitées de même, non pas que le paffage y foit gêné; mais parce que dans la premiere, la Riviere abandonnée à elle même, fe porte toute entiere vers la rive gauche & tend à miner la chauffée actuelle, comme elle a déja miné l'ancienne, où on voit encore les débris d'un pont qu'elle a détruit. Dans la feconde anfe, la Riviere eft dirigée fur le pré qui forme l'ifle entre Jouy & Ars, & s'il n'y eft remédié promptement, les eaux détérioreront entiérement ce pré, & paffant avec une mauvaife direction dans le bras gauche de cette ifle, elles tourmenteront infailliblement le pied de la berge, & entameront la route qui la touche.

Le

Le ravage que la Moselle fait dans l'anse au deſſus de Blénod, eſt une ſuite naturelle de la direction défectueuſe de ſon lit, cauſée par un atterriſſement de ſable au deſſus : ſans l'immenſe jettée de pierres, dont on a comblé le fond de cette anse, il y auroit long-temps que les eaux qui la choquent perpendiculairement, ſe feroient ouvertes un nouveau cours au deſſous. Cette jettée eſt un remede ; mais inſuffiſant. Elle ne garantit pas toute la rive gauche qui eſt continuellement fouillée & emportée ; il eut fallu pour protéger cette rive, y planter des ſaules & des peupliers, en formant des clayonnages affermis, ſi l'on veut, par quelques *perrés* ; mais pour rectifier le défaut de cette anſe, il eut été convenable d'attaquer premiérement la cauſe, en tranchant dans le banc de ſable de la droite, & en employant le déblai à fortifier la gauche, afin de redreſſer en même temps le cours de la Riviere, le plus qu'il ſeroit poſſible. On pourroit encore faciliter la Riviere au deſſus de Blénod à ſe déſobſtruer elle-même, comme elle a fait ſous Prédennes, en l'aidant par l'opération que nous avons conſeillée pour lever l'obſtacle de ſon confluent avec la Meurthe.

Outre les obſtructions formées par les amas de pierres & de graviers, qui, par leur liaiſons, ont acquis une ſolidité, & qui, pour être détruites, obligent d'employer les bras & les machines, aidées encore du ſecours des eaux ; on en voit beaucoup d'autres formés par des amas de ſable fin : celles-ci ne cauſent point d'inquiétude pour la Navigation, leur maſſe aiſée à ſe

Obſtructions variables.

E e

mouvoir, change au moindre débordement. Les bateaux n'en font point retardés : ils se font aisément une route à travers ces sables qui coulent avec facilité, entraînés par les eaux qui acquierent plus d'action, étant forcées de passer entre le bateau & la masse : ces obstacles se levent d'eux-mêmes.

Graviers de la Sarre.

On ne peut pas se procurer si aisément le moyen de déblayer les amas de graviers & de pierres *de Hang, de Kolg,* & de *Schmalfort,* qui interrompent presque le cours de la Sarre. On ne peut pas même se proposer d'y employer utilement les épics ou les jettées. La Riviere est en ces endroits trop étroite, pour qu'on se permette de la resserrer encore. Il faut nécessairement avoir recours à l'écurement, qui, au moyen de dix à douze pieds de largeur qu'on lui donnera, sur la hauteur nécessaire pour avoir vingt pouces dans les basses eaux, rendra dans toute la longueur de ces graviers la Navigation libre & aisée.

Bancs de fable de la Meuse.

Les bancs de sable qui, dans les débordemens, se forment dans le lit de la Riviere de Meuse, ne changent pas facilement de place, comme il a été remarqué par rapport à ceux de la Moselle. Le sable de la Meuse, aussi fin que celui de la Moselle, n'est pas de même nature : celui-ci est sec & friable; l'autre est gras, réuni en masse, il a plus de ténacité, & il résiste davantage à l'effort de l'eau. La Riviere de Meuse d'ailleurs coule avec moins de rapidité que la Moselle ce qui donne moins d'activité & de force pour entamer ces bancs de sable, sur-tout, lorsque toutes les parties en ont été bien ferrées enfemble. Les eaux des crues ne font guere capables d'un plus grand effet. Les rives de cette Riviere font peu élevées, les eaux, lorfqu'elles croiffent, fe répandent auffi-tôt fur les praities qui la bordent, enforte qu'elles n'agiffent point fur le fond du lit, comme elles feroient, fi elles y étoient réunies. On ne doit point attendre beaucoup de reffources des grandes eaux pour enlever ces bancs.

Pour détruire ces fortes d'obftacles, & tâcher de rendre navigable la Riviere de Meufe, de Saint-Mihiel à Verdun, il faudroit entreprendre des travaux affez confidérables. Il feroit néceffaire de détruire quelques ouvrages de cette derniere Ville ; déranger la poudrerie, fupprimer des ponts, redreffer, élargir & écurer fon lit, entreprife qui feroit à la vérité coûteufe ; mais dont l'avantage qui en réfulteroit, mériteroit bien que l'on femât pour recueillir.

Ce travail, quelque grand qu'il foit, n'effrayeroit point la Hollande, fi elle y entrevoyoit l'utilité qu'on doit en attendre, & n'eut point arrêté les Romains, que le befoin rendoit fi actifs. Ils n'auroient pas mis au rang des obftacles invincibles, ceux qui n'auroient confifté que dans le plus ou moins de dépenfe : s'agiffoit-il du bien & de l'avantage de la République ; tout Général devenoit Architecte, & fes Soldats, d'habiles ouvriers.

La Meufe de Verdun à Sédan, dans les féchereffes, conferve fi peu de hauteur d'eau, que la Navigation eft alors fufpendue ; l'on eft forcé de prendre très - peu de charge dans les bateaux. C'eſt ſur-tout à Vacherauville, vis-à-vis Brieulle, & à la Ferme d'Alma, encore plus, que l'on s'apperçoit du défaut d'eau. La Riviere coule dans ces endroits ſur de grands bancs de ſable qui tiennent d'un bord à l'autre. Les grandes eaux des crues ne les ont pas juſqu'à préſent entamés, & on ne doit pas attendre un meilleur effet de la conſtruction de quelques épics; car pour les raiſons que nous avons déja rapportées, ils ſeroient peu propres à détruire cette eſpece d'obſtacle. Nous renvoyons à la maniere que nous avons propoſée, pour lever celui de la Moſelle vis-à-vis Noviant.

Le gué des canons, ſous le ſecond pont de Stenai, eſt abſolument le terme de toute Navigation dans les baſſes eaux, il eſt formé du banc de grêve qui barre toute la Riviere. Les eaux n'y ont point de priſe, & de temps immémorial, ce gué eſt toujours le même; c'eſt pourquoi on ne peut propoſer de le rompre, que de la maniere qu'on a cru la plus avantageuſe à employer pour détruire celui de Mançourt, auſſi ſur la Moſelle.

Quoique l'on trouve fréquemment dans la Meuſe des bancs & des gués de cette nature, dans le reſte de ſon cours; quoique ſon lit ne ſoit pas égal, & qu'il y ait peu de profondeur juſqu'aux environs de Huy; cependant cette Riviere permet encore des tranſports aſſez conſidérables. Cela provient, ſans doute, de ce que les Conſtructeurs des ba-

teaux ont vraifemblablement étudié la forme & les propor-
tions qu'il convenoit de donner aux bateaux fur cette Riviere, pour qu'à charge égale ils priffent le moins de hauteur d'eau qu'il feroit poffible. Ils compenfent ce peu de
hauteur, par une longueur qui nous paroîtroit exceffive
fur toute autre Riviere, & qui feroit certainement dangereufe dans les anfes peu ouvertes de la Mofelle, où l'a-
vant du bateau entreroit dans une rive, lorfque l'arriere tou-
cheroit à l'autre.

SECONDE PARTIE.

Obftacles phyfiques produits par les caufes artificielles.

QUELQU'ÉFFRAYANS que foient les obftacles phyfiques
naturels qui s'oppofent à la Navigation fur nos Rivieres,
les obftacles artificiels ne le font pas moins, & ils ne
laiffent pas autant d'efpérance de parvenir à les lever &
à les détruire entiérement.

On peut, pour vaincre les premiers, employer les bras, les
outils, les machines, & l'on y parvient; mais outre que, pour
tenter de toucher aux feconds, il faudroit fe fervir des mêmes
moyens, il faudroit encore combattre & vaincre l'oppofition
interreffée qu'y formeroient les Particuliers qui ont confulté,
dans leurs entreprifes, leur intérêt perfonnel, & y ont facrifié
le bien général. Ces Particuliers s'oppoferont toujours au rétabliffement de la Navigation, dans la crainte de voir par-là di-

minuer quelque chose de leur revenu. C'est de tout temps que l'intérêt particulier nuit au bien général ; tentons cependant, si nous ne pouvons détruire totalement les obstacles artificiels, d'indiquer au moins ce qu'il conviendroit de faire pour les rendre le moins dangereux qu'il seroit possible.

Vannes à poisson.　L'un de ces obstacles artificiels, sont les vannes établies dans les Rivieres pour prendre le poisson.

Les Seigneurs, ou ceux qui peuvent disposer, comme Propriétaires, du cours d'une Riviere, pour jouir du produit que peut leur procurer la pêche, ont fait construire au milieu de l'eau des especes de vannes, dont les branches partant des rives & se rapprochant du plus grand courant, forcent les eaux de se rendre à l'ouverture de la vanne avec le poison qui tombe dans le filet tendu au dessous. Ce moyen est très-sûr pour prendre le poisson des Rivieres ; mais ces vannes sont des obstacles très-réels à la Navigation : ils nuisent en tout temps au passage libre des bateaux ; mais sur-tout dans les basses eaux, à proportion de la hauteur & de la longueur des branches de ces sortes de vannes. On rencontre de semblables vannes sur la Riviere de Sarre, seulement à Kirten & à Virtsfort. Il y en a davantage sur la Moselle : on en voit à Yautvert, à Einen, à Volmerdange, à Nitel & à Wasserbillich. Comme le défaut essentiel qu'on leur reproche en général, est qu'elles gênent le passage des bateaux, par la longueur de leurs branches, qui laisse peu d'intervalle entre leurs extrêmités & les rives, on peut, fi l'on ne veut pas détruire ces vannes, ce qui cauferoit un préjudice au Propriétaire, en le privant du produit de fa pêche, on peut du moins donner plus détendue au paffage, en obligeant les Propriétaires d'éloigner la branche de ces vannes de la rive la plus favorable pour la Navigation.

La Mofelle n'étant pas navigable de Frouard à Toul, perfonne n'eft interreffé à fe plaindre de ce que les moulins de Gondreville, de Fontenoy, de Liverdun & de Frouard réuniffent toutes les eaux pour faire tourner leurs roues & leurs meules; mais, par la raifon contraire, dans le cours de cette Riviere en defcendant, c'eft avec jufte raifon que l'on reproche aux moulins de Malroy & d'Olgy, que les branches de leurs vannes font trop ouvertes, & que leurs extrêmités ferrent trop la rive. Cependant ces moulins, comme tous les autres, n'ont pu être foufferts ni s'établir fur des Rivieres navigables, que fous la condition expreffe de laiffer un paffage libre pour la Navigation. On peut donc obliger les Propriétaires, des moulins dont les vannes font mal difpofées, relativement au bien de la Navigation, à les détruire, pour leur donner la direction convenable; c'eft ce que nous eftimons devoir être fait aux moulins de Malroy & d'Olgy. Il faut reconftruire une de leurs branches en lui donnant moins d'évafement, afin que le paffage des bateaux foit plus large & fuffifant entre l'extrêmité de la branche reconftruite & la rive; nous

difons la même chofe pour le moulin d'Ay, & nous ajoutons pour ce dernier, qu'il faudroit enlever neuf à dix
pieds de largeur du banc de fable, qui s'étend le long
de la rive gauche, depuis la pointe de la jettée jufqu'au
deffous du moulin. La vanne du moulin de Blettange eft
encore dans le même cas. Elle a même un inconvénient
de plus que celui d'Ay ; c'eft qu'elle forme un coude peu
ouvert, dans lequel il faut beaucoup de force & d'adreffe
pour paffer fans courir quelque danger.

La Riviere de Meufe n'a pas les obftacles occafionnées
par les vannes à poiffons ; mais elle a beaucoup de vannes
à moulin lefquelles embarraffent & fufpendent même quelquefois la Navigation de Verdun à Sédan.

La vanne du moulin de Charny, fur cette Riviere, eft
fi comblée, qu'on y paffe à peine avec les deux tiers de la
charge, & le banc de fable qui s'eft formé immédiatement
au deffous de la roue du moulin, gêne fi confidérablement,
qu'on eft néceffité d'employer les chevaux au fortir de la vanne,
pour empêcher le premier bateau de s'engraver. Sans cette
précaution ce bateau feroit obligé d'attendre fur cette grève,
qu'une nouvelle eau retenue & lâchée pour le paffage du fecond, vînt l'aider à le foulever & à le mettre dehors. Il
faudroit déblayer le dedans de cette vanne, pratiquer dans
le banc de fable une route à la Navigation, & pourvoir en
même temps à ce qu'elle pût fe conferver.

Il

Il faut déblayer auſſi l'intérieur de la vanne du moulin de Conſenvoye, il eſt rempli de greve qui empêchē que les bateaux n'y trouvent une hauteur d'eau ſuffiſante.

Pour rendre le paſſage au moulin de Villoſne moins pénible & moins coûteux, il eſt néceſſaire de réparer la digue qui perd les eaux, d'élargir & de curer le canal dans toute ſon étendue, comme auſſi d'enlever le tas d'immodices qui gênent beaucoup à la ſortie de la vanne.

L'emplacement déſavantageux ſur lequel a été établi le moulin de Dun ne permettant pas un trottoir pour les chevaux de tirage, les Bateliers ſont forcés, à la vanne de ce moulin, de décharger leurs bateaux pour les alléger & de les tirer à bras; de plus, les eaux, au ſortir de la vanne, ſe dirigent ſur le mur d'une maiſon qui lui fait face, de ſorte que ces Bateliers ſont en outre obligés de virer promptement, pour éviter que le bateau ne heurte & ne ſe briſe contre ce mur; d'où il ſuit qu'en tout temps la deſcente de ce moulin eſt auſſi dangereuſe que la remonte eſt coûteuſe & lente. Cet obſtacle ne peut être levé qu'en changeant l'emplacement de ce moulin, emplacement qui fait peu d'honneur à celui qui l'a choiſi, & nuit beaucoup à la Navigation.

On retient long-temps les eaux au moulin de Pouilly, pour faciliter le paſſage de chaque bateau, c'eſt que la vanne de ce moulin eſt remplie de graviers; il ſeroit beſoin de l'*écurer*.

F f

On fe plaint beaucoup, & avec raifon, du paffage fous le pont dans la Ville de Mouzon, fur le canal de Navigation. Ce pont eft trop bas, il faudroit le reconftruire & lui donner plus d'élévation. On fe plaint auffi de la grande digue qui donne l'eau au moulin à écorce du pont de Sédan. Cette digue à trop d'étendue, elle refferre beaucoup le paffage des bateaux; il faudroit diminuer fa longueur.

Trottoirs. Le marche-pied des chevaux de tirage eft rarement interrompu fur les bords de la Riviere de Meufe; il n'en eft pas de même fur les bords de la Riviere de Sarre. Cette Riviere étant contenue entre de hautes montagnes, les bords en font très-efcarpés. Les trottoirs des chevaux y font élevés & étroits, ce qui les rend pénibles & périlleux : on les voit tels au deffus du pont Confarrebruck pendant une demi-lieue, & dans l'ance de Cannetzen pendant un quart de lieue. Si l'on ne peut point donner à ces trottoirs un emplacement plus commode, on pourroit du moins, fans beaucoup de difficultés, les rendre un peu plus larges en prenant dans la montagne; cela procureroit plus d'aifance à la Navigation, & plus de fûreté aux chevaux & à leurs Conducteurs.

A Kopfort & Viltingen, les trottoirs font ou détruits ou détériorés, au point que, dans la moindre crue, les chevaux tirent long-temps dans la Riviere & marchent fur des cailloux & éclats de rochers, contre lefquels ils heurtent &

courent rifque, en trébuchant, de tomber & de fe noyer eux & leurs guides. Il feroit bien néceffaire de remédier à de femblables inconvéniens & de prévenir ces dangers; on le pourroit facilement, & avec d'autant plus d'avantage, que l'on *écureroit* en même temps la Sarre. Si l'on enleve du lit de cette Riviere les pierres & les cailloux qui gênent fon cours dans les parties ci-deffus, on trouvera plus de matériaux qu'il n'en eft befoin pour élever, le long de la rive, une petite chauffée formée de ces pierres & cailloux, que l'on pourra recouvrir en fuite avec du gravier, qui eft auffi fous la main.

A Chauden, la montagne eft fi efcarpée, qu'il feroit difficile & même dangereux d'y pratiquer une route pour les chevaux; auffi tirent-ils les bateaux, en fuivant dans l'eau, pendant un quart d'heure, le contours de cette montagne. On pourroit auffi aifément que pour Viltingen, leur élever une pareille chauffée le long de la rive.

Le trottoir de Kirten a befoin de réparation. Il faudroit s'en occuper: celui de Chartel demande encore une plus grande attention. Les réparations n'en feront pas fi faciles; cependant elles font beaucoup plus néceffaires. Elles s'étendent à différens objets. Pendant plus d'une demi-lieue cette route fuit & traverfe fucceffivement plufieurs vallées pierreufes & raboteufes; les chevaux montent & defcendent des monticules de différentes hauteurs formées par des roches. Ils arrivent enfuite à la fameufe montagne de Venicfort : ils la montent par un fentier où ils ont peine à fe foutenir, à caufe de l'extrême roideur ; & pendant toute la montée ils ont à la droite cette montagne qui s'éleve prefqu'à pic, & à leur gauche un précipice efcarpé, au pied duquel coule la Sarre, dans laquelle le moindre faux pas peut les faire rouler & les préci-piter. On pourroit avec quelque travail, rendre le paffage des vallées de Chartel moins difficile & moins raboteux. On pour-roit auffi diminuer le danger de la montagne de Vénicfort, en élargiffant feulement le fentier que peuvent fuivre les chevaux, fi l'on ne peut pas lui procurer une pente plus douce.

Le marche-pied des chevaux eft rarement dangereux fur les bords de la Mofelle ; il eft feulement défectueux dans beau-coup d'endroits. Il y a cependant à craindre pour les chevaux, aux paffages de Reyerchoz & de Reil. Les orages & les dé-bordemens les ont détériorés de façon, qu'il ne refte plus que de groffes pierres & des rochers. Il ne faudroit, pour les rendre praticables, que recharger le tout de gros graviers.

A Hyel, le marche-pied eft interrompu par des vignes & des vergers qui bordent la Riviere, & par des murs conftruits depuis peu pour clorre des jardins. La Riviere y eft profonde, les chevaux ne peuvent entrer dans l'eau ; c'eft pourquoi pen-dant qu'ils traverfent le Village, le Batelier remonte le ba-teau à force de bras & d'attaches, & franchit avec beaucoup de peine ce paffage. On pourroit épargner aux Bateliers ce retard & cette pénible manœuvre, en achetant un paſſage de ſervitude ſur ces biens qui aboutiſſent ſur le bord de la Riviere.

A Nitel, le chemin du halage eſt ſi détérioré, que les chevaux ſont obligés de tirer dans l'eau plutôt que de le ſuivre ; il en coûteroit beaucoup pour le réparer. Il ſeroit préférable de former un nouveau chemin au pied de la grande montagne qui borde la rive gauche : ce chemin ſeroit plus commode & plus ſûr.

A Volmerdange, la Riviere, ſerrée par un banc de gravier, s'eſt creuſée une anſe dans la rive oppoſée, & a détruit entiérement le chemin du halage dans cette partie : il faudra le reprendre plus haut dans les vignes attenantes.

A l'Hermitage ſous Bredemus, le chemin eſt rendu impraticable par des fouilles profondes, d'où l'on a tiré des pierres pour faire de la chaux. On peut facilement combler ces fouilles, & rendre ce paſſage praticable.

A Pelberg au deſſus de Rétel, il y a des roches eſcarpées ſur leſquelles les chevaux ont peine à tirer de pied ferme, ce qui rend ce paſſage dangereux : il faut en cet endroit élargir le chemin & applanir les roches ſur environ dix toiſes de longueur.

Si le pas marécageux d'Obricz étoit deſſéché & chargé de graviers, la Navigation n'auroit à redouter, depuis Rétel juſqu'à Metz, que la traverſée du baſſin de Thionville. Ce

Baſſin de Thionville.

baffin eft vafte, bien ouvert, il eft beau & agréablement décoré. La Mofelle y entre fous une hauteur d'eau fuffifante, qui baigne le pied des revêtemens de la fortification de Thionville ; elle traverfe cette Ville, & fert à fa défenfe. On ne voit pas cet enfemble fans admiration & fans avouer que l'art ne pouvoit mieux feconder la nature, & faire fervir plus avantageufement le cours de cette Riviere pour rendre cette Ville frontiere redoutable aux Ennemis ; mais on regrette en même temps de n'y voir rien établi, pour favorifer une Navigation auffi importante pour la Province, que l'eft celle de la Mofelle. On voit avec peine les manœuvres dangereufes, les retards coûteux qu'occafionne aux Bateliers la traverfée de ce baffin, qui en eft beaucoup redoutée.

Ce baffin, qui a une grande étendue, n'a point de marche-pied pour les chevaux, & la profondeur de l'eau ne permet pas qu'ils tirent dans le lit de la Riviere. Le Batelier eft obligé de remonter fes bateaux à force de bras, ce qui lui demande beaucoup de temps ; il eft de plus retardé par la gêne de baiffer le mât, en paffant fous le pont couvert, & après l'avoir paffé, fa route, qui n'avoit été que pénible, devient alors dangereufe ; parce que les chevaux, après avoir tourné le Fort, fe rendent fur les glacis que baigne la Mofelle, & là ils tirent la corde de halage, marchant fur des terres & fur des murs. Si alors cette corde venoit à fe rompre, le bateau feroit livré au courant de l'eau, n'y ayant dans le mur de revêtement aucun anneau, où les Bateliers puiſſent s'amarer ; pour ſe préſerver, en cas d'accident, de heurter & de briſer leurs bateaux contre une pile du pont.

Trois choſes eſſentielles contribuent donc à rendre ce baſſin redoutable à la Navigation ; le défaut d'élévation du pont couvert, le défaut d'anneaux & de marche-pied pour le tirage. On ne ſe plaint point du défaut d'eau ; elle eſt bonne le long du mur de revêtement de la rive droite. On ne ſait pas, ſi l'on pourroit donner plus d'élévation à la maîtreſſe travée du pont couvert ; mais l'eſſentiel ſeroit de placer des anneaux dans le mur de revêtement. Cela ne ſeroit pas de grande dépenſe, & pourvoiroit à bien des dangers : on pourroit encore demander la conſtruction d'une berme haute & aſſez large le long de ce revêtement pour le halage. Cette berme fortifiéroit le pied de ce revêtement ; mais en attendant que cela puiſſe avoir lieu, il ſeroit à deſirer que l'Hôtel commun de Thionville fît faire un bateau capable de contenir & tranſporter cinq ou ſix chevaux juſqu'à l'entrée du baſſin, pour raiſon de quoi les bateaux qui remonteroient lui payeroient un droit.

La Navigation pour le Commerce d'importation dans la Province des Évêchés, eſt difficile & dangereuſe par la traverſée du baſſin de Thionville, comme on vient de le voir ; mais Metz, la Capitale de cette Province, que cette Navigation rendroit floriſſante, ſi elle pouvoit être continuée au

Écluſes de
Metz.

delà, Metz en devient abfolument la limite. Les bateaux n'y peuvent remonter la Riviere que jufqu'au port de l'Intendance. Les digues du Vadrineau, des Pucelles du Therme & du Saulcy y mettent obftacle. Ces digues ont été ingénieufement & avantageufement placées pour élever les eaux, afin de les faire paffer dans la Ville & pour les y foutenir, afin de fournir à plufieurs ufines très-néceffaires. L'éclufe du Saulcy a une cataraҫte de fept pieds de hauteur, que les bateaux chargés ne peuvent franchir. On ne fe hazarde d'y faire monter & defcendre les bateaux à vuide, qu'en s'expofant à des malheurs prefqu'inévitables & dont la Ville n'a été que trop fouvent le trifte témoin. Cet obftacle peut être levé cependant par la confruction d'un fas. Le projet en eft conçu depuis très-long-temps, il a été agréé, & fon exécution n'eft que différée, pour des raifons qui ne peuvent être que folides & judicieufes ; ainfi la Ville de Metz a du moins la perfpective flatteufe de la commiffion & de l'entrepôt.

Objetsnéceffaires à une Ville de Commerce.

La pofition de la Ville de Metz eft une des plus avantageufes pour en faire une Ville de Commerce, fi fes Habitans veulent la feconder & en profiter ; ils n'ont encore rien fait, cependant qui puiffe faire préfumer qu'ils fentent leur heureufe fituation. Pour cultiver, augmenter & faire fleurir le Commerce, il eft befoin de l'aider, de le favorifer & de procurer des commodités tant aux Commerçans de l'intérieur, qu'aux Commerçans étrangers ; à une Ville de Commerce il faut des ports affez

affez étendus & d'un abord facile, des magafins de dépôt &
des halles pour mettre les marchandifes à couvert, en attendant
la vente; il faut auffi une bourfe où les Commerçans puiffent
fe réunir pour parler de leurs affaires; c'eft enfuite à l'intelligence, à l'activité & à l'efprit de Commerce de fes Habitans,
à chercher & à trouver des débouchés certains, & à établir
des nombreufes & folides correfpondances, tant pour le Commerce d'exportation que pour celui d'importation. Toutes ces
chofes à la vérité n'exiftent pas, même en projet, dans la Ville
de Metz: mais quel temps, quels momens pourroient être plus
favorables pour s'en occuper, que celui où cette Ville voit
avec quel empreffement la bienveillance de fon Gouverneur,
du Commandant de la Province, & du Commiffaire départi
s'emploient pour lui procurer les moyens de devenir florif-
fante en facilitant le Commerce? Ils s'occupent déja férieufement, en fecondant les vues prévoyantes de l'Académie, des
moyens de détruire les obftacles phyfiques & politiques qui
nuifent au Commerce & à la Navigation fur les Rivieres des
Trois-Évêchés. Les Puiffances étrangeres fe joignent à eux,
& ont déja commencé fur leurs terrains. Ne doutons point
du zèle patriotique qui anime les Officiers Municipaux de la
Ville de Metz: ils connoiffent trop bien fes intérêts, pour
ne pas travailler de leur côté à remplacer, par le Commerce, les avantages que la fuppreffion du Parlement lui a
fait perdre.

G g

Tels font les faits que nous avons recueillis pour répondre à la queſtion propoſée par la Société Royale : nous avons développé les obſtacles naturels, & nous avons d'écrit les rives, le lit, les anſes, & les ſinuoſités des trois Rivieres qui arroſent notre Province ; les arbres qui bordent la Moſelle, les roches qui forment le lit de la Meuſe & de la Sarre, les montagnes qui les reſſerent, les embouchures des ruiſſeaux qui coupent leurs rives, les ſéchereſſes qui ſuſpendent le travail du Batelier, & la poſſibilité de détruire, à peu de frais, ces grands amas de ſable & de gravier qui obſtruent le cours des unes & des autres. Delà, paſſant aux obſtacles artificiels, nous avons conſeillé de ſupprimer toutes ces uſines, filles d'un inrérêt mal entendu ; ces vannes & ces écluſes que l'ignorance a préféré à une Navigation conſtante & ſûre, & toutes ces digues accumulées pour le profit d'une Ville qui doit ceſſer de penſer en petit.

Nous n'ajouterons plus rien aux idées que nous avons tracées ; nous laiſſerons au Gouvernement le ſoin de réaliſer ; nous deſirerons ſeulement que les obſtacles artificiels cedent auſſi promptement au bien public, que la nature, qui ſe refuſe rarement à la main ſavante & laborieuſe qui ſait profiter de ſa force.

RIVIERE DE MOSELLE,
Depuis Coblentz jufqu'à Metz.

ÉTAT DÉTAILLÉ

Des obftacles phyfiques qui gênent la Navigation de la Mofelle, depuis Coblentz jufqu'à Metz.

Reconnus par M. LE BRUN,

en remontant cette Riviere.

Du 27 Août au 6 Septembre 1772.

S A V O I R :

PARTIS de Coblentz le 27 à une heure trente-fept minutes. Le pont de Coblentz a cent foixante-douze toifes de longueur. Il eft fi étroit, qu'à peine deux voitures peuvent y paffer de front : le paffage eft libre & bon fous onze arches ; ce pont en a treize grandes ; & deux petites du côté de la campagne. Notre bateau a paffé fous la feconde, du côté de la Ville, il y avoit encore une diftance de plus de fix pieds entre le mât de notre bateau & le deffous de la clef de l'arche.

La premiere arche qui touche à Coblentz, permet aux bateaux vuides de paffer, & non à ceux qui font chargés.

Le trottoir des chevaux, depuis l'enceinte de Coblentz, a befoin d'être réparé fur la longueur d'environ foixante toifes ; n. *

G g ij

delà jufqu'à Ruperhoff, il eft fur une plaine de la rive droite ; mais dans les eaux baffes les chevaux fuivent le gravier tout fur le bord de l'eau,

Dans les eaux baffes, ainfi qu'elles l'étoient le 27 Août, les chevaux traverfent la Riviere & en ont jufques pardeffus le dos, pour aller prendre le gravier du bord de la rive gauche : dans les eaux moyennes ils paffent en bateaux ; mais dans les grandes eaux ils pourfuivent leur chemin fur la rive droite.

Le lit de la Riviere eft affez bien fixé, quoiqu'il n'y ait prefque point de faules.

R. *　Un peu avant l'aval de Ruperhoff, il fe trouve dans la Mofelle des maffes de rochers à fleur d'eau qui refferrent le courant, lequel, par cette raifon, devient très-rapide & oblige les Bateliers à des précautions néceffaires pour la fûreté des bateaux. On pourroit enlever ces roches à peu de frais, attendu que les plus groffes peuvent être caffées facilement, & par-là devenir affez maniables pour être conduites hors du baffin, ou lit de la Riviere.

Depuis Coblentz jufqu'à ce Village, il feroit très-utile de bien établir le trottoir fur l'une ou l'autre rive ; mais plutôt, & par préférence, fur la rive gauche, parce que les eaux y font plus fortes, les rochers & bancs de graviers moins étendus ; qu'en outre il n'y a aucun chemin déterminé, & que les chevaux, dans les eaux baffes, peuvent paffer fur un terrain que la moindre crue doit couvrir, à caufe de fon peu d'élévation.

Depuis Ruperhoff le trottoir eſt bon juſqu'à Ley, il eſt élevé de neuf à dix pieds au deſſus des eaux.

Au droit du Village de Gels il y a cinq ou ſix noyers à cou- per, & un pont en charpente de dix-huit pieds de longueur P. * à conſtruire, ſur une petite ravine d'où découle un ruiſſeau.

Nous ſommes arrivés à quatre heures un quart à la hauteur du Village de Ley, éloigné de Coblentz, de

heures. min.
2. 38.

A l'aval dudit Village il ſe trouve des roches contre R. * leſquelles les bateaux viennent ſe heurter, faute de les appercevoir. C'eſt vis-à-vis de ces roches que le trot- toir manque juſqu'à un peu au deſſus de l'amont du même Village, où les chevaux paſſent la Riviere pour en cotoyer la droite ; mais on pourroit prendre dans les vignes, & le travail ne conſiſteroit qu'à en atracher les ceps qui ſe trouvent trop ſur le bord du tertre, ſur lequel on prendroit ce trottoir.

Les obſervations ci-deſſus, depuis Coblentz juſqu'à Ley, peuvent être regardées comme ſurabondantes, parce que la rive droite, dans toute cette étendue, ſe ſoutient ſur une élévation aſſez uniforme, pour que dans les grandes & moyennes eaux les chevaux y trou- vent un trottoir commode lorſqu'on, aura abattu & applani quelques petites élévations.

Nous ſommes arrivés à cinq heures cinq minutes à

2. 38.

heures. min.

De l'autre part. . . . . 2. 38.

la hauteur du gros Village de Winningen, éloigné
de Ley, de . . . . ». 50.
Ce Village dépend de la Seigneurie de Trarbach,
c'eſt-à-dire, qu'il appartient au Duc de Deux-Ponts.

T. *　　Le trottoir entre Ley & le point oppoſé à Winningen eſt en mauvais état, la rive droite ſur laquelle
il continue de ſe trouver, étant formée d'une chaîne
de rochers très-eſcarpée & fort entrecoupée de ravines,
le rend preſqu'impraticable ſur une longueur de mille
cinquante toiſes. Il faudroit pour le réparer, 1°. Trancher quelques pieds dans les vignes, pour lui donner
une largeur convenable. 2°. L'applanir dans les parties inégales. 3°. Jetter quelques madriers ou pieces
de bois ſur les ravines les plus dangereuſes, afin que
les chevaux ne ſoient plus expoſés, comme ils le ſont,
à être entraînés dans la Riviere par les torrens qui
coulent dans ces ravines lors des orages.

T. *　　Vis-à-vis l'amont dudit Village, ce trottoir s'éleve
ſi conſidérablement, qu'il prend dans le milieu d'une
étendue de cent cinquante toiſes, une élévation de
trente-cinq à quarante pieds. Il eſt néceſſaire de le
reconſtruire preſqu'en entier dans toute cette étendue,
ſur une élévation d'environ quinze pieds au deſſus des

3. 28.

heures. min.

Ci-contre. . . . . . . 3. 28.

eaux, & cela en tranchant dans la montagne qui ne préfentant que peu de rochers, de pierres, d'ardoifes tendres, le travail à y faire ne fera pas difficile.

Arrêtés vis-à-vis de cette réparation à faire pendant l'efpace de trois minutes.

Il y auroit auffi, à cinquante toifes au deffous de la cenfe de Contem, à rabaiffer le trottoir de quatre à cinq pieds, fur une longueur de trente toifes.

Un peu au deffus de la cenfe dont il vient d'être parlé, il a fallu paffer les chevaux à l'autre bord, à caufe des bancs de fable qui paroiffent dans les baffes eaux, & qui n'en font pas furmontés de plus de fix pouces, aujourd'hui 27 Août.

Le courant par lequel il a fallu paffer n'a pas trente pieds de large, il eft entre le grand banc de fable qui aboutit à l'ifle, & le petit banc qui fe trouve près de la rive droite : ce petit banc de fable qui n'a que trente toifes de longueur fur vingt toifes de largeur, pourroit être enlevé par le courant qui eft très-rapide, tant à fes côtés qu'à fon amont, fi l'on herfoit cette maffe de fable pour donner à l'eau la prife néceffaire fur elle.

Une ravine venant des montagnes fur la rive droite,

T. *

3. 28.

heures. min.

De l'autre part. 3. 28

& qui a charié une maffe de graviers qui s'étend à près de trente pieds dans le lit, vers le milieu, de la longueur du grand banc de fable, contribue beaucoup à la courfe rapide que l'eau prend en cet endroit, en refferrant le lit de maniere à ne pas lui laiffer vingt toifes de largeur.

Nous avons été retardé une demi - heure en cet endroit.

On fent bien que fi les eaux étoient moyennes, le paffage, dont on vient de parler, feroit moins embarraffant & moins pénible pour les Bateliers & les chevaux.

L'ifle qui eft au deffus du plus grand banc de fable commence à être rongée dans fon bout d'aval, par les eaux qui paffent entr'elle & lefdits bancs de fable.

Depuis là cenfe de Contem, il y a foixante-quinze toifes de trottoir à rabaiffer & à applanir, d'une hauteur moyenne de fept à huit pieds, delà fur une longueur de cent foixante toifes il eft affez bon; mais enfuite ce trottoir, qui eft toujours fur la rive droite, manque abfolument dans une étendue de deux cens toifes; il faut ici de conftruire, en tranchant fix à fept pieds de hauteur moyenne dans la montagne, & dans cette partie combler deux coupures qui pa-

3. 28

roiffent

heures. min.
Ci-contre . . . . . 3. 28.

roiſſent être faites de main d'hommes, & qui ont, l'une quatre toiſes de largeur, l'autre deux toiſes, ſur environ ſix pieds de profondeur. Delà le trottoir qui ſe trouve ſur une terraſſe formant une prairie, eſt parfaitement bon juſqu'à ſoixante-dix toiſes à l'aval du Village de Stivelig. Il ſe ſoutient dans cette étendue ſur un niveau de dix à douze pieds au deſſus des eaux.

Arrivés à ſept heures treize minutes à la hauteur de l'Egliſe de Stivelig, éloignée de Winningen, de . 1. 35.

Il n'y a abſolument parlant aucun trottoir ni dans les ſoixante-dix toiſes de ſon aval, ni dans toute l'étendue dudit Village de Stivelig, qui eſt d'environ ſoixante toiſes, le terrain étant occupé par des vignes, maiſons & jardins qui viennent former la bordure du baſſin de la Riviere; partie même des vignes & des jardins ſont ſoutenus par des murs. Il y a deux ou trois rues du Village qui viennent au fond bas des bords de la Moſelle, avec une ravine à l'amont du Village.

Pour ne pas trancher dans les héritages, il faudroit établir une berme pour le trottoir de cent quarante à cent cinquante toiſes de longueur, ſur neuf à dix pieds

T. *

5. 3.

H h

heures. min.

De l'autre part. . . . . . . 5. 3.

de largeur & autant de hauteur. Ceci seroit peut-être préférable à la coupure à faire dans les jardins, vignes & maisons, si la conservation de l'héritage de quelques Particuliers pouvoit l'emporter sur les travaux considérables qu'il faudroit faire pour l'exécution de la berme, trottoir ou marche-pied.

Arrivés à sept heures vingt-huit minutes vis-à-vis de la tour qui existe encore au milieu des ruines du Château, au bas duquel est le Village de Cobern, éloigné de Stivelig, de . . . . ». 15.

Arrivés à huit heures six minutes à Niderfeld, éloigné de Cobern, de . . . . ». 38.

Depuis Stivelig jusqu'à quatre cens toises du Village, le trottoir peut être mis en état en prennant les terres qui sont au pied des murs de vignes, pour les jetter du côté de la Riviere & en élargir le chemin; depuis ce point de quatre cens toises sur une étendue de huit cens, qui aboutit à un ruisseau, le trottoir actuel, qui est le même que le chemin de communication des deux Villages, doit être rabaissé, ou plutôt reconstruit dans le flanc des côteaux jusqu'à environ quinze pieds au-dessus des eaux, celui actuel étant de beaucoup trop élevé.

5. 56.

heures.   min.

Ci-contre. . . . . . 5.   56.

Il feroit utile de conftruire un pont de dix‑huit pieds d'ouverture fur le ruiffeau dont il vient d'être parlé, attendu que celui qui s'y trouve étant trop éloigné du trottoir, caufe un retard à la marche des bateaux : retard qu'on évitera en plaçant le nouveau pont dans l'allignement du trottoir.

Les deux cens quarante toifes reftant pour arriver au Village de Niderfeldt, ne demandent que quelques légeres réparations.

Arrêtés à Niderfeldt pour la couchée ledit jour 27 Août, & partis le 28 à quatre heures & demie du matin.

Nous fommes arrivés à quatre heures quarante‑cinq minutes à la hauteur du Village de Kir, fur la rive droite, lequel eft éloigné de Niderfeldt, de . . . .   ».   15.

Arrivés à quatre heures cinquante minutes à celle de Lefmen, qui eft fur la rive gauche, & n'eft éloigné de Kir que de . . . .   ».   5.

Le trottoir, qui eft toujours fur la rive droite, eft affez bon jufques vis‑à‑vis l'amont du Village de Lefmen, où il fe trouve une roche confidérable, dans laquelle il faudroit tailler fur une longueur d'environ trente toifes ; le petit fentier qu'on y a pratiqué eft

6.   16.

H h ij

De l'autre part. . . . . . . 6. 16.

trop étroit & trop haut dans fa partie d'amont d'environ cinq à fix pieds. Le travail dans cet endroit eft d'une exécution pénible, à caufe de la dureté du rocher.

Arrivés à la hauteur d'aval de la prairie qui eft avant Oberfeldt à cinq heures cinquante minutes.

Le chemin depuis le rocher jufqu'à ladite prairie, eft conftamment trop étroit, & dont plufieurs endroits, qui peuvent comprendre au moins un tiers de l'intervalle, font trop hauts, les uns de fept à huit pieds, les autres de quatre à cinq pieds, en général le chemin doit être applani.

Il y a deux endroits où les roches nues & coupées à pic, quoique de fort peu d'étendue, ne permettent pas le travail de l'applaniffement, à caufe de la dureté; il faut donc les laiffer en cet état, malgré que le trop d'abaiffement de l'une, & le trop de hauteur de l'autre rendent le trottoir dangereux.

Arrivés à fix heures à la hauteur d'Oberfeldt, éloigné de Lefmen, de . . . . 1. 10.

Vis-à-vis du premier rocher dont il eft queftion, les chevaux ont traverfé la Riviere pour cotroyer la rive gauche d'une ifle, dans toute l'étendue de laquelle,

7. 26.

heures. min.

Ci contre . . . . . 7. 26.

fur la rive droite, le travail à faire confifte à couper
dans le roc fur une longueur d'environ quarante à cinquante toifes, pour rabaiffer le chemin actuel qui n'eft
pas praticable, les Bateliers étant obligés de faire
paffer la Riviere à leurs chevaux pour franchir ce
trajet, & de là leur faire repaffer un moment après.

Depuis la prairie avant Oberfeldt, les chevaux ont
fuivi le fentier d'en haut qui ne demande que d'être
élargi dans toute fa longueur, & un peu relevé en
deux ou trois endroits ; mais de peu d'étendue.

Un peu avant d'arriver à Oberfeldt, vis-à-vis le petit
Village de Kattenes, il y a un rocher qu'il faut couper à fon amont, dans une partie d'environ quatre à
cinq toifes. Depuis ce rocher jufqu'au même Village,
il ne faut que prendre les terres qui font près des
murs des vignes, afin de relever le chemin qui eft
trop bas.

A l'amont d'Oberfeldt, les chevaux paffent la Riviere dans les eaux moyennes, pour fuivre la rive
gauche jufqu'à Sternburg, fix à fept lieues au deffous
de Treves, à caufe des rochers qui fe rencontrent fur
la rive droite, & qui ne permettent pas d'y pratiquer un marche-pied, fans fe jetter dans des travaux

7. 26.

heures. min.

De l'autre part. . . . . . . 7. 26.

immenfes ; mais lorſque les eaux font baſſes, comme elles l'ont été le 28 Août, les chevaux peuvent continuer à ſuivre la rive droite, tant ſur le bord que dans l'eau.

Un peu au deſſus d'amont de la ſeconde des deux iſles qu'on rencontre avant d'arriver à Oberfeldt, le courant ſe trouve tellement reſſerré par ces deux iſles qui occupent la plus grande partie de la largeur de la Riviere & par les roches de la droite, que l'eau étoit d'une rapidité étonnante en ce paſſage, le 28 Août.

Arrivés à ſix heures quarante minutes à Loeff, diſtant d'Oberfeldt, de . . . . ». 40.

Depuis l'endroit où les chevaux paſſent la Riviere, pour marcher & ſuivre la rive gauche, c'eſt-à-dire, depuis l'amont d'Oberfeldt juſqu'à Loeff, le trottoir ſur cette rive gauche eſt en bon état ; mais depuis ce Village juſqu'à une Ferme, à environ quatre-vingt-dix toiſes de ce dernier, il eſt trop bas & demande d'être relevé de cinq à ſix pieds. De cette Ferme juſqu'à un rocher qui ſe trouve à environ quarante ou cinquante toiſes au deſſous du Village de Hatzenfort, il eſt bon ; mais dans toute la longueur de ce rocher qui peut

8. 6.

heures. min.
Ci-contre. . . . . . .   8.   6.

être de quatre-vingts à quatre-vingt-dix toises, il eſt trop étroit & trop bas : il faudroit, pour le mettre en état, l'élargir au dépend de la maſſe de rocher dans lequel il eſt pris. Ce travail feroit aſſez facile, attendu que le roc ne paroît pas abſolument dur.

Arrivés à ſept heures trente-deux minutes à la hauteur du Village de Hatzenfort, dont la diſtance de Loeff eſt de . . . .   »·   52.

Depuis le rocher dont il vient d'être parlé juſqu'au Village de Hatzenfort le chemin eſt bon. Celui enſuite dans toute l'étendue de ce Village eſt inégal, mauvais & trop bas de trois à quatre pieds; mais comme il s'y trouve des amoncellemens de terre qui pourroient ſervir à le réparer, le trottoir qu'on établiroit par ce moyen près des maiſons, les garantiroit des grandes eaux, & ſerviroit auſſi utilement aux Habitans qu'aux chevaux des Bateliers.

Arrivés à huit heures quarante minutes à la hauteur du Village de Borgen, diſtant de Hatzenfort, de .   1.   8.

Le chemin des chevaux, qui s'eſt ſoutenu bon juſqu'à ce point, eſt interrompu par une ravine qui paſſe au pied du rocher, ſur lequel eſt Biſchofftein. Cet inconvénient peut être paré en roulant quelques roches

10.   6.

De l'autre part. . . . . . . 10 6.

pour faire le paffage, d'environ dix-huit pieds de largeur qui eft celle du ravin, ou bien en y faifant un pont, foit en charpente, foit en maçonnerie.

Arrivés à neuf heures vingt minutes à la hauteur de Kern, éloigné de Borgen, de . . . . ». 40.

Dans l'intervalle de ces deux Villages, il y a quelques légeres réparations à faire à des parties du trottoir qui font trop baffes, le refte étant très-bon.

A l'amont du Village de Kern, eft un petit ruiffeau venant d'une gorge de montagne : outre que ce ruiffeau interrompt le trottoir, il a charié une quantité confidérable de blocailles dans le lit de la Riviere, qui en rétrecit la largeur, & qui caufe un courant très-rapide en cet endroit, fur-tout dans les eaux baffes ; il feroit à defirer que le pont en pierre conftruit fur cette ravine, à environ trente toifes du bord de la Riviere, fût rapproché & mis dans la direction du trottoir ; cela éviteroit la peine qu'ont les Bateliers, dans les grandes eaux, d'ancrer près de cette ravine, pour avoir le temps de faire paffer les chevaux fur le pont, & venir rejoindre le trottoir.

Arrivés à dix heures un quart à la hauteur de Miden, diftant de Kern, de . . . . ». 55.

11. 41.

Un

heures. min.

Ci-contre. . . . . . . I I. 4I.

Un peu au deſſous de la plantation de noyers qui eſt à l'aval de ce Village , il y a une étendue de cinquante à ſoixante toiſes de trottoir qui ſe trouve trop enfoncée : afin que les chevaux puiſſent y paſſer dans les grandes eaux, il faudroit relever cette partie de cinq à ſix pieds , pour la mettre à la hauteur de ce qui ſe trouve entre ce Village & le précédent ; cette étendue de trottoir a beſoin de quelques réparations, ſur-tout pour lui donner un plein-pied plus uniforme.

Le trottoir le long du Village de Miiden, depuis ſon aval juſqu'à l'Egliſe, eſt généralement trop bas ; il faut le relever ſur un même niveau pris à l'aval & à l'entrée du cimetiere de l'Egliſe , en rehauſſant les murs déja faits pour le ſoutenir, & en prenant dans la Riviere au deſſous du trottoir les matieres néceſſaires à ſon relevement : la dépenſe ne ſera pas conſidérable, quoique l'étendue ſoit d'environ ſoixante toiſes.

Au deſſus de l'Egliſe, il a pareillement beſoin d'être rehauſſé & rendu plus égal qu'il ne l'eſt , ſur une longueur d'environ quarante toiſes. Le bord de la Riviere fournira & au delà tous les matériaux néceſſaires à cette opération.

I I. 4I.

I i

heures. min.

De l'autre part. . . . . . . II. 4I.

Arrivés à onze heures à Carden, diftant de Miiden,

de . . . . ". 45.

Le trottoir entre ce Village & le précédent eft généralement trop étroit, n'ayant pas quatre pieds libres dans plus de moitié de fon étendue; dans cette
même étendue il y a trois parties, d'environ trente
à quarante toifes de longueur chacune, à réparer : les
deux premieres en les élevant feulement pour les
mettre au niveau des roches auxquelles ces parties
aboutiffent. La troifieme doit pareillement être élevée
de cinq à fix pieds, le relevement foutenu par un
mur, & il faut trancher dans la derniere pointe du
rocher qui fe préfente du côté du Village, pour former le commencement de cette troifieme partie qui
viendra aboutir à la peloufe, couverte de noyers,
dépendant dudit Village de Carden. Il faut auffi fupprimer cinq arbres de cette plantation, qui empêchent le paffage de la corde.

Partis de Carden à midi neuf minutes, vis-à-vis
du Village le trottoir eft un peu bas; mais en applaniffant le terrein il fera bon, & ce, fur une
étendue d'environ cent vingt toifes.

Arrivés à midi vingt minutes à la hauteur de

12. 26.

heures. min.

Ci-contre. . . . . 12.   26.

Treiff, fur la rive droite, lequel eft éloigné de Carden, de . . . . , ...   ».   11.

Depuis la fortie dudit Village de Carden, jufqu'au
commencement de la terraffe du Village de Poumern, c'eft-à-dire, fur une longueur de douze cens
toifes, le trottoir eft une continuité de hauts &
de bas qu'il faut néceffairement fupprimer ; il faut
auffi l'élargir dans toute fon étendue, fur-tout dans
la partie d'amont, c'eft-à-dire, du côté de Poumern,
où, indépendamment de l'élargiffement à faire, il y a
des brêches à boucher.

Le banc de fablé qui occupe la rive droite vis-à-
vis la partie fupérieure du trottoir (dont nous venons
de parler & dont la réparation eft urgente) refferre
tellement les eaux fur la rive gauche, qu'il y a un
courant de douze à quinze toifes de longueur, très-
rapide & conféquemment très-difficile à monter.

Arrivés à midi cinquante-fept minutes à la hauteur de l'Eglife de Poumern, éloignée de Treiff,
de . . . .   ».   17.

Il n'y a, à proprement parler, point de trottoir
le long de ce Village, dont l'étendue, d'environ cent
toifes, fe trouve entre la terraffe plantée d'arbres à

13.   14.

I i ij

T. *

S. *

heures. min.

De l'autre part. . . . . . . 13. 14.

ſon aval, & la terraſſe en amont auſſi plantée d'arbres.; ces deux terraſſes formeront un très-bon trottoir en coupant ſeulement cinq peupliers & deux
noyers qui ſont trop ſur le bord de la terraſſe ſupérieure.

A l'égard du trottoir au droit du Village, il faut
abſolument en conſtruire un au pied des maiſons &
jardins, & bâtir un pont en charpente d'environ dix-
huit pieds, ſur un ruiſſeau qui coupe le Village &
qui vient d'une gorge de montagnes.

Nous obſerverons ici que le trottoir depuis Coblentz juſqu'à ce point (tant à la premiere partie
qui eſt ſur la rive droite, qu'à la ſeconde qui eſt
ſur la rive gauche), a beſoin d'être remanié dans
toute ſon étendue étant conſtamment trop étroit,
ſon bord du côté de la Riviere très - fréquemment
dégradé, & ſe trouvant preſque continuellement inégal en hauteur, il fatigue beaucoup les chevaux.

A l'amont de la terraſſe ſupérieure dudit Village
de Poumern, il y a une étendue d'environ cent toiſes où le terrein eſt bas & dans lequel il n'y a point
de trottoir déterminé ; il faut donc en établir un, &
l'élever de quatre à cinq pieds dans des endroits,

13. 14.

heures. min
Ci-contre. . . . . . 13. 14.

& de fix à fept pieds dans d'autres, pour le mettre
à la hauteur de la terraffe dont il vient d'être parlé,
& de celle qu'on rencontre à cent toifes au deffus,
c'eft-à-dire, au bout du terrein trop bas où l'on propofe le trottoir.

Dans cette feconde terraffe, à environ fix cens
toifes de fon commencement, fe trouve une ravine
enfoncée de trois ou quatre pieds au deffous du fommet de la terraffe, il faudroit la combler avec de
gros quartiers de rochers, tant pour former un trottoir propre à la traverfer, que pour arrêter les pierrailles que les eaux d'orages conduifent dans la Mofelle, ou bien y conftruire un pont pour pouvoir
traverfer cette ravine en tout temps.

A cent toifes au deffus de cette ravine, il s'en
trouve une autre qui termine la terraffe, & fur laquelle il faudroit pareillement un pont de dix-huit
pieds; il faut abfolument former le trottoir trente
toifes en amont & quarante toifes en aval de cette
ravine, attendu que l'inégalité du terrein ne préfente
aucun trottoir affuré lors des grandes eaux. Depuis
ce point jufqu'à environ trois cens toifes au deffous
de Clotten, le trottoir fe trouve fur un terrein affez

P. *

13. 14.

heures. min.

. . . . . *De l'autre part.* . . . . . . 13. 14.

élevé pour ne demander que quelques applaniſſe-mens; mais généralement un élargiſſement dans toute ſon étendue; il y a ici un eſpace d'environ cinquante toiſes au deſſous & cinquante toiſes au deſſus d'une ravine ſortant d'une gorge, qu'il faut travailler pour la relever d'environ quatre pieds.

Arrivés à deux heures vingt minutes à la hauteur du Village de Clotten, éloigné de Poumern, de . 1. 23.

Depuis cette derniere gorge juſqu'audit Village de Clotten, le trottoir ſe ſoutient ſur une hauteur aſſez élevée; mais il a le défaut des parties précédentes; il demande par cette raiſon un élargiſſement & un applaniſſement des endroits trop étroits & trop hauts. Ce dernier travail eſt de peu de conſéquence.

Le trottoir dans toute l'étendue du Village Clotten eſt à rétablir, il y faut ſupprimer trois ou quatre petits jardins qui ſe trouvent dans ſon emplacement & en avant des anciens jardins. Cette opération doit ſe faire ſur une longueur d'environ trois cens toiſes, qui eſt l'étendue du Village.

A commencer de ce point, c'eſt-à-dire, de l'ex-trêmité ſupérieure de ces trois cens toiſes juſqu'à quatre cens toiſes au deſſus, il n'y a nulle apparence

14. 37.

T. *

de trottoir ; pour en établir un , il faut le prendre dans les vignes au deffus du mur qui les foutient, remplir les lacunes des murailles qui s'y trouvent , & les mettre fur une même ligne de pente qui fuivra celle de la Riviere. A ce point de quatre cens toifes , il y a une pointe de rocher qu'il faut tailler pour rendre le chemin praticable. Cette pointe de rocher peut avoir environ dix toifes d'étendue. Au débouché de ce rocher le paffage ou trottoir fe prendra au deffus du mur des vignes dans une longueur de quarante toifes. Depuis ce point jufqu'où commence la berme qui eft à l'aval de Kochem , il y a une étendue de onze cent toifes dans laquelle le trottoir eft au pied d'un mur continu qui foutient les vignes , lequel trottoir doit être réparé , favoir: dans les premieres quatre cens toifes , par un mur en avant de celui des vignes , élevé de fept à huit pieds de hauteur , & remblayé en entier entre lui & ledit mur des vignes.

Dans les cinq cens toifes fuivantes , il faut l'applanir , l'élargir & le rehauffer dans plufieurs endroits. Dans les deux cens toifes qui reftent , il faut le foutenir par un mur de fept à huit pieds , pour lui don-

T. *

heures. min.

De l'autre part. . . . . . . 14. 37.

ner une hauteur uniforme. Les roches qui se trouvent dans le lit de la Riviere sur cette rive gauche, & à leur défaut les rochers au dessus des vignes, fourniront les matériaux nécessaires à la construction desdits murs; le remplissage sera formé par les pierrailles tirées sur le bord de la Riviere, & dans le terrein de la montagne en rocher lorsqu'il en sera besoin. La terrasse d'aval de Kochem, qui est toute nue, c'est-à-dire, sans arbres, au moins sur son bord, est couverte seulement d'une belle pelouse; sa hauteur uniforme, qui est d'environ quinze pieds au dessus des eaux actuelles, doit servir à regler celle des parties de trottoir qui viendroient y aboutir.

E. *

Immédiatement à l'aval de Kochem, le ruisseau qui vient de la gorge & qui tombe quarrément dans la Moselle, a charié une si grande quantité de pierrailles, qu'elles forment un amoncellement de près de trente toises dans la largeur du lit de la Riviere, sur cinquante de longueur. Cet amoncellement rétrecit tellement la Riviere, que l'eau prend une rapidité étonnante en cet endroit. On pourroit enlever une bordure de dix toises de ce gravier, & s'en servir pour former un trottoir d'environ cinquante toises

14. 37.

de

heures. min.
Ci-contre . . . . . 14. 37.

de longueur, qui feroit dirigé contre le mur de terraſſe
de la premiere maiſon de Kochem : un pont placé   P. *
dans la direction de ce trottoir, conſtruit à une arche
(comme celui qui eſt un peu dans l'enfoncement de
la gorge), donneroit la facilité aux chevaux de ſuivre
la Riviere en tout temps.

Il feroit très-utile d'applanir l'eſpece de quai qui
regne le long de cette petite Ville, juſqu'au grouppe
de dix ou douze maiſons qui la terminent à ſon amont,
& au pied deſquelles paſſe la Moſelle.

Arrivés à trois heures trente-trois minutes à la
hauteur de l'Egliſe de Kochem, éloignée de Clotten,
de . . . .   1. 13.

On remarquera ici pour la ſeconde fois que le
vieux Château eſt ſitué ſur un roc preſqu'à pic en
forme de pain de ſucre, qui ſemble avoir été tranché
pour y encaſtrer leſdites maiſons. On voit le long
du quai dont il vient d'être parlé, des dépôts de
décombres que tous les Particuliers y jettent ſans aucune précaution. Il réſulte delà que tout eſt montées
& deſcentes dans le trottoir, & inégalités dans la
Riviere : une Ordonnance de Police qui feroit applanir & aligner ce terrein, conſerveroit cette partie

15. 50.

K k

heures. min.

De l'autre part. . . . . . . 15. 50.

dans un bon état pour le trottoir, & formeroit en même temps une promenade très-agréable pour les Habitans.

A l'amont de Kochem on voit les débris d'une vieille tour bâtie sur un roc qui est baigné par la Moselle, & qui se continue au dessus de cette petite Ville, sur une longueur d'environ douze à quinze toises. Cette vieille tour servoit, sans doute, à la fermer du côté d'amont ; les chevaux des bateaux sont obligés d'entrer dans ce bout de la Ville, pour en sortir sur la continuation du même rocher coupé à pic ; ce travail est long, pénible, tant pour les Bateliers, qui sont obligés de monter sur ce rocher élevé d'environ cinq toises, pour faire passer la corde, que pour les chevaux qui doivent descendre sur un chemin très-roide, fort-étroit, & qui est établi sur une hauteur considérable très-escarpée.

Ces masses de rocher servent de base à des cahuttes mal bâties, qui font trembler par leurs positions sous d'autres rochers plus élevés, qui menacent de s'écrouler.

Si on vouloit rendre praticable, aux chevaux de traits, ce mauvais pas que nous avons quitté à quatre

15. 50.

heures un quart; il faudroit achever la démolition de
la vieille tour, & trancher le rocher dans toute sa longueur ; mais il est bon d'observer que ce roc paroît
être extrêmement dur , & conséquemment qu'il faudroit un travail fort long pour le réduire à l'état
qu'on desireroit.

Il seroit cependant nécessaire d'avoir un trottoir en
cet endroit , & d'en construire un autre d'environ
cinquante toises au pied des jardins qui sont à-peu-
près à cette distance de la sortie de Kochem. Delà,
jusqu'à une distance de mille toises au dessus, le trottoir, à qui il ne manque que quelques applanisse-
mens, n'est interrompu que par une ravine venant
des montagnes : le remede à cette interruption est
de construire sur cette ravine un pontceau en charpente, d'environ neuf à dix pieds dans l'alignement du
trottoir.

A environ quarante toises au dessus de cette ravine,
le trottoir est absolument dégradé sur une longueur
de cent cinquante toises, sa réparation consistera à
prendre sur les éminences de quoi combler les fonds.

A cinq heures nous avons rencontré quelques roches
dans la Riviere, au dessus desquelles le chemin est

T. *

heures. min.

De l'autre part. . . . . . . 15. 50.

trop élevé., il eſt néceſſaire de le rabaiſſer ſur une
longueur d'environ trente toiſes , le ſurplus du trottoir eſt bon , en applaniſſant quelques parties inégales.

Arrivés à cinq heures dix minutes à la hauteur de
Fallwich , ſur la rive droite, lequel eſt éloigné de
Kochem, de . . . . 55.

Vis-à-vis l'amont de ce Village , il paroît à fleur
d'eau un banc de gravier qui occaſionne un courant
conſidérable ſur la rive gauche.

Arrivés à cinq heures trente-deux minutes à la hauteur de Nider-erens, égloigné de Fallwich, de . . ». 22.

Juſqu'à cet endroit le trottoir continue à être en
aſſez bon état , à quelques parties près qui ſont à réparer , & notamment un éboulement d'environ trois
toiſes qui barre le chemin.

Le long de ce Village il y a quantité d'arbres &
de hayes qui reſſerrent très-fort le paſſage ; il eſt néceſſaire de fixer la largeur du trottoir en cet endroit,
& de défendre aux Habitans d'en outre - paſſer les
bornes.

Arrivés à cinq heures quarante-trois minutes vis-à-
vis Ober-erens, éloigné de Nider-erens, de . . . ». 11.

17. 18.

	heures.	min.
Ci-contre.	17.	18.

Entre les deux Villages & à l'amont du dernier, il feroit néceffaire d'obliger les Particuliers d'entretenir un trottoir à hauteur convenable, ou d'abattre quantité d'arbres qui font fur une efpece de platte-forme qui peut fervir de chemin.

Arrivés à fix heures à la hauteur de l'Eglife du Village de Prottig, fur la rive droite, & éloigné d'Ober-erens, de . . . . ". 17.

Environ quatre cens toifes au deffous de cet endroit le bon chemin ceffe entiérement, étant interrompu par des plantations de vignes jufqu'audit Village de Prottig.

Arrivés à fix heures & demie à la hauteur du Village de Fangel, fur la rive droite, lequel eft éloigné de Prottig, de . . . . ". 30.

A cent toifes au deffus dudit Fangel, fe trouve un banc de fable ou gravier qui rétrecit le courant de la Riviere, & qui s'étend jufqu'à la terraffe du Village de Elens.

Depuis le point où le trottoir eft interrompu par les vignes, & où nous nous fommes trouvés à fix heures, jufqu'au commencement de ladite terraffe, il faut conftruire le trottoir fur une étendue de huit

	18.	5.

heures. mln.

De l'autre part. . . . . . . 18. 5.

T. *   cens toifes, en tranchant dans le pied de la montagne que les eaux baignent. Ce trottoir pourra être
revêtu en mur de pierres feches que la coupure fournira, & fon élévation au deffus des eaux actuelles
doit être d'environ quinze pieds pour fe raccorder
aux deux terraffes entre lefquelles il faut le conftruire.

Arrivés à fix heures cinquante-huit minutes à la hauteur de l'Eglife du Village de Elens, éloigné de
Fangel, de . . . . ». 28.

La terraffe de ce Village fe continue en bon état,
elle eft ornée d'une belle peloufe couverte d'arbres,
ainfi que les précédentes.

Arrivés à fept heures huit minutes à la hauteur du
Village de Beiltein, fur la rive droite, & éloigné de
celui de Elens, de . . . . ». 10.

A l'amont de ce Village & fur un rocher très-
efcarpé au bord de la Riviere, eft un vieux Château ruiné, au milieu duquel eft une groffe tour. L'élévation de ce Château, ainfi que celle du Château
Kochem & quelqu'autres femblables, eft de trente à
quarante toifes au deffus des eaux.

Arrivés à fept heures trente-deux minutes à Polterf-
dorf, fur la rive gauche, & éloigné de Beiltein, de   ». 24.

19. 7.

	heures.	min.
Ci-contre.	19.	7.

La terraſſe du Village de Beiltein continue d'être très-bonne juſqu'à celui-ci, & de fournir un bon trottoir.

Arrêtés audit Village de Polterſdorf pour la couchée, & partis delà le 29 Août à ſix heures dix minutes.

Arrivés à ſix heures vingt minutes à la hauteur de Priedern, ſur la rive droite, lequel eſt éloigné de Polterſdorf, de . . . . ». 10.

Depuis ledit Village de Polterſdorf juſqu'à un rocher vis-à-vis l'amont de Priedern, le trottoir eſt paſſable; mais trop étroit & inégal. Ce rocher forme un tournant, au pied duquel eſt une eſpece de trottoir très-mauvais & très-dangereux, nombre de chevaux y étant dejà péris. Il eſt urgent de tailler dans ce roc tournant un chemin de largeur convenable ſur la longueur d'environ quatre-vingts toiſes, & de planter dans ſon contour deux ou trois poteaux pour contenir la corde en direction & empêcher que le bateau qui gagne le large de la Riviere, n'y entraîne les chevaux, comme cela eſt dejà arrivé pluſieurs fois.   T. *

De ce point juſqu'à une gorge étroite où finiſſent les vignes, il y a une longueur de neuf cens toiſes   T. *

19. 17.

De l'autre part. . . . . . . 19. 17.

heures. min.

ſans aucun trottoir praticable , il ne ſera peut-être pas
poſſible d'éviter ici la deſtruction de quelques parties
de vignes , attendu que dans beaucoup d'endroits elles
tombent preſqu'au bord de l'eau. Il ſera indiſpenſable
d'établir dans toute cette étendue un mur en pierres
ſechés , qui aura par-tout pour appui, les roches qui
font la bordure gauche de la Riviere. Les matériaux
néceſſaires ſe trouveront dans la montagne, dont la
roideur eſt à l'ordinaire d'une inclinaiſon de plus de
quarante-cinq toiſes ſur la baze horiſontale.

Arrivés à ſept heures & demie à la hauteur de
Meſelich, ſitué ſur la rive droite, & éloigné de
Priedern, de . . . . 1. 10.

Ce Village eſt tellement caché derriere les arbres ,
dont la plantation a plus de quatre cens toiſes de
longueur , qu'on ne peut en appercevoir les maiſons.
De ce point à la terraſſe du Village de Seenhein ,
il y a ſept cens ſoixante toiſes d'étendue dans laquelle
il n'y a aucun trottoir décidé : l'on trouve de diſtance
à autres de petites terraſſes au pied des côtes (toujours très-roides) , couvertes d'arbres & de broſſailles.
Au moyen de ces petites terraſſes , le travail à faire ,
pour conſtruire le trottoir dans toute cette longueur,

20. 27.

conſiſtera

heures. min.

Ci-contre. . . . . . 20. 27.

confiſtera dans leur applaniſſement & en des coupures à faire dans le pied des côteaux qui ſe portent
juſqu'au bord de l'eau : ces dernieres parties ne font
pas enſemble plus de deux cens toiſes d'étendue, dans
le reſtant des ſept cens ſoixante toiſes. Il faudra quelques bouts de murs à ſec aux endroits où les rochers
ne permettroient pas de couper aſſez avant.

Arrivés à huit heures à la hauteur du Village de
Seenheim, ſur la rive gauche, & de celui de Seen-
heim, ſur la rive droite, leſquels ſont éloignés de
Meſſenich , de . . . . »; 30.

Le trottoir juſqu'à l'entrée de Seenheim eſt bon ;
mais au droit du Village il en faut établir un de cinquante toiſes de longueur, pour venir joindre la terraſſe de l'amont de ce Village, laquelle ſe trouve élevée de plus de vingt-quatre pieds, ſur un eſcarpement
rongé par les eaux.

Arrêtés vingt minutes pour paſſer le banc de ſable
qui eſt entre ce dernier Village & celui de Neren.

Arrivés à huit heures quarante minutes à la hauteur dudit Village de Neren, éloigné de Seenheim
de . . . . ». 20.

De ce même Village de Seenheim juſqu'audit Village

—————
21. 17.

T. *

L l

heures. min.

De l'autre part. . . . . . . 21. 17.

de Neren, la terraſſe eſt en aſſez bon état; mais il feroit néceſſaire d'y planter des ſaules & de décider le trottoir pour le faire entretenir par les Communautés.

En avant de ce Village eſt une grande iſle qui re-jette les eaux preſqu'entiérement ſur la rive droite : l'amont de cette iſle paroît déja être joint à la rive gauche par les amoncellemens de graviers qui ſe font continuellement dans l'ancien paſſage des eaux : il ſe-roit néceſſaire de faciliter ce barrage par une levée d'environ cinquante toiſes de longueur, de fermer également la diſtance qui ſe trouve à l'aval de l'iſle entr'elle & la terraſſe qui joint le Village de Seen-heim & celui de Neren. Ces deux opérations ſont d'autant plus indiſpenſables, que les chevaux étant obligés de quitter le trottoir, qui eſt très-bon, pour paſſer dans l'iſle qu'ils doivent parcourir en remon-tant, & par conféquent de ſortir de la même iſle, pour venir reprendre la rive gauche, ces deux tra-jets ne peuvent ſe faire ſans danger lorſque les eaux ne ſont pas très-baſſes.

S. *   La deſtruction du banc de ſable qui ſe trouve à l'aval de la même iſle, pourroit ſe faire d'abord en tranſ-portant, pendant les eaux baſſes, tout le grávier qu'on

21. 17.

heures. min.

Ci-contre . . . . . . 21. 17.

pourroit prendre pour former le barrage inférieur de l'isle dont il vient d'être parlé, & lorsqu'il ne seroit plus possible de prendre ce gravier pour former ladite digue inférieure, on feroit passer la herse sur le gravier restant, pour faciliter aux eaux le moyen d'en détruire entiérement la masse.

Arrivés à neuf heures sept minutes au Village de Leimen, éloigné de Neren de . . . . ». 27.

Le trottoir qui se trouve sur la terrasse est en bon état, à l'exception de quelques petits enfoncemens qu'il faudroit redresser : il y auroit aussi plusieurs arbres à couper

Il faut absolument détruire un banc de sable qui se trouve à l'amont dudit petit Village de Leimen, entre la rive gauche & une très-ancienne isle qui occupe le milieu de la riviere.

S. *

Arrivés à neuf heures cinquante-quatre minutes à la hauteur de l'Eglise qui est à l'amont du Village de Uger, & dont la distance de Leimen est de . . ». 47.

Le trottoir depuis Leimen jusqu'à l'aval dudit Village de Uger est très-bon ; mais il faut le fixer & le rendre plus commode, en abattant quelques arbres qui embarrassent ; on remarquera cependant qu'il ne

22. 31.

heures. min.

De l'autre part. . . . . . . 22 31.

peut fervir que dans les grandes & moyennes eaux, car dans les eaux baffes les chevaux font obligés de fuivre la grande ifle qui eft au milieu de la Riviere, pour faire paffer les bateaux du côté de la rive droite.

Le trottoir, dans toute la longueur d'Uger, eft bas; mais affez bon.

Arrivés à la hauteur de l'Eglife de Heller à dix heures trois minutes, laquelle eft éloigné d'Uger de . ». 9.

Le trottoir depuis Uger jufqu'à ce Village n'a befoin que d'être décidé & dégagé de quelques arbres & jardinages qu'on a pouffé jufques fur la rive.

A cent quarante toifes à l'amont du Village, la terraffe qui fournit le trottoir finit au droit d'une gorge. Delà le trottoir fe prend au pied de la côte de rochers; mais le banc de gravier qui eft au droit de ladite gorge oblige de faire un très-grand détour dans la Riviere, de façon que dans les eaux moyennes il faut allonger confidérablement la corde; & lorfque ledit banc de gravier eft couvert d'eau, les chevaux ne peuvent y paffer fans danger.

Arrivés à dix heures quarante-trois minutes à la hauteur de Stuben, Couvent de Dames fitué à la rive droite, & éloigné de Heller de . . . . ». 40.

23. 20.

heures. min.

Ci-contre . . . . . . 23. 20.

Arrivés à dix heures cinquante-deux minutes à la hauteur de l'Eglise qui est à l'aval du gros Village de Brems, éloigné de Stuben de . . . . ». 9.

Depuis ladite gorge précédente, le trottoir, qui commence dans cet endroit à être au pied de la côte de rochers, & qui continue ainsi sur une étendue de huit cens toises jusqu'à l'entrée dudit Village de Brems, ne vaut absolument rien, 1°. Parce qu'il est rempli d'ondulations, dont les enfoncemens sont surmontés dans les grandes eaux.

2°. Parce qu'il est constamment trop étroit.

La réparation à y faire demandera de tailler dans six ou sept pointes de rochers, sur une longueur ensemble d'environ cent toises, & de reconstruire, du côté de la Riviere, un mur à sec dans l'étendue de sept cens toises qui restent, pour donner la largeur convenable audit trottoir. Il pourra aussi se trouver quelques portions de vignes dans lesquelles il faudra trancher.

Dans ledit Village de Brems le trottoir, sur une étendue de quatre cens soixante toises, est très-bon, étant continuellement sur une terrasse couverte d'une pelouse & de beaucoup d'arbres; mais qui ne causent aucune gêne.

T. *

____

23. 29.

heures. min.

De l'autre part. . . . . 23. 29.

Arrivés à onze heures dix-huit minutes à la hauteur de Neffe, situé sur la rive droite, & éloigné de Brems de. . . . . », 26.

Depuis ladite terrasse le trottoir commence à être taillé dans le pied des rochers, sur une étendue de deux cens toises : il est fort inégal dans son relief, & doit par conséquent être réparé.

1°. Pour l'applanir.

2°. Pour lui donner la largeur convenable étant de beaucoup trop étroit. Dans une longueur de soixante-quinze toises au delà, il est au pied des vignes sur une pelouse en talud ; il faut la rehausser, en tirant les terres supérieures pour lui donner une plate-forme.

Arrivés à onze heures quarante minutes au Village d'Aldegunt, éloigné de Neffe de . . . . », 22.

De l'extrêmité des soixante-quinze toises jusqu'audit Village d'Aldegunt, & dont la distance est de deux cens toises, le trottoir est sur une terrasse d'une élévation & d'un niveau convenable ; mais pour le décider, il faut abattre les saules qui sont sur le sommet, ainsi que les clôtures de piquets & de perches que les Habitans ont plantées, pour se partager la possession de ladite terrasse.

24. 17.

heures. min.
Ci-contre. . . . . . . 24. 17.

Le trottoir au droit dudit Village eſt fort bon, quoiqu'inégal. Il faudroit cependant, à ſon amont, faire
un remblai de trente toiſes de longueur, pour relever
de quelques pieds le terrain qui ſe trouve ſubmergé
dans les grandes eaux. Il eſt à obſerver que dans les
eaux baſſes le paſſage des batteaux eſt entre la rive
droite & l'iſle qui ſe trouve un peu à l'amont dudit
Village, laquelle a quatre cens toiſes de longueur,
ſans compter un banc de gravier qui eſt à l'amont.

Le trottoir, depuis Aldegunt juſqu'à Aff, eſt ſur le
bord d'une belle terraſſe de trente à quarante toiſes
de largeur, qui forme une prairie plantée d'arbres,
leſquels laiſſent de diſtance à autres différens eſpaces
vuides; mais dont l'enſemble forme un coup d'œil
très-agréable.

Arrivés à midi trente-trois minutes à la hauteur
de l'Egliſe de Aff, éloignée d'Aldegunt de . . . . 53.

Cette Egliſe eſt à l'aval du Village, & à ſon amont
eſt un pont ruiné qui peut être reconſtruit à un arche,
tel qu'il étoit auparavant. Vis-à-vis ledit Village ſe
trouve celui de Bulay, ſur la rive droite.

Partis de Aff à une heure trente-cinq minutes.

Depuis ce Village juſqu'au deſſous de Marienbourg,

25. 10.

heures. min.

De l'autre part. . . . . . . 25. 10.

le trottoir eſt aſſez bon : il ne s'agiroit, pour le
rendre plus commode, que de ſupprimer les inégalités qui ſe trouvent dans cette étendue, qui eſt de
ſix cens toiſes ; la plus forte partie du travail à faire,
conſiſte à trancher ſur une longueur d'environ trente
toiſes, & d'une hauteur moyenne de vingt pieds dans
un rocher de pierre ardoiſiere, pour rabaiſſer cette
partie trop élevée du trottoir & lui donner par-tout
une largeur convenable.

Arrivés à deux heures trente-huit minutes à la hau-
reur de Merler ſur la rive droite, & éloigné de Aff
de . . . . 1. 3.

Depuis la roche qui ſépare la gorge de Marienbourg de la montagne qui forme le coude de l'anſe
juſqu'à Keimig, le trottoir eſt bon : il ne s'agiroit
que de le déterminer & d'abattre quelques arbres,
ſur-tout vis-à-vis Zelle, où ces arbres ſe trouvent
tout deſſus le bord d'un terrain élevé de quinze à vingt
pieds, & dont la pente eſt très-roides.

Arrivés à trois heures vingt-cinq minutes à la
hauteur de Zelle & Keimig, qui ſont éloignés de
Merler de . . . . ». 47.

Il faut établir un trottoir vis-à-vis ce dernier Vil-

26. ».

lage

lage dans toute fa longueur, qui peut être de quatre
cens toifes, & élever d'environ dix pieds de hauteur   T. *
moyenne.

Arrivés à quatre heures quatorze minutes à la hauteur de Bridel, éloigné de Zelle & de Keimig de .   *. 49.

Depuis Keimig jufqu'à cinquante toifes plus bas que
le commencement du Village de Bridel, qui eft fur
la rive droite, le trottoir eft fur une belle & large
terraffe, d'une hauteur uniforme de quinze pieds au
deffus des eaux. De ce point où la terraffe finit &
où commence les plantations de vignes fur le côteau
qui s'eft rapproché de la Riviere, jufqu'à porter le
pied de fa pente dans l'eau, le trottoir a befoin d'être
formé fur une étendue d'environ fix cens toifes : fa   T. *
conftruction fera facile, attendu qu'il ne fera queftion que de prendre dans le bord des vignes pour le
former.

De ce point le trottoir eft fur une très-belle terraffe
d'environ huit cens toifes de longueur, auffi d'une
hauteur uniforme de quinze pieds au deffus des eaux:
cette terraffe eft vis-à-vis la vallée qui fépare le noyau
de montagnes formant le coude de l'anfe, d'avec la
tête de rochers qui porte l'Eglife de Marienbourg.

27. 49.

M m

heures. min.

De l'autre part. . . . . . . 27. 49.

A quatre heures cinquante huit minutes, arrivés à
la hauteur de ladite Eglife, éloigné de Bridel de . . . ». 44.

Un peu avant d'arriver à cette hauteur, la Riviere
eft encombrée dans plus de moitié de fa largeur:
cette encombrement eft à fleur d'eau, aujourd'hui 29
Août.

Arrivés à cinq heures quatre minutes, à la hauteur
de Pinrich, fur la rive droite, lequel n'eft éloigné de
Marienbourg que de . . . . ». 6.

Arrivés à fix heures cinq minutes à la hauteur de
Reylkerich, fur la rive droite, lequel eft éloigné de
Pinrich de . . . . I. I.

Arrivés à fix heures dix minutes à Reil, gros Village fitué fur la rive gauche, & qui n'eft éloigné de
Reylkerich que de . . . . ». 5.

Un peu avant d'arriver audit Reil, il fe trouve fur
la rive droite un banc de fable qui fe prolonge vers
la rive gauche, fort avant, dans la Riviere, à fleur
d'eau, & qui refferre le courant de maniere à n'avoir
que neuf à dix toifes, aujourd'hui 29 Août; ce qui
le contraint à prendre une très-grande rapidité, &
fait un pas difficile pour les chevaux.

Depuis la terraffe dont il vient d'être parlé, jufqu'à

29. 45.

heures. min.

Ci-contre. . . . . . . 29. 45.

cent cinquante toifes à l'aval dudit Village de Reil,
il n'y a, à proprement parler, aucun trottoir : il eſt
de toute néceſſité d'en conſtruire un dans toute cette
étendue, qui eſt de deux mille toiſes. Sa conſtruction tombera dans des rochers au pied de la côte de
Marienbourg, ſur une longueur de huit à neuf cens
toiſes ; il faudra même caſſer cinq ou ſix têtes de roches peu conſidérables. Comme ces roches ſont en
général de pierre ardoiſiere qui n'a pas beaucoup de
dureté, ce travail n'a d'effrayant que ſon étendue.

Pour ne pas toucher dans les vignes répandues dans
tout le fond de cette anſe, il faudra placer le mur à
conſtruire en avant de leur pied : les pierres pour cette
conſtruction ſe tireront à pied d'œuvre.

A cent cinquante toiſes à l'aval & dans toute l'é-
tendue dudit Village de Reil, le trottoir eſt fort bon,
il ne s'agit que d'une légere réparation pour l'applanir.

Arrêtés en cet endroit pour la couchée du 29, &
partis le 30 Août à ſix heures du matin.

Depuis ce Village juſqu'à un rocher qui ſe trouve
vis-à-vis le Village de Burge, ſur la rive droite, à
la hauteur duquel nous ſommes arrivés en même temps
qu'à celle du rocher à ſix heures dix-ſept minutes, le

T. *

29. 45.

M m ij

De l'autre part. . . . . . heures. min.
29. 45.

trottoir qui eſt ſur une belle terraſſe eſt très-bon ;
T. * mais il faut trancher dans ledit rocher de vingt toiſes
en longueur, pour y former le trottoir qui ceſſe entiérement dans cet endroit.

Arrivés à ſix heures trente-huit minutes à Mulay,
Couvent de Religieuſes ſur la rive gauche, dont la
diſtance de Reil eſt de . . . . ". 38.

Du bout du rocher dont on vient de parler, juſqu'audit Couvent, il n'y a aucun trottoir ; mais ſeulement un mur de ſept à huit pieds de hauteur au pied
des vignes plantées ſur les petites terraſſes qui ſe trouvent dans un rampant très-roide d'un côteau, où le
rocher ſe montre preſque par-tout ; il faut par conſéquent conſtruire un mur, pour ſoutenir le trottoir
à faire dans toute ſon étendue, qui eſt de quatre
T. * cens trente toiſes, à compter depuis l'amont de la
roche de vingt toiſes dont il vient d'être parlé.

Depuis ledit Couvent juſqu'à environ quarante toiſes à l'aval d'une ſeconde gorge, le trottoir eſt établi ſur une terraſſe, où il n'eſt queſtion que de le fixer
P. * par des bornes, & de faire un pontceau au deſſus
d'une petite ravine venant d'une premiere gorge ;
les difficultés qu'éprouvent les chevaux, pour paſſer

30. 23.

	heures.	min.
Ci-contre.	30.	23.

cette ravine, rendent le pontceau d'une néceſſité abſolue.

Arrivés à ſept heures dix minutes à Kevenich, à
la rive gauche, lequel eſt éloigné de Mulay de . . . » . 32.

Depuis ladite ſeconde gorge juſqu'audit Village de
Kevenich il n'y a point de trottoir, excepté au droit
d'un rocher où il en a été pratiqué un bout d'environ
vingt toiſes ; il faut donc en conſtruire une autre partie
en continuation, & cela ſur une longueur d'environ
quatre cens ſoixante-quinze toiſes, laquelle longueur
s'étend juſqu'à l'amont dudit Village de Kevenich.

Arrivés à ſept heures dix-ſept minutes à la hauteur
d'Enkirch, ſitué ſur la rive droite ; ce Village, qui
appartient au Duc de Deux-Ponts, n'eſt éloigné de
Kevenich que de . . . . » . 7.

Sous Mont-Royal il y a une iſle, à la gauche de
laquelle les bateaux paſſent dans les eaux baſſes ſeulement.

Arrivés à huit heures dix-ſept minutes à la hauteur
d'une Egliſe appellée Curvay, ſur la rive gauche,
laquelle eſt éloignée d'Enkirch de . . . . I. » .

Depuis le Village de Kevenich le trottoir n'a beſoin que d'être décidé dans toute l'étendue qui ſe

32. 20

heures. min.

De l'autre part. . . . . . . 32. 2.

trouve jufqu'à l'ifle qui eſt un peu à l'aval de ladite Eglife de Curvay : cet intervalle, d'environ cent toi-fes, a befoin d'être travaillé ; mais l'ouvrage eſt fa-cile, n'ayant que des terres à remuer, & en petite quantité, à chaque inégalité de hauteur.

Arrivés à huit heures & demie à la hauteur de Lutzig, fur la rive gauche, lequel eſt éloigné de Cur-vay de . . . . » 13.

Dans la diftance de la petite Eglife de Lutzig le trottoir ne demande que d'être décidé ; & dans l'é-tendue de ce dernier, qui peut être environ de qua-rante à cinquante toifes, il faut élargir le petit che-min qui fe trouve au devant des maifons qui font en une feule ligne fur le bord de la Riviere.

Arrivés à huit heures cinquante minutes à la hau-teur de la petite Ville de Trarbach, fur la rive droite, & de celle de Traben, fur la rive gauche, lefquelles font éloignées de Lutzig de . . . . » 20.

Depuis Lutzig jufqu'à Traben le trottoir demande la même opération qu'il faut faire par-tout où il fe trouve des terraffes couvertes d'arbres trop rapprochés de la Riviere, c'eſt-à-dire, qu'il faut abattre quelques pieds d'arbres & décider le trottoir par des bornes,

32. 35.

heures. min.
Ci-contre. . . . . . 32. 35.

pour empêcher les Habitans d'y faire des plantations gênantes ; c'est tout l'ouvrage qu'on exige pour ces parties.

Il est nécessaire d'établir un trottoir dans une étendue de trois cens cinquante toises, dont Traben tient le milieu ; il faut pour cela construire un mur de dix à douze pieds de hauteur en avant des maisons & jardins.

La plage dans toute cette étendue est un gravier qui, dans les parties les plus hautes, ne s'élève pas au dessus des eaux très-basses de plus de cinq à six pieds.

Arrêtés un peu au dessus de Trarbach pendant une demi-heure, depuis neuf heures jusqu'à neuf heures & demie.

Arrivés à dix heures six minutes à Ripa, sur la rive gauche, lequel est éloigné de Traben de 46.

Depuis le bout du jardin fermé de murs qui est à l'amont dudit Traben, jusqu'à Ripa, le trottoir n'a besoin que d'être décidé sur la terrasse, sur laquelle il faut faire les mêmes opérations que sur les précédentes.

Arrêtés depuis dix heures treize minutes, jusqu'à dix heures dix-sept minutes.

33. 21.

heures. min.

De l'autre part. . . . . . . 33. 21.

Arrivés à dix heures trente-deux minutes à la hauteur du Village de Wolff, sur la rive droite, lequel est éloigné de Ripa de . . . . D. 22.

Depuis Ripa (qui est à cinquante toises à l'aval d'une tête de rocher sur laquelle étoient bâties des fortifications dépendantes de Mont-Royal) jusqu'à la Chapelle qui est à cinquante toises à l'aval de l'Eglise de Graff, & dont la distance est de mille vingt-cinq toises; il n'y a aucun trottoir praticable; il faut donc en construire un dans toute cette étendue, par des murs élevés où il en sera besoin. Les matériaux se tireront, comme par-tout ailleurs, du pied de la montagne & du lit de la Riviere; on doit même observer que vers le Village de Wolff l'état actuel des choses rend le passage des chevaux si mauvais, qu'ils risquent d'y périr lors des grandes eaux, & qu'en tout temps ils sont exposés à se casser les jambes dans des quartiers de rochers répandus dans cette partie d'anse, sur-tout vis-à-vis & un peu au dessus du Village de Wolff. De plus ces rochers s'étendant jusques fort avant dans la Riviere, ils en embarrassent la navigation.

Arrivés à dix heures cinquante-sept minutes à la

33. 43.

hauteur

heures. min.

Ci-contre. . . . . . . 33. 43.

hauteur de Graff, fur la rive gauche, dont la diftance
de Wolff eft de . . . . ». 25.

Arrivés à onze heures fept minutes à la hauteur
des ruines du Château de Wolff, placé fur le fommet d'un côteau de rochers très-roide, fur la rive
droite, lequel eft éloigné de Graff de . . . . . . ». 10.

Depuis le point vis-à-vis de ladite Chapelle, le trottoir eft fur une terraffe jufqu'au devant dudit Village
de Graff, & il s'étend jufqu'à environ quatre cens
toifes, qui eft un point correfpondant audit Château.

Dans toute cette étendue le trottoir, qui eft fur une
terraffe, eft coupé de ravines qu'il faut combler, elle
eft auffi couverte d'arbres, dont plufieurs étant trop
près du bord de ladite terraffe embarraffent le trottoir, & doivent par cette raifon être coupés. Delà
la terraffe eft découverte dans tout le développement du coude qu'elle forme; cette terraffe devient
une plaine qui monte infenfiblement jufquaux pieds
des côteaux, éloignés de plus de deux cens toifes de
la Riviere en cette partie. En continuant à monter,
le trottoir eft bon, & n'a befoin d'aucune réparation
jufqu'à environ deux cens toifes à l'aval du Village
de Keinheim, dans laquelle partie il faut feulement

34. 18.

N n

heures. min.

De l'autre part. . . . . . . 34. 18.

couper des saules plantés sur le bord de la terrasse, attendu que ces saules forment des buissons qui embarrassent les cordages par leur trop grande hauteur.

Arrivés à onze heures cinquante-cinq minutes à l'aval dudit Village de Keinheim, sur la rive gauche, lequel est éloigné du Château de Wolff de . . . . , 52.

Le trottoir, qui est toujours sur la même terrasse, est très-embarrassé vers le milieu du Village, par les clôtures de quatre portions de petites prairies que les Habitans se sont partagés sur cette terrasse. Il convient de supprimer ces clôtures, & de défendre de les rétablir dans l'emplacement du trottoir qu'il faut aborner.

Arrivés à onze heures cinquante-neuf minutes, au milieu dudit Village de Keinheim, & partis à une heure neuf minutes.

Depuis l'amont dudit Village, le trottoir se continue environ deux cens toises, toujours sur la même terrasse, dont la partie supérieure est rongée par la Riviere. Delà, sur une longueur de huit cens toises, le trottoir, qui est assez bon dans toute cette étendue, est pris au bas des vignes de la côte, dont le pied vient tomber dans l'eau, ensuite il se continue jusqu'à

35. 10.

heures. min.

Ci-contre. . . . . . . 35. 10.

environ cinquante toises à l'aval du Village d'Erden,
sur une terrasse, dont la plus grande partie est assez
large pour le rendre fort bon; mais dans les endroits
où il est trop resserré, il faudra un peu couper dans
les vignes qui ont été poussées trop près du bord de
la Riviere.

Arrivés à une heure trente-sept minutes à la hauteur de Lesnich, sur la rive droite, lequel est éloigné
de Keinheim de . . . . ». 28.

Arrivés à deux heures à la hauteur d'Erden, sur la
rive droite, dont la distance de Lesnich est de . . . ». 23.

Arrivés à deux heures treize minutes à la hauteur
d'un premier vendangeoir, sur la rive gauche, lequel
est éloigné d'Erden de . . . . ». 13.

Depuis cette premiere partie des huit cens toises
jusqu'audit vendangeoir, il faut absolument construire
un trottoir par un mur en avant, d'une longueur de
quatre cens vingt-cinq toises.

Arrivés à deux heures trente-deux minutes à la hauteur du Village d'Ertzig, sur la rive gauche, lequel
est éloigné dudit vendangeoir de . . . . ». 19.

Depuis ce premier vendangeoir, éloigné d'un second d'environ cinquante toises, & de ce second jus-

36. 33.

N n ij

heures. min

De l'autre part. . . . . . . 36. 33.

qu'audit Village d'Ertzig, le trottoir est sur une terrasse, le long de laquelle il faut absolument le faire
aborner, afin de pouvoir couper les arbres & les tron-
çons de saules qui embarrassent les cordages. Le trottoir au droit de ce Village, jusqu'à cinquante à soixante toises à son amont, a besoin d'être pareillement fixé & rendu libre par l'abattis des arbres, des
saules, & la destruction de quelques petits jardins que
les Particuliers ont établis par anticipation : il faut
aussi applanir plusieurs parties de cette terrasse dans la
ligne du trottoir, & boucher quelques ravines.

Arrivés à trois heures deux minutes à la hauteur
de Ractig, sur la rive droite, lequel est éloigné d'Ertzig de . . . . » . 30.

Depuis cette terrasse il faut construire le trottoir
sur une longueur de sept cens cinquante toises, au
bout de laquelle se trouve placée une petite Ferme
éloignée de deux cens toises, à l'aval du Couvent de
Religieuses, nommé Machern.

La moitié inférieure de ce trottoir peut se passer
de murs attendu que les vignes laissent une petite
terrasse de dix à quinze pieds d'élévation qu'il ne
s'agit que d'approprier, c'est-à-dire, d'applanir, d'é-

37. 3.

T. *

heures. min.

Ci-contre. . . . . . . 37.   3.

largir & de trancher dans quelques parties de vignes.
Dans l'autre moitié, qui eft celle d'amont, il faut
conftruire un mur, parce que la pente de la côte
plantée en vignes, vient tomber jufques fur l'efcarpement de dix à douze pieds qui fe trouve au deffous.

Arrivés à trois heures dix-huit minutes à la hauteur dudit Couvent de Machern, fur la rive gauche,
dont la diftance de Ractig eft de . . . . ». 16.

Le trottoir eft fur une très-belle terraffe, il n'y a
conféquemment aucune opération à faire.

Arrivés à trois heures trois-quarts à la hauteur de
Zeltingin, fur la rive droite, lequel eft éloigné de
Machern de . . . . ». 27.

Au droit de ce Village fe trouve l'aval d'une ifle
qui bouche le bras gauche de la Riviere par un banc
de fable : il feroit à defirer que cet embarras fût fupprimé, afin de laiffer aux bateaux le chemin le long
du trottoir.

Arrivés à trois heures cinquante-fix minutes à la
hauteur du vieux Château de Zeltingin, à moitié
ruiné & planté fur un roc à mi-côte ; ce Château eft
éloigné du Village de . . . . ». 11.
                                          —————
                                          37. 57.

De l'autre part. . . . . . . 37. 57.

Arrivés à quatre heures dix-huit minutes à la hau-
tteur de Wehlen, fur la rive gauche, diftant du vieux
Château de Zeltingin de . . . . ». 22.

De Machern jufqu'audit Village de Wehlen, le
trottoir continue fur une très-large terraffe, où, pour
décider le trottoir, il ne faudroit qu'abattre un petit
nombre d'arbres qui gênent le paffage des chevaux &
des cordages; & pour le perfectionner, on peut remplir quelques creux qui le rendent inégal.

Arrivés à quatre heures vingt-neuf minutes à la
hauteur de Mertenhoff, fur la rive droite, lequel eft
éloigné de Wehlen de . . . . ». 11.

Delà le trottoir fe continue toujours fur la même
terraffe; mais plus haute que la précédente, & un peu
inégal dans fes hauteurs jufqu'à vis-à-vis Mertenhoff.

Depuis ce Village la terraffe qui s'éleve infenfible-
ment fur une hauteur de fept cens foixante-quinze toifes, devient un petit côteau rocailleux, fur lequel le
trottoir eft très-difficile, à caufe des hauts & des bas.
Pour le mettre en bon état dans toute cette étendue, on pourroit le tailler dans le talut de ce petit
côteau, & régler fa hauteur à quinze pieds au deffus
des eaux baffes. Cette opération n'auroit rien d'ef-

38. 30.

heures. min.
Ci-contre. . . . . . 38. 30.

frayant, attendu que le roc qui eſt ardoiſé eſt tendre & très-facile à déblayer.

Arrivés à quatre heures quarante-deux minutes à la hauteur de l'Egliſe de Grag, éloignée de Mertenhoff de . . . . *n.* 13.

De ce petit côteau caillouteux le trottoir revient ſur une terraſſe qui s'étend juſqu'à l'Hôpital de Couſſe. Il n'y a, pour mettre le trottoir en bon état, dans toute ſon étendue, que deux pontceaux à faire ſur deux ravines formées par les eaux qui viennent des montagnes dans le temps des orages.

Arrivés à cinq heures vingt minutes à la hauteur dudit Hôpital, ſur la rive gauche, & en même temps à celle de Berne-Caſtel, ſur la rive droite, dont l'éloignement de Grag eſt de . . . . 38.

Les ruines du Château de Berne-Caſtel ſe trouvent à l'amont de ce dernier endroit.

Arrivés à cinq heures quarante minutes à la hauteur du Village de Couſſe, ſur la rive gauche, éloigné de Berne-Caſtel de . . . . *n.* 20.

Le trottoir eſt bon non ſeulement juſqu'à Couſſe, mais même juſqu'au deſſus; cependant le bras de la Moſelle qui paſſoit entre l'iſle qui eſt à l'amont dudit

39. 41.

heures. min.

De l'autre part. . . . . . . 39. 41.

Village de Couſſe & ſon trottoir, n'ayant jamais aſſez
de force pour porter bateaux, les chevaux ſont obligés de venir prendre leur trottoir ſur le bord de ladite
iſle, entre laquelle & la rive droite, paſſent preſque
toutes les eaux de la Riviere ; ce qui cauſe beaucoup
d'embarras dans les eaux moyennes, & encore plus
dans les grandes. On peut éviter cet inconvénient,
en relevant de cinq à ſix pieds la digue, d'environ
trente toiſes de longueur, qui eſt à l'amont.

Cette digue pourroit être formée par environ cent
toiſes de graviers qu'on pourroit prendre ſur le bord
de l'iſle qui termine le bras de la Moſelle, où il faut
que les bateaux paſſent. Il ſeroit néceſſaire de faire
un pareil travail à l'aval de cette iſle, pour faciliter
la marche des chevaux, qui ne peuvent paſſer du
trottoir ſur cet aval qu'avec beaucoup de peine, lorſque les eaux ne ſont pas abſolument baſſes.

Arrivés à ſix heures huit minutes à la hauteur du
Village d'Andel, ſur la rive droite, lequel eſt éloigné de celui de Couſſe de . . . . ». 28.

A commencer à cent toiſes à l'amont de ladite iſle,
le trottoir, qui s'eſt trouvé bon juſques-là, étant ſur
une belle terraſſe, devient mauvais ſur une étendue

40. 9.

de

heures. min.

Ci-contre. . . . . . . 40. 9.

de trois cens toifes : il eft donc à reconftruire en cet endroit ; pour cela il faut un bout de mur de quarante toifes à l'aval, le furplus confiftant en deux cens foixante toifes, ne demande que d'être élargi & égalifé. Au bout de ces trois cens toifes commence la terraffe où eft affis le Village de *Lýfer*, fur la rive gauche.

Arrivés à fix heures trente-trois minutes à la hauteur dudit Lyfer, éloigné d'Andel de . . . . . . ». 25.

Cette terraffe, qui eft en très-bon état, étant bien unie & couverte d'une belle peloufe fans aucun embarras, fournit un très-bon trottoir.

Arrêtés audit Lyfer pour la couchée, & partis le 31 Août à cinq heures quarante-deux minutes du matin.

Arrivés à fix heures quatre minutes à la hauteur de Mulhein, fur la rive droite, éloigné de Lyfer de . ». 22.

La terraffe de la rive gauche, qui eft bien plane & ornée d'une belle peloufe, forme un très-bon marche-pied ; mais l'un & l'autre viennent finir vis-à-vis ledit Village de Mulhein, où fe trouve un ruiffeau venant des montagnes, qui barre entièrement le chemin lors des grandes eaux. Dans l'état actuel des cho-

40. 56.

O o

De l'autre part. . . . . . 40. 56.

fes , il faut , lorfque les eaux font hautes , que les Bateliers jettent l'ancre , pour donner à leurs chevaux
le temps d'aller paſſer le ruiſſeau fur un pont qui eſt
à un quart de lieue de la Moſelle : on fent bien que
pour éviter cet inconvénient , il eſt indiſpenſable de

P. * conſtruire un pont fur ce ruiſſeau dans l'alignement
du trottoir.

Arrivés à fix heures trente-cinq minutes à la hauteur de Duzemonde , fur la rive droite , lequel eſt
éloigné de Mulhein de . . . . ». 31.

Depuis ledit ruiſſeau , fur une longueur de huit
T. * cens toiſes , il faut inévitablement conſtruire un mur,
pour former le trottoir dans toute cette étendue où
il n'en exiſte point , attendu que le talut de la côte ,
preſqu'entiérement planté en vignes , finit au fommet
du mur de revêtement qui les foutient. Les matériaux pour cette opération ſe trouveront à pied-
d'œuvre , tant dans les rochers de la montagne , que
fur le bord de la Riviere.

Il faut obferver que vers l'amont de ces huit cens
toiſes , il y a un courant confidérable dans les eaux
baſſes , telles qu'elles étoient le 3 Août. Delà le
trottoir prend fur une terraſſe qui y commence , &

41. 27.

heures. min.

Ci-contre. . . . . . . 41. 27.

qui s'étend jufqu'au Village de Keften, à la rive gauche.

Arrivés à fept heures vingt-cinq minutes audit Village, éloigné de Duzemonde de . . . . ». 50.

Il n'y a d'autre opération à faire fur toute cette terraffe où eft le trottoir, que de débarraffer, dans une étendue de cinquante toifes à l'aval dudit Village, les quatre ou cinq clôtures en piquets & haies-feches que les Habitans du lieu ont formées, pour avoir des jardins légumiers dans l'emplacement du trottoir; mais dans toute l'étendue dudit Village de Keften, jufqu'à une roche qui eft à environ vingt-cinq toifes à l'amont de l'Eglife, il faut le réparer, par la raifon que la moitié inférieure eft trop élevée & trop inégale, & que la moitié fupérieure eft trop baffe & même interrompue par une maifon & un mur de jardin, de même que par cinq ou fix pieds d'arbres qu'il faut couper entre le jardin & la roche.

Depuis cette roche, jufqu'à une ravine qui eft à environ cent toifes au deffus, le trottoir, élevé depuis vingt jufqu'à vingt-cinq pieds, eft très-incommode, parce qu'il faut que les cordages & les chevaux paffent fur une petite vigne qui eft au pied de ce-

T. *

42. 17.

heures. min.

De l'autre part . . . . . . 42. 17.

trottoir, dans les échalats & les haies de laquelle la
corde s'embarraffe : il feroit néceffaire, pour faire
ceffer cette gêne, de le conftruire au pied de la vigne, depuis la roche jufqu'à la ravine ; ce qui ne
donne qu'environ cent toifes de trottoir à faire.

Il faudroit auffi conftruire fur cette ravine un pont-

P. * ceau de quinze à dix-huit pieds d'ouverture ; depuis
cette ravine jufqu'à cent toifes au deffus, le trottoir
eft fur une petite terraffe en talut, où il eft affez
bon ; mais depuis le bout de cette terraffe jufqu'à
l'aval de l'ifle tout près de la rive gauche, fur une

T. * étendue de quatre cens foixante-quinze toifes, le
trottoir ne vaut rien, étant embarraffé de roches &
de pierrailles en talut, n'ayant aucune forme décidée.
Il faut donc le conftruire dans toute cette étendue, &
pour l'établir à demeure, le foutenir par un mur.

Arrivés à huit heures à la hauteur de Vintrich,
éloigné de Filtzen de . . . . 0. 35.

Vis-à-vis de Vintrich fe trouve l'ifle inférieure.
Delà jufqu'à l'amont de l'ifle fupérieure, qui donne
une étendue de quatre cens toifes, le trottoir eft au
pied des côtes de roches, prefqu'entiérement couvertes
de bois, il eft mauvais dans quelques-unes de ces

42. 52.

heures. min.

Ci-contre. . . . . . . 42. 52.

parties ; mais fa réparation confiftera feulement dans quelques applaniffemens & élargiffement, fur-tout dans les parties de rochers, lequel étant de même qualité que les précédens, c'eft-à-dire de roches ar- doifieres, préfente peu de difficulté pour le travail. On obferve ici que, comme le bras gauche de la Mo- felle (formé par ces deux ifles placées à fa file) eft fort étroit, il feroit à defirer qu'on voulût le barrer, tant à l'amont qu'à l'aval ; parce qu'alors le trottoir fe prendroit fur ces deux ifles, qu'on joindroit l'une à l'autre par une chauffée de vingt-cinq toifes, & on joindroit pareillement le bout d'aval de l'ifle infé- rieure avec le trottoir par une pareille chauffée. Ces deux opérations paroiffent moins coûteufes & plus aifées à faire, que la réparation du trottoir.

De l'extrêmité fupérieure de l'ifle d'amont, le trottoir fe prend fur le bout d'une magnifique terraffe qui fait le pied d'un côteau, dont la pente prefqu'infenfible s'étend à une très-grande diftance du milieu du coude que forme cette terraffe.

Arrivés à huit heures vingt-cinq minutes à la hau- teur de la cenfe de Geigenfchleig, fur la rive droite, éloigné de Vintrich de . . . . ". 25.
43. 17.

heures. min.

De l'autre part. . . . . . . 43. 17.

Arrivés à huit heures trente-quatre minutes à la hauteur d'un petit Moulin placé à l'aval d'une gorge très-serrée, & dont la distance à ladite cense est de .   ».   9.

Arrivés à huit heures cinquante-deux minutes à la hauteur du Village de Minster, éloigné dudit Moulin de   .   .   .   .   .   .   ,   .   .   .   ».   18.

Minster est placé à quelques distances de la rive gauche, où le trottoir se continue sur la même terrasse jusqu'à un rocher coupé à pic qui se trouve vis-à-vis le Village de Reinsbourg, situé sur la rive droite.

Arrivés à neuf heures quatorze minutes à la hauteur dudit Reinsbourg, éloigné du Village de Minster de   .   .   .   .   ».   22.

Le Rocher dont il vient d'être parlé, termine le trottoir vis-à-vis ledit Village de Reinsbourg, le trottoir abandonne la rive gauche, pour reprendre la droite. Les chevaux qui, pour ce changement, traversent la Riviere, la passent en tout temps, au moyen d'un bac établi pour cet effet.

Ce passage des chevaux nous a retardé onze minutes, & nous nous sommes remis en marche à neuf heures vingt-cinq minutes.

44.   6.

heures. min.

Ci-contre. . . . . . . 44. 6.

A l'amont dudit Village de Reinſbourg ſe trouve une belle terraſſe ; mais le trottoir qu'elle fournit eſt embarraſſé d'arbres qui ſont plantés trop ſur le bord.

Pour rendre le trottoir entiérement libre en cet endroit, il eſt néceſſaire d'abattre dix-huit ou vingt pieds de ces arbres, & enſuite fixer le trottoir par des bornes, pour le faire reſpecter.

Arrivés à neuf heures quarante-neuf minutes à la hauteur de l'Egliſe du Village de Miſtre, ſur la rive droite, éloignée de Reinſbourg de . . . . 24.

On trouve vis-à-vis cette Egliſe la cenſe de Metlochhoff, ſur la rive gauche : cette cenſe appartient à l'Abbaye de Metloch.

A cinquante toiſes à l'aval de ladite Egliſe de Miſtre, il faut faire une chauſſée d'environ la même longueur de cinquante toiſes, pour gagner un tertre qui eſt ſur le ſommet d'un banc de ſable ; ce tertre, qui a environ quarante toiſes de longueur, doit avoir ſon amont lié par une ſemblable chauſſée avec la terraſſe qui eſt derriere : les matériaux pour former le trottoir, tant ſur les deux chauſſées, que ſur le tertre, ſeront pris dans le banc de ſable qui regne le long de ces trois parties : on aura par ce moyen un

44. 30.

heures. min.

De l'autre part. . . . . . . 44. 30.

bon trottoir, par lequel on reviendra gagner la terrasse sur laquelle le chemin est bon ; mais il faut
abattre les arbres qui sont sur sa partie basse, & qui
empêchent le passage de la corde. Il seroit utile de
faire à cette terrasse un applanissement d'environ cent
toises, & cela à la hauteur du Village de Pisport,
sur la rive gauche.

Arrivés à dix heures dix minutes à ladite hauteur,
éloigné de Mistre de . . . . ». 21.

Arrivés à dix heures vingt-neuf minutes à la hauteur de Ferus, sur la rive gauche, éloigné de Pisport de . . . . ». 19.

Arrivés à onze heures neuf minutes à l'embouchure
du ruisseau de Traun, sur la rive droite. Depuis Pisport jusqu'audit ruisseau, le trottoir se continue sur
la même terrasse, qui est en très-bon état.

Depuis ledit ruisseau la terrasse dégénere en une
plage fort étendue & très-basse, qui joint un encombrement considérable charié sur ladite rive droite par
E. *   le même ruisseau : comme cet encombrement ne laisse
pas vingt toises de largeur à la Riviere en cet endroit, & que par-là il gêne considérablement la navigation, il faut nécessairement le détruire.

45. 10.

Le

heures. min.

Ci-contre . . . . . 45. 10.

Le déblai de l'encombrement étant employé à former une chauffée d'environ quarante toifes, qui tra-
verferoit le ruiffeau au moyen d'un pontceau de douze
ou quinze pieds d'ouverture, le trottoir fe trouveroit parfaitement rétabli dans cette partie.

Arrêtés en cet endroit, depuis onze heures vingt-fix
minutes jufqu'à onze heures & demie.

Delà le trottoir fe continue fur la terraffe dont il
vient d'être parlé, laquelle reprend infenfiblement
une bonne élévation, fur laquelle elle fe foutient jufqu'à Numagen, gros Village fur la rive droite.

Arrivés à onze heures quarante-trois minutes à la
hauteur dudit Village, éloigné de celui de Ferus de 1. 10.

Un peu à l'aval de Numagen il fe trouve fur ladite
rive droite un grand banc de fable qui, étant à fleur
d'eau le 31 Août, nous a obligé de prendre le chemin
près de la rive gauche. Ce banc de fable n'eft qu'un
gros gravier, qui pourroit être détruit, au moins en
partie, vers la rive droite, pour y conferver en tout
temps le paffage des bateaux : cette opération feroit
du nombre de celles où la herfe peut beaucoup fervir, ainfi que la drague.

Il feroit à defirer que l'ifle d'environ trois cens

46. 20.

P p

<table>
<tr><td></td><td align="right">heures.</td><td align="right">min.</td></tr>
<tr><td>De l'autre part. . . . . .</td><td align="right">46.</td><td align="right">20.</td></tr>
</table>

toifes de longueur, qui commence à cinquante toifes
à l'aval de l'Eglife de Numagen, fût jointe à la rive
droite, pour barrer entiérement le petit bras qui fe
trouve entre cette ifle & ladite rive droite, parce
qu'alors le trottoir fe prendroit fur cette ifle, & vien-
droit rejoindre la terraffe qui eft à l'amont de Numagen, par le moyen d'une chauffée d'environ trente
toifes de longueur. Ce petit bras, qui ne fert que
dans le temps des bonnes eaux, étant intercepté,
ne ferviroit plus à nourrir le banc de fable qui eft
un peu au deffous du Village.

Le trottoir depuis Numagen étant fur la belle
terraffe qui eft à fon amont, eft parfaitement beau
& fans aucun embarras, quoique cette terraffe foit
plantée d'arbres dans prefque toute fa longueur.

Arrêtés à midi cinq minutes pour dîner, & partis
à une heure deux minutes, retardés treize minutes à
caufe d'un engravement.

Arrivés à une heure vingt-cinq minutes à la hau-
-teur de la Chapelle appellée Mertir-Capel, fur la
rive droite, éloignée de Numagen de . . . . » 32.

Depuis la terraffe dudit Numagen le trottoir, qui
eft au pied du côteau planté de vignes, eft trop bas;

<table>
<tr><td align="right">46.</td><td align="right">52.</td></tr>
</table>

heures. min.

Ci-contre. . . . . . 46. 52.

il faut le relever fur une longueur de fix cens toifes
& le foutenir par un mur jufqu'à la hauteur du pied
des vignes, c'eft-à-dire, jufqu'à environ douze pieds.
Depuis ce point jufqu'à trois cens toifes au deffus,
il faut l'établir en le tranchant en grande partie, fur-
tout en aval dans le pied de la montagne de rochers;
cette matiere étant toujours ardoifiere, ne préfente
pas de difficulté. Quant à la partie d'amont, il y faudra quelques bouts de murs à fecs, conftruits avec
des matériaux tirés fur place.

Arrivés à une heüre cinquante-huit minutes au milieu de cette longueur de trois cens toifes, qui eft à
la hauteur de Trittenheim, fur la rive gauche, éloigné de Mertir-Capel de . . . . ». 33.

Delà le trottoir eft à conftruire fur une longueur
de cent toifes, pour aller gagner un chémin élevé
de vingt-quatre à vingt-cinq pieds au deffus des eaux,
& au pied des vignes : ce chemin s'étend fur une
longueur d'environ deux cens toifes, au bout de laquelle commence une efpece de berme en pente, à
laquelle nous fommes arrivés à deux heures douze
minutes : cette berme eft au fommet d'un talut formé
de roches, entremêlées de brouffailles, lefquelles em-

47. 25.

P p ij

	heures.	min.
De l'autre part.	47.	25.

barraffent beaucoup la corde. Il feroit utile de réparer ces deux dernieres parties de trottoir, en même
temps que l'on conftruira la premiere.

Delà, c'eft-à-dire, de l'extrêmité de la berme de
deux cens toifes jufqu'au Village de Leiben, le trottoir eft en bon état, quoique fur une terraffe de largeur inégale.

A la hauteur de l'aval de l'ifle qui répond à la
Chapelle de S. Laurent, fituée fur la rive gauche,
& au Village de Leiben à la droite, eft un banc de
fable prefqu'à fleur d'eau, fur la rive droite, qui
barre plus de la moitié de la largeur de la Riviere : il conviendroit d'en herfer le bout, pour donner aux eaux la facilité de le détruire. Cette ifle,
prefqu'accollée à la rive gauche, s'y joindra inceffamment, ce qui eft à defirer, afin que la maffe d'eau,
fur la rive droite, ait plus de force, pour enlever
l'amoncellement dont il vient d'être parlé, & conferver la profondeur néceffaire à fon lit.

Arrivés à deux heures quarante-deux minutes, à la
hauteur de la Chapelle S. Laurent, fur la rive gauche, éloigné de Tritteinheim de . . . . » 44.

Arrivés à deux heures quarante-fix minutes à la

| | 48. | 9. |

heures. min.

Ci-contre . . . . . . 48. 9.

hauteur du Village de Leiben, dont la diftance à
cette Chapelle n'eft que de . . . . »· 4.

Il y a environ cent toifes de trottoir à faire le
long de ce Village, avec un petit pontceau à fon
amont.

Arrêtés trois minutes pour paffer la corde fur un
gros bateau que nous avons croifé.

Arrivés à trois heures vingt-une minutes à la hauteur de Kevereich, fur la rive droite, éloigné de Lei-
ben de . . . . »· 32.

Depuis le Village de Kevereich, le trottoir fe foutient toujours fur la même terraffe dans le meilleur
état poffible.

Arrivés à trois heures quarante-neuf minutes à la
hauteur de Clüfferad, éloigné de quelques diftances de
la rive gauche, & de Kevereich de . . . . »· 28.

Vis-à-vis ledit Village de Clüfferad, le trottoir fe
continue en bon état, quoiqu'un peu élevé dans quelques endroits; mais fur un plateau toujours à peu
près uniforme dans fon élévation.

Arrivés à quatre heures onze minutes au milieu de
l'anfe & à la hauteur de Ternich, à environ cinquante
toifes de la rive droite, éloigné de Clüfferad de . . »· 22.

49. 35o

heures. min.

De l'autre part. . . . . . . 49. 35.

Le trottoir se continue toujours très-bon.

Arrivés à quatre heures ving-huit minutes à la hauteur du petit Village de Enfth (à quelques diftances de la rive gauche), éloigné de Ternich de . . . . ». 17.

Arrivés à quatre heures cinquante minutes à la hauteur de Dezem, fur la rive droite, éloigné de Enfth de . . . . ». 22.

Le trottoir qui s'eft continué en fort bon état jufqu'ici fur la rive droite, fe reprend fur la rive gauche : le paffage des chevaux d'une rive à l'autre fe fait dans un bac ; mais quand les eaux font baffes, il fe fait à gué. On obfervera ici qu'à l'aval de ce Village, on trouve des amoncellemens de fable qui font fujets à engraver les bateaux dans les eaux baffes.

La terraffe de cette rive gauche, fur laquelle le trottoir fe reprend, eft très-belle : il ne faut, pour rendre le chemin parfaitement libre, qu'abattre quelques arbres qui fe trouvent vis-à-vis de la hauteur du du milieu de l'ifle ; mais il feroit utile de prévenir la dégradation de cette terraffe, en y plantant des faules, après avoir abattu fon efcarpement en talut convenable. Il feroit également utile de barrer le bras qui eft entre cette ifle & la rive droite à l'amont

50. 14.

du Village , afin de déterminer toutes les eaux à reprendre le bras de la gauche , & par-là les forcer de détruire les amoncellemens de fable qui rétreciffent la Riviere en cet endroit.

Arrivés à cinq heures treize minutes à la hauteur de Schleich , fur la rive gauche , éloigné de Dezem de . . . . ». 23.

Le trottoir fe continue bon , & la berge de la terraffe eft très-bien garnie de faules.

Arrivés à cinq heures vingt-trois minutes à l'extrêmité d'amont de l'ifle qui commence en aval vers le milieu du Village de Dezem : on a remarqué qu'à cette extrêmité d'amont on a déja commencé à faire une jettée de pierres , au moyen de laquelle les Habitans de la rive droite joindront l'ifle à leurs héritages. Cette opération feroit d'autant plus avantageufe , que toutes les eaux fe refferrant du côté de la rive gauche , elles feront plus fortes en tout temps. Le trottoir , qui eft fur cette même rive gauche depuis Dezem , ainfi qu'on l'a vu , eft embarraffé de nombre d'arbres plantés jufques fur le bord de la terraffe ; il faut néceffairement abattre tous ceux qui peuvent gêner la corde , à moins que les Proprié-

50. 37.

heures. min.

De l'autre part. . . . . . . 50. 37.

taires de ces arbres, plutôt que d'en faire le facri-
fice, n'aiment mieux former un trottoir fuffifant &
bien affermi entre lefdits arbres & le lit de la Riviere.

Arrivés à cinq heures trente-fix minutes à la pointe
d'aval d'une autre ifle, & à cinq heures quarante-deux
minutes à fon amont.

Il y a apparence que le bras de la Riviere, entre
cette ifle & la rive gauche, fera bientôt fermé (ainfi
que cela eft à defirer) par les amoncellemens que la
Riviere forme à la tête de ce bras

Arrivés à cinq heures quarante-neuf minutes à la
hauteur du Village de Pellich, à quelques diftances
de la rive gauche, éloigné de Sterch de . . . . . . ». 36.

Le trottoir fur cette rive gauche fe continue bon;
mais il y a quelques arbres à couper.

Depuis l'extrêmité de la terraffe dudit Village de
Pellich, jufqu'au commencement de la terraffe de Mering, le trottoir, qui eft au pied d'un côteau très-
roide planté de vignes, eft très-mauvais dans une
étendue d'environ trois cens toifes : il faut conftruire
un mur pour le former en entier; la côte de roches
ardoifieres fournira les pierres & les matieres néceffaires à cette conftruction.

51. 13.

Arrivés

heures. min.

Ci-contre. . . . . . . 51. 13.

Arrivés à fix heures vingt-cinq minutes à la hauteur de Mering, fur la rive gauche, dont la diftance
de Pellich eft de . . . . ". 36.

Depuis environ cent toifes à l'aval dudit Mering
& au devant de toute fon étendue, la terraffe eft fi
couverte d'arbres, que le trottoir ne peut avoir lieu
qu'en abattant tous ceux qui font fur fon bord. Il y
auroit auffi plufieurs ravines à combler avec de groffes pierres, & une petite Chapelle à démolir, parce
qu'elle fe trouve à la place que devroit occuper le
trottoir.

Arrêtés pour la couchée du 31 Août, & partis dudit Mering le premier Septembre à cinq heures feize
minutes du matin.

La terraffe fur laquelle eft affis ce Village fe continue bonne jufqu'à l'aval d'une ifle près de la rive
gauche, entre laquelle & ladite rive les bateaux ne
peuvent paffer que dans les grandes eaux; cependant le
trottoir qui eft fur cette terraffe n'eft pas bon, parce
qu'il eft occupé par des jardinages embarraffés d'arbres, & coupé par deux ou trois petites ravines qu'il
faudroit combler. Delà en montant fur une longueur
d'environ cent cinquante toifes, il faut en conftruire

T.*

————

51. 49.

De l'autre part. . . . . . . heures. min.
51. 49.

un revêtu de murs, dont le terrain fera pris dans les vignes qui font plantées trop bas, venant, pour ainfi dire, tomber dans l'eau.

Un peu avant d'arriver à la hauteur du Village de Reol, il y a un bout de trottoir d'environ cinquante toifes dégradé, à caufe que le chemin a été pris fur le talut : il ne s'agit pour le rétablir que de le prendre plus haut, d'abattre des haies, quelques arbres, & relever deux chemins trop bas qui y aboutiffent.

Arrivés à fix heures dix-neuf minutes à la hauteur de Reol, fur la rive droite, éloigné de Mering de   1. 3.

Arrivés à fix heures vingt-fept minutes à celle de Lungen, fur la rive gauche, dont la diftance de Reol eft de . . . .   ». 8.

Il y a une ravine (qui vient de ce dernier Village) qui coupe & embarraffe le paffage des chevaux ; il
P. * eft néceffaire de conftruire fur cette ravine un pontceau de fept à huit pieds d'ouverture.

Un peu à l'aval du Village de Longich, fur la rive
S. * droite, il y a un banc de fable qui longe la Riviere dans fon milieu, fur une étendue de plus de deux cens toifes, & qui gêne beaucoup la navigation. Vis-

53. ».

heures. min.

Ci-contre. . . . . . . 53. ＂

à-vis la partie d'aval de ce Village, les vignes qui
font portées jufques fur le bord de la terraffe, interceptent le trottoir fur une longueur de cinquante toifes : il faut néceffairement, pour rétablir les chofes
dans l'état où elles doivent être, retrancher cette
partie de vignes, & abattre quelques jeunes arbres
qui ont été plantés mal-à-propos. A l'amont de cette
partie, qui eft immédiatement à la hauteur de l'Eglife
de Longich, il y a auffi une petite vigne à fupprimer, parce qu'elle embarraffe les cordages, étant placée entre le vrai trottoir & le bord de la terraffe.

Arrêtés quatorze minutes pour faire ferrer un cheval.

Arrivés à fept heures neuf minutes à la hauteur
de Longich, fur la rive droite, éloigné de Lungen
de . . . . ＂. 28.

Arrivés à fept heures & demie à celle de Schweich,
fur la rive gauche, dont la diftance de Longich eft
de . . . . ＂. 21.

Arrivés à huit heures à celle d'Yfel, fur la rive
gauche, éloigné de Schweich de . . . . ＂. 30.

Le trottoir, qui s'eft continué bon jufqu'à cette
Eglife qui eft à l'aval de ce petit Village, a befoin

54. 19.

heures. min.

De l'autre part. . . . . . . 54. 19.

d'être formé depuis ce point, sur une longueur d'environ deux cens toises, y compris le Village. Dans cette longueur de deux cens toises il y a un intervalle de trente toises de longueur occupé par un jardin, dans lequel le trottoir doit passer. Ce jardin est bordé d'une forte rangée de saules qui est terminée par une ravine ; il est aussi nécessaire de construire un pontceau d'environ quinze à dix-huit pieds, sur cette ravine qui gêne beaucoup la marche des chevaux ; il conviendroit que le talut du reste des deux cens toises dont nous venons de parler, fût planté de saules, & que le sommet de ces terrains fût applani.

Arrêtés devant Yfel l'espace de huit minutes.

A quelques distances au dessus & en approchant du petit côteau couvert de vignes, il se trouve une ravine sur laquelle il faut un pontceau de cinq à six pieds d'ouverture. Le trottoir qui est sur la terrasse au pied dudit côteau est bon ; mais cette terrasse & le trottoir finissent à un rocher nud & très-escarpé qui tombe jusques dans l'eau. Ce rocher, qui a environ deux cens toises de longueur, est de sable rouge, dont les lits font inclinés d'environ quinze pieds, en plongeant sur l'amont de la Riviere.

54. 19.

heures. min.

Ci-contre. . . . . . 54. 19.

Il est d'une absolue nécessité de construire, dans toute cette étendue, un trottoir soutenu par un mur en pierres seches.

Les bancs de pierres dures qui se trouvent dans cette roche d'intervalle de couches à autres, fourniront la pierre pour le mur. Quant au remblai, il se formera des blocailles & décombres de ces roches de sable, qui se trancheront aisément; en attendant que ce trottoir, qui est indispensable, soit construit, on peut faire passer les chevaux sur la rive droite, où il se trouve une très-belle terrasse; mais le tirage depuis cette terrasse est très-difficile, à cause que le chemin des bateaux est contre la rive gauche.

Le rocher, dont il vient d'être parlé, finit au pontceau établi sur le ruisseau qui vient de la Forge de la Kuinte, située sur la rive gauche.

Arrivés à huit heures quarante minutes à la hauteur de cette Forge, éloignée d'Ysel de . . . . 32.

On observera que le bâtiment de ladite Forge n'est éloigné du bord de la Moselle que de cinquante à soixante toises.

Un peu à l'aval dudit pontceau, il se trouve un pas marécageux presqu'à fleur d'eau, où les chevaux

54. 51.

	heures.	min.
De l'autre part.	54.	51.

font obligés de paſſer. On nous a aſſuré que depuis
peu d'années pluſieurs y ont péris ; ce qui prouve la
néceſſité urgente de la conſtruction du trottoir dont
il vient d'être parlé.

Depuis ce pontceau le trottoir commence à être
un peu élevé, il a été tranché dans des roches de
même qualité que les précédentes ; mais il faudroit le
retravailler pour le mettre ſur un même plein-pied,
& gagner la terraſſe qui ſe trouve à ſoixante-quinze
toiſes à l'amont dudit pontceau.

Arrivés à neuf heures vingt-cinq minutes à la hauteur du Village d'Ering, & en même temps à l'embouchure de ſon ruiſſeau, l'un & l'autre ſur la rive
gauche, éloignés de la Forge de la Kuinte de . . ». 45.

Ering eſt ſitué au pied du côteau fort éloigné de
la Riviere.

Le ſervice de la navigation exige la conſtruction
d'un pont de cinq toiſes d'ouverture ſur ledit ruiſſeau, dans la direction du trottoir, lequel eſt toujours
ſur la terraſſe dont il vient d'être parlé ; cette terraſſe, qui eſt parfaitement plane, s'étend de plus en
plus juſqu'au pied des côtes, qui s'éloignent ici conſidérablement de la Riviere.

	55.	36.

heures. min.

Ci-contre. . . . . . . 55. 36.

Arrivés à neuf heures trente-trois minutes au pied de l'isle qui est à l'aval de Phaltz, & à son amont à neuf heures cinquante-cinq minutes.

Arrivés à dix heures quatorze minutes à la hauteur de Rouver, & en même temps à l'embouchure de son ruisseau, sur la rive droite ; ce Village est éloigné d'Ering de . . . . ». 49.

Le trottoir continue toujours sur la même terrasse à ladite rive gauche.

Arrivés à dix heures trente-six minutes à la hauteur de l'Eglise de Phaltz, dont la distance au Village de Rouver est de . . . . ». 22.

Le trottoir, toujours sur ladite terrasse, continue à être très-bon, même le long de cette petite Ville ou Bourg, à l'exception d'une vingtaine de toises vers son milieu, où il est interrompu par une maison que baignent les eaux de la Moselle ; on voit à côté de cette maison une porte qui ferme le Bourg à son amont, & par laquelle les chevaux sont obligés de passer, pour gagner la terrasse d'amont.

Sur la terrasse du Bourg, on trouve un dépôt considérable de pierres à éguiser qui se tirent des carrieres des environs.

56. 47.

heures. min.

De l'autre part. . . . . . . 56. 47.

Arrêtés à dix heures quarante-quatre minutes à l'amont dudit Phaltz, & partis à onze heures sept minutes.

Arrivés à onze heures trente-sept minutes à la hauteur du Village de Pivett, sur la rive gauche, éloigné de Phaltz de . . . . ». 38.

Un peu à l'aval dudit Village de Pivert se trouve l'embouchure d'un ruisseau du même nom, sur lequel il faut mettre un pont d'environ douze pieds d'ouverture.

Arrivés à onze heures quarante-neuf minutes à la hauteur de l'Eglise de S. Juste, sur la même rive gauche ; ce Village est distant de Pivert de . . . . ». 12.

Un peu à l'amont de cette Eglise on voit des roches de sable depuis un jusqu'à quatre pieds & plus d'épaisseur, dont les lits sont horizontaux ; ces rochers s'étendent jusqu'à vis-à-vis & au delà de Treves, où ils forment un côteau élevé de quarante à cinquante toises, commençant à S. Juste par une hauteur de huit à dix toises.

Arrivés à midi quinze minutes à la hauteur de l'Abbaye de Sainte-Marie, sur le bord de la rive droite, & en même temps à celle de la Collégiale

57. 37.

de

P. *

heures. min.

Ci-contre . . . . . 57. 37.

de S. Paulin, à deux cens toiſes de ladite Abbaye,

laquelle eſt éloignée de S. Juſte de . . . . » 13.

Arrivés à midi quarante minutes à la hauteur de
Palien, ſur la rive gauche ; ce Village eſt éloigné de
Sainte-Marie de . . . . » 13.

Le trottoir depuis S. Juſte juſqu'au petit Village de
Palien, qui eſt très-bon, étant ſur une belle chauſſée, manque tout à coup ; c'eſt depuis l'entrée de ce
petit Village qu'il en faut établir un juſqu'au pont de
Treves.

Nous ne ſommes arrivés qu'à midi un quart au
Port de la Ville de Treves (ſituée ſur la rive droite)
à cauſe de la pluie & du vent qui, depuis S. Juſte,
ont retardé notre marche de la moitié de ſa vîteſſe
ordinaire. La diſtance du Village de Palien audit
Port joignant le crone, eſt de . . . . » 18.

Pendant le ſéjour que nous avons fait à Treves le
2 Septembre, il a été fait les remarques ſuivantes, au
ſujet du trottoir de l'aval du pont.

Depuis S. Juſte, ſur la longueur de trois cens toiſes, la rive gauche de la Moſelle forme un trottoir
très-bon, ſur une prairie élevée au deſſus des baſſes
eaux d'environ ſix pieds. De cet endroit le trottoir

58. 21.

R r

De l'autre part. . . . . . . heures. min. 58. 21.

se continue de même, sur la longueur de cinq cens six toises, en faisant quelques légeres réparations.

De ce point, sur la longueur de soixante-une toises, jusqu'au droit des premieres maisons à l'aval de Palien, le trottoir est à réparer pour les eaux moyennes. Dans les grandes eaux, la chaussée qui joint le trottoir peut en servir, en coupant quelques saules qui gêneroient le passage.

La traversée du Village de Palien est de cent cinquante-cinq toises ; le trottoir dans cette partie est à faire dans son entier. De ce point, sur la longueur de cent quarante-six toises, entre la chaussée & le bord de la Moselle, regne une terrasse plantée de légumes, laquelle servira de marche-pied ou trottoir.

Il conviendroit d'abattre l'escarpement de cette terrasse en talut & de le planter de saules, après avoir garni le pied de fascines & de clayonnages, pour le conserver en bon état ; on empêcheroit par-là la Riviere de continuer à ronger le terrain.

De ce point, sur une longueur de deux cens quatre-vingt-quatorze toises, même travail ; delà où commencent les jardins, le trottoir est à élargir sur la longueur de quatre-vingt-onze toises.

58. 21.

De ce point, fur la longueur de deux cens toifes, le trottoir fera bon en y faifant quelques légeres réparations.

Le reftant jufqu'au pont de Treves, fur la longueur de cent feize toifes, fournira un très-bon trottoir, en rempliffant deux lacunes de mur, l'une près du pont, de dix à douze toifes, l'autre plus bas, de cinquante à foixante toifes.

On ne propofe le rétabliffement du mur que pour donner plus de folidité & de propreté au trottoir, qui, bien arrangé, deviendroit une promenade agréable.

Le pont, qui a cent fix toifes entre les deux culées, eft à huit arches formées en arcs d'environ foixante-quinze pieds. Les fept piles ont leur avant-bec en pointe avec des faces droites, & les arrieres-becs en demi-cercles.

Sur la premiere pile du côté de la campagne, eft un petit Corps-de-garde avec un pont-levis, dont le deffous eft formé par les reins de la voûte de la premiere arche.

                                        58.   21.

NOTES *fur les différens territoires qui avoifinent la Mofelle depuis Treves jufqu'à Coblentz,*

Tous les lieux fitués fur les rives de la Mofelle, depuis Treves jufqu'au

	heures.	min.
De l'autre part.	58.	21.

Partis du Port de Treves, qui eſt un peu au deſſous du pont, le 3 Septembre à huit heures vingt-cinq minutes; depuis ce port, juſqu'à cent cinquante toiſes au deſſus & à la rive gauche de la Moſelle, il n'y a point de trottoir bien décidé, quoique ce ter-

	58.	21.

Comté de Veldentz, dépendent de l'Etat de Treves, à l'exception du Village de Detzheim, lettre (A), qui eſt territoire de l'Abbaye de S. Maximin.

Le Comté de Veldentz, Palatinat, ſitué en deça de la Moſelle, duquel cependant la côte de Braunberg ſe trouve de l'autre côté, comme le déſigne la couleur rouge, y eſt tracé avec tous ſes Villages, mines de cuivre & toutes ſes limites.

Depuis Veldentz le territoire de Treves s'étend plus loin à droite & à gauche de la Moſelle, juſqu'au Crœvereich marqué en couleur verte, dont deux tiers appartiennent au Comté de Sponheim, & l'autre tiers à l'Electeur de Treves. Entre deux au deſſous d'Erden eſt ſitué Leſſenich, lettre (B), appartenant à M. de Keſſetſtatt.

Le grand Bailliage de Trarbach, uniquement du reſſort du Comté de Sponheim, attenant au Crœvereich, eſt marqué en jaune, en tant qu'il occupe les deux rives de la Moſelle.

Ce qui eſt ſitué au deſſous dudit Bailliage juſqu'à la Prévôté de Seenheim, eſt à l'Electorat de Treves. Tout ce qui eſt poſſédé en commun par Treves, Deux-Ponts & Bade-Dourlach, eſt marqué en verd, ainſi que le Crœvereich.

Le Village de Beitſtein, lettre (C), ſitué au deſſous de Seenheim, appartient au Comté de Metternich. Tout le reſte, juſqu'à Vinningen, eſt de l'Electorat de Treves, excepté le Village de Litz, lettre (D), ſitué dans les Terres de la dépendance des trois Souverains, qui appartient à M. de Vildberg.

Le Bourg de Vinningen, dépendant de Sponheim & en commun entre les Ducs de Deux-Ponts & Bade-Dourlach, eſt marqué en jaune.

La lettre (E) déſigne la Forêt appellée Hintervald, appartenante à la Communauté de Vinningen, & ſituée ſur le territoire de Treves.

Tous les lieux ſitués le long de la Moſelle, depuis Vinningen juſqu'à Coblentz, ſont de l'Electorat de Treves.

heures. min.

Ci-contre . . . . . . 58. 21.

rain y foit très-propre, étant une terraffe élevée de
quinze à vingt pieds au deffus de la Riviere ; mais
il peut fournir un très-bon trottoir, en le prenant
dans les jardins qu'on a établi jufqu'à la berge du
lit.

Il feroit bon d'abattre en talut les parties efcarpées
du bord de cette terraffe, & de traiter toute cette
étendue de la même maniere qu'on l'a propofée vis-
à-vis l'aval de Treves.

Arrivés à huit heures trente-cinq minutes à la hauteur du Village de Sainte-Barbe, fur la rive droite,
qui n'eft qu'un Fauxbourg de Treves, & dont fa diftance à la Ville eft de . . . . ». 10.

Arrivés à huit heures quarante-trois minutes à la
hauteur de l'Abbaye de S. Mathias, fur la rive droite,
éloignée de Sainte-Barbe de . . . . . . ». 8.

Arrivés à huit heures cinquante-trois minutes à la
hauteur du Village de S. Madert, dont la diftance
à ladite Abbaye eft de . . . . ». 10.

Arrivés à neuf heures la hauteur d'aval de la premiere ifle qu'on rencontre depuis Treves, & qui eft
très-proche de la rive gauche.

Arrivés à neuf heures huit minutes à la hauteur

58. 49.

heures. min.

De l'autre part. . . . . . . 58. 49.

du Village de Fagen, sur le côteau de la rive droite ;
ce Village est éloigné de S. Madert de . . . . . . ». 15.

Arrivés au même instant à la hauteur de l'amont
de la premiere isle.

A dix toises au dessus est une petite isle d'environ
dix toises de longueur.

A cinq toises au dessus est une troisieme isle de six
toises de longueur.

Entre cette troisieme isle & la rive gauche, est
une quatrieme isle qui a son aval un peu au dessous
d'amont de la premiere, & son amont au commencement de l'aval d'une cinquieme.

Arrivés à neuf heures treize minutes à la hauteur
de l'aval de cette cinquieme isle, qui est placée dans
la même file que les trois premieres.

Arrivés à neuf heures dix-sept minutes à l'amont
de cette cinquieme isle, qui est très-proche d'une
sixieme, laquelle commence un peu au dessous de
l'amont de la cinquieme.

Cette cinquieme isle, dont le sol est élevé de neuf
à dix pieds au dessus des eaux, domine les quatre
précédentes ; mais il est moins élevé que celui de la
sixieme, qui est à quatorze ou quinze pieds au dessus
des mêmes eaux.

59.   4.

heures. min.

Ci-contre. . . . . . 59. 4.

Arrivés à neuf heures vingt-trois minutes à l'amont
de cette sixieme isle, qui est moins élevée que son
pied.

Arrivés à neuf heures vingt-cinq minutes à l'aval
d'une septieme isle, d'environ vingt toises de longueur, serrée contre la rive gauche.

Dans le même temps nous nous sommes trouvés à
la hauteur d'un petit Hôpital, placé à vingt-cinq ou
trente toises du bord de la Riviere, sur la rive droite,
& qui est éloigné de Fagen de . . . . ». 17.

Le trottoir, depuis la partie notée ci-devant au
dessus du pont de Tréves, est sur une terrasse fort
unie jusqu'à la hauteur de cette septieme isle ; mais ce
trottoir ne peut servir au droit des isles dont il vient
d'être parlé, que lorsque les eaux sont fortes & que
les bateaux peuvent passer dans les petits bras que
laissent ces isles entr'elles & la rive gauche. Il seroit
à desirer que toutes ces isles fussent jointes à cette
derniere rive.

Arrivés à dix heures à la hauteur du Village de
Nider-Kerich, sur la rive gauche, dont la distance au
petit Hôpital est de . . . . ». 35.

Le trottoir se continue bon sur une même hauteur.

59. 56.

heures. min.

De l'autre part. . . . . . . 59. 56.

Arrivés à dix heures cinq minutes à la hauteur d'a-
val d'une isle près de la rive gauche, & à son amont
à dix heures un quart.

Cette isle paroît devoir se joindre incessamment à
la rive gauche, par un amoncellement de graviers qui
se forme entr'elle & cette rive.

Arrivés à dix heures seize minutes à la hauteur de
la Chartreuse, sur la rive droite, éloignée de Nider-
Kerich de . . . . *P.* 16.

Arrivés à dix heures vingt-cinq minutes à celle
d'Ober-Kerich, sur la rive gauche, dont sa distance
à la Chartreuse n'est que de . . . . *P.* 9.

Le trottoir est un peu bas le long de ce Village
& au dessus, sur une longueur de deux cens cinquante
toises : il conviendroit de le rétablir & de le fixer
par des bornes dans toute cette étendue, où il y a
quelques arbres à couper : il faudroit aussi faire un
pontceau d'environ six pieds d'ouverture, sur une ravine formée par les eaux pluviales qui sortent de ce
Village.

*P. **

Dans une étendue de cent à cent vingt toises au
dessus, le bord de la terrasse (sur laquelle le trottoir
continue d'être) est raviné & inégal : il faut ou com-

60. 21.

bler

<table>
<tr><td></td><td>heures.</td><td>min.</td></tr>
<tr><td>Ci-contre. . . . . .</td><td>60.</td><td>21.</td></tr>
</table>

bler ces ravines, ou abattre fept ou huit arbres, afin que les chevaux puiffent paffer facilement.

Arrivés à dix heures cinquante-cinq minutes à la hauteur de l'embouchure de la Saor, dont la diftance d'Ober-Kerich eft de . . . . » . 30.

Le trottoir, toujours fur la rive gauche, fe foutient affez bien, fur une terraffe tantôt large, & tantôt refferrée jufqu'au pied des côtes; mais vis-à-vis de ladite embouchure, il y a une ravine fur laquelle il convient d'établir un pontceau de dix à douze pieds d'ouverture.

La limite qui fépare les Etats de Treves de ceux de l'Impératrice Reine, eft formée par une ligne tranfverfale à la Mofelle, dans laquelle nous nous fommes trouvés à onze heures dix minutes.

Arrivés à onze heures vingt-une minutes à la hauteur d'une ravine qui intercepte le paffage des chevaux : il faut conftruire fur cette ravine un pontceau de fix pieds d'ouverture dans la direction du trottoir.

Arrivés à onze heures & demie à la hauteur d'Igel, fur la rive gauche, éloigné de l'embouchure de la Saor de . . . . » 35.

61. 26.

S s

heures. min.

De l'autre part. . . . . . 61. 26.

T. * Il faut, au droit dudit Village d'Igel, fur une étendue de cent cinquante toifes, former le trottoir,
tant en avant de la terraffe qui eft à l'aval du Village, que le long d'un mur de jardin, & de trois ou
quatre mafures qui font à l'amont dudit jardin, qu'au
devant de quelques vergers qui fe trouvent à l'amont
defdites mafures.

P. * Il y a auffi à conftruire un pontceau de fix pieds
d'ouverture, fur une petite ravine qui eft entre ledit
mur de jardin & lefdites mafures. Ce trottoir devra
être élevé fur la plage d'une hauteur moyenne de fept
pieds.

Depuis ce point, fur une longueur de cinquante
toifes, le trottoir fe prend fur une terraffe, au bord
de laquelle font des arbres & quelques bouts de haies
qu'il faut couper.

Arrivés à onze heures quarante-huit minutes à la
hauteur de Vafferlich, fur la rive droite, éloigné du
Village d'Igel de . . . . ». 18.

Le trottoir fe prend dans le chemin même de l'ex-
trémité d'amont des cinquante toifes dont il vient
d'être fait mention. Ce chemin, qui eft élevé de dix-
huit à vingt pieds au deffus des eaux, eft taillé au

61. 44.

pied d'un roc jusqu'à la hauteur de Vafferlich ; là le trottoir quitte le chemin, & prend fur un terrain de cinquante à foixante toifes, qu'il eft néceffaire d'approprier en l'applaniffant.

De ce point il faut l'établir au pied d'un petit verger qui fe trouve à l'amont des cinquante toifes ; au bout de ce verger il remonte dans le chemin, dont une partie d'environ quarante toifes eft foutenue par un mur qui tombe en ruine, & à l'amont duquel nous fommes arrivés à onze heures cinquante-fix minutes.

A environ vingt-toifes au-deffus de l'amont dudit mur, le trottoir eft fur une terraffe affez unie de dix à douze pieds d'élévation, & qui s'étend jufqu'à un Moulin.

Arrivés à midi cinq minutes à la hauteur dudit Moulin, qui eft éloigné de Vafferlich de . . . . . . ». 17.

Le ruiffeau de ce Moulin a charié beaucoup de pierrailles dans le lit de la Riviere, où l'amoncellement empiéte de fept à huit toifes : il faudroit fur ce ruiffeau un ponceau de dix à douze pieds d'ouverture, & former un petit bout de chauffée de huit à dix toifes pour le trottoir, dans la ligne de ce pontceau, en fe fervant pour cela de l'amoncellement de pier-

E. *

62. 1.

S s ij

De l'autre part. . . . . heures. min.
62. 1.

railles dont il vient d'être parlé. Delà le trottoir reprend fur la terraffe & fe trouve affez bon, quoiqu'interrompu par une ravine, à la hauteur de laquelle
nous fommes arrivés à midi douze minutes.

Cette ravine (fur laquelle on a conftruit un pont
à environ vingt toifes du bord de la Riviere) a oc-
E. *　cafionné un amoncellement de pierrailles de vingt-
cinq ou trente toifes de longueur, qui empiete d'environ dix toifes dans le lit des eaux. On voit en
même temps dans cette partie de Riviere des quar-
R. *　tiers de rochers répandus en différens points.

Vis-à-vis cette ravine, font les premiers fours où
l'on cuit la chaux qui defcend la Mofelle & le Rhin,
& qui va jufqu'au delà de Cologne.

De cette ravine le trottoir reprend fur la terraffe,
au pied de laquelle fe trouvent des bancs de rochers
qui font prefque à fleur d'eau, & qui reffemblent à
des murs renverfés.

T. *　A trois cens toifes à l'aval de l'embouchure de la
Saor, la terraffe (fur laquelle le trottoir a été ci-
devant) eft interrompue par des vignes & des vergers
fermés d'une haie, entremêlés d'arbres plantés jufques
fur le bord de l'efcarpement de ladite terraffe : il faut

62. 1.

ou établir un trottoir en avant de ces vignes & vergers dans toute cette longueur, où recouper dans ces mêmes terrains la largeur néceſſaire pour le trottoir ; on voit vers le milieu de cette étendue quelques bouts de murs faits pour ſoutenir les terres de ces vergers, dont le plein-pied eſt élevé de dix-huit à vingt pieds au deſſus des eaux. Il faudroit que ce trottoir fût raccordé avec le pont qui eſt ſur la Saor, afin que les chevaux puſſent y aller paſſer ſans peine lors des grandes eaux.

Ce pont, qui eſt placé à trente toiſes de diſtance de l'embouchure de ladite Riviere (& qui a quarante-trois toiſes de longueur entre ſes culées ſur neuf pieds de largeur), eſt conſtruit à trois moyennes arches & deux petites ; celle du milieu qu'on a meſuré, a quarante-deux pieds d'ouverture ſur trente pieds de hauteur ſous la clef.

Arrivée à midi trois quarts au devant dudit pont, qui aboutit aux premieres maiſons de Waſſerbilich, Bureau intérieur des droits de Luxembourg, éloigné dudit Moulin de . . . . » 40.

Nous avons obſervé que la pêcherie qui eſt vis-à-vis de l'embouchure de cette Riviere, a été allongée E.^m

62. 41.

heures. mln.

De l'autre part. . . . . . . 62.   41.

vers l'amont de douze à quinze toifes depuis notre defcente ; malgré cela cette pêcherie qui gêne la navigation, ainfi que toutes les autres dont on parlera ci-après, eft celle qui la gêne le moins.

Partis de Wafferbilich à une heure cinquante-deux minutes.

Il n'y a point de trottoir dans toute l'étendue dudit Village, il faut en établir un de quatre-vingts toifes de longueur, ou environ, paffant au devant d'une efpece de tour qui eft à l'amont du Village, pour, delà, gagner une terraffe, fur le bord de laquelle font des arbres qu'il faut abattre.

Le trottoir que nous avons vu fur la gauche, depuis au delà de Treves, ceffe d'y être à environ cinquante ou foixante toifes de l'amont de cette terraffe ; on paffe les chevaux en cet endroit fur la rive droite (par le moyen d'un bac) : le trottoir fur cette rive eft pris fur une terraffe affez commode, quoiqu'un peu inégal dans fa longueur d'environ trois cens toifes ; au bout de ces trois cens toifes le trottoir devient plus difficile jufques vis-à-vis de Merter, à caufe que dans cette étendue il eft non feulement montueux ; mais encore en talut du côté de la Riviere, ce qui

62.   41.

	heures.	min.
Ci-contre.	62.	41.

fait que les chevaux ne peuvent tirer qu'avec beaucoup de peines : pour remédier à ce défaut, il convient de lui donner une affiette horizontale, de fupprimer les plus fortes inégalités, & faire défenfes de les labourer.

Arrivés à deux heures trente-neuf minutes à la hauteur de Merter, fur la rive gauche, éloigné de Waffterbilich de . . . . ». 47.

Les maifons dudit Village de Merter font couvertes de chaumes.

Arrivés à deux heures quarante-fix minutes à l'embouchure du ruiffeau de Syr, fur la rive gauche.

Le trottoir fur la rive droite eft affez bon jufqu'à Temeltz, quoique fur un terrain inégal, avec un peu de revers du côté de la Riviere.

Arrivés à trois heures huit minutes à la hauteur de Temeltz, fur la rive droite, éloigné de Merter de . . . . ». 29.

Ce Village de Temeltz a été brûlé prefqu'en fon entier au mois de Juillet dernier ; mais on commence à le rebâtir : il y aura un trottoir (d'environ trente toifes de longueur) à établir au devant de ce Village, delà il fe foutient parfaitement bon jufqu'à une ra-

63. 57.

T. *

	heures.	min.
De l'autre part.	63.	57.

vine à la hauteur de laquelle nous sommes arrivés à
trois heures trente-quatre minutes.

E. *   Les eaux d'orages qui débouchent par cette ravine
ont charié une quantité prodigieuse de pierres, qui
obſtruent conſidérablement la Riviere & gênent la
navigation : il faudroit, pour prévenir un plus grand
embarras, enlever la plus forte partie de cet amon-

P. *   cellement, & conſtruire un pont ſur une ravine,
dans l'alignement du trottoir, aſſis ſur une aſſez belle
terraſſe, qui ſe continue juſqu'au delà de Weillen.

Arrivés à trois heures quarante-quatre minutes à la
hauteur de Grêve-Macheren, ſur la rive gauche, éloigné de Temeltz de . . . . » . 36.

Arrivés à quatre heures ſept minutes à la hauteur
de Weillen, ſur la rive droite, dont la diſtance à
Grêve-Macheren eſt de . . . . » . 23.

Le trottoir, qui continue d'être bon juſqu'à l'aval
de ce Village, eſt à rétablir au devant de lui ſur une
longueur d'environ cent toiſes.

La pêcherie qui eſt vis-à-vis de l'Egliſe dudit Village, eſt tellement rapprochée d'un amoncellement

E. *   formé près de la rive droite au pied de cette Egliſe,
que le paſſage n'eſt pas de quatre toiſes ; il y a en

	64.	56.

outre

heures. min.

Ci-contre. . . . . . 64. 56.

outre fi peu de hauteur d'eau en cet endroit, lors des eaux baffes, qu'il eft impoffible d'y paffer de fuite, attendu qu'on y eft toujours engravé. Il faut, pour remédier à cet inconvénient, détruire cette pêcherie, ainfi que le bout de l'amoncellement.

Arrivés à quatre heures vingt-deux minutes à la hauteur de trente fours à chaux, fur la rive gauche, lefquels font éloignés de Weillen de . . . . . . » . 15.

Vis-à-vis les fours à chaux, fur la rive droite où eft le trottoir depuis Vafferbilich, il y a deux arbres à abattre ; le trottoir, depuis le Village de Weillen, eft très-bon, étant fur une terraffe élevée de huit à dix pieds ; mais qui finit à un endroit à la hauteur duquel nous fommes arrivés à quatre heures vingt-fept minutes.

Arrivés à la hauteur d'Ober-Macher, fur la rive gauche, à quatre heures trente-cinq minutes, éloigné des fours à chaux de . . . . » . 15.

Arrivés à quatre heures quarante-cinq minutes à la hauteur de Nitel, dont la diftance d'Ober-Macher eft de . . . . » . 10.

Depuis le point où l'on étoit à quatre heures vingt-fept minutes jufqu'audit Nitel, les vignes qui font

65. 34.

T t

heures. min.

De l'autre part. . . . . . . 65. 34.

plantées jufqu'au bord de l'efcarpement du lit de la Riviere, ne laiffent aucun trottoir entre ces deux points;
il faut par conféquent en conftruire un jufqu'à l'aval
dudit Nitel, fur la même rive droite.

    Ce trottoir fera revêtu de murailles fur toute fa lon-
T. * gueur, qui eft de cinq cens cinquante toifes; les quartiers de pierres & de blocailles qui font répandus dans
la Mofelle, ainfi que ceux qui proviendront de la
deftruction de la pêcherie qui eft au deffous dudit
Nitel, ferviront à la conftruction du mur, ainfi qu'au
rempliffage du trottoir.

    Ici le trottoir quitte la rive droite, pour reprendre
fur la rive gauche, où l'on voit le côteau formé de
bancs de rocs, ayant leurs lits horizontaux féparés
par des couches de terre. Depuis le commencement
du Village, le trottoir à conftruire fur cette rive gauche (à commencer vis-à-vis l'aval dudit Nitel & en
defcendant jufques-vis-à-vis fon amont) doit être formé
en entier avec des murs : cette conftruction fera d'autant moins coûteufe, qu'on peut aifément trancher
dans le roc, & en tirer des pierres pour la muraille
en fupplément de celles qui font dans l'eau, & qu'on
peut remplir le trottoir avec le déblai de l'amoncel-

65. 34.

heures. min.
Ci-contre . . . . . . 65. 34.

lement de pierres que le ruiſſeau de Nitel à charié
dans la Moſelle. Delà le trottoir qui eſt au pied des
vignes, ne vaut rien ſur une étendue de trois cens
toiſes; il faut le rétablir en terres & blocailles qui
ſe trouvent à pied d'œuvre, en formant des murs
par-tout où il en ſera beſoin; il faut abattre un arbre
qui eſt au milieu de cette étendue. On pourroit bien
éviter cette conſtruction de trottoir; mais pour cela
il faudroit le prendre dans les vignes, ce qui cauſe-
roit un préjudice conſidérable aux Propriétaires.

E. *

T. *

Vers l'amont de ces vignes, la Riviere eſt entrecoupée de pluſieurs bancs de graviers à fleur d'eau :
il ſeroit néceſſaire d'enlever ceux qui avoiſinent la
rive gauche, afin de conſerver, au moins du côté du
trottoir, un chemin ſûr pour les bateaux.

S. *

Il faudroit auſſi rétrecir le lit de la Riviere en cet
endroit, par quelques épics placés ſur la rive droite,
pour la forcer de creuſer ſon lit ſur la rive gauche,
& de détruire les amoncellemens de graviers qu'on
ne pourroit enlever.

Au bout deſdites vignes, où nous ſommes arrivés
à cinq heures cinq minutes, le trottoir eſt ſur une
terraſſe aſſez bonne, quoiqu'un peu baſſe.

65. 34.

T t ij

heures. min.

De l'autre part. . . . . . . 65. 34.

Engravés au bout d'amont de l'un desdits bancs de sable à cinq heures dix minutes, dégravés à cinq heures dix-sept minutes.

Arrivés à cinq heures cinquante-cinq minutes à la hauteur du petit Village de Ahn, sur la rive gauche, éloigné de Nitel de . . . . 1. 3.

E. * Il sort de ce Village un torrent qui a charié un amoncellement de pierres d'environ trente toises de longueur, sur dix toises d'empiétement dans la Riviere; il seroit utile,

1°. De le détruire.

2°. D'établir un pontceau de sept à huit pieds sur la ravine.

3°. De relever un peu le trottoir qui est à l'amont de ce Village. On observera qu'en coupant une douzaine d'arbres qui sont sur le bord de la terrasse, on pourra se dispenser de relever le trottoir; parce que, dans ce cas, il peut être pris dans les jardins; mais

R. * il est nécessaire d'enlever plusieurs quartiers de pierres répandus le long du bord de la Riviere, vis-à-vis cet endroit, & un peu au dessus.

Arrivés à six heures trois minutes au débouché d'une ravine, sur la rive droite, par laquelle les eaux d'orage.

66. 37.

ont charié un amoncellement de pierres de trente toiſes de longueur, & qui empiete ſeulement d'environ quatre toiſes. On voit à quelques diſtances delà les débris d'un Moulin, dans le fond de la gorge d'où ſort la ravine.

Le trottoir, ſur la rive gauche, continue à être paſſablement bon, quoique les terres labourables ſoient portées juſques ſur le bord de la berge; il ſe trouve beaucoup de quartiers de pierres, ſur cette rive gauche, dans le lit de la Riviere & dans l'eſcarpement du terrain.

Arrivés à ſix heures dix minutes au bout d'aval d'une vigne fermée d'une haie, où le trottoir eſt trop étroit: il conviendroit de le rétablir, en formant un mur le long de la Riviere, ſur une longueur d'environ cent ſoixante-quinze toiſes; point qui ſe trouve vis-à-vis l'aval d'une iſle près de la rive droite.

On obſervera que ſi l'on vouloit trancher dans ladite vigne, pour y prendre le trottoir, on éviteroit ſon rétabliſſement.

Arrivés à ſix heures vingt-deux minutes à l'amont de ladite iſle; vis-à-vis cet amont le trottoir recommence à être trop étroit, il le deviendra même de

66. 37.

heures. min.

De l'autre part. . . . . . . 66. 37.

plus en plus, par l'action dès eaux qui rongent le bord escarpé, dont l'élévation est de dix à douze pieds en cet endroit ; on pourroit prévenir cet inconvénient, en formant un mur en pierres seches d'environ cinquante toises de longueur, pour soutenir le terrain, & en l'applanissant jusques sur la terrasse où est assis le Village de Volmerdange.

Arrivés à six heures vingt-six minutes à environ cinquante toises au dessous de Volmerdange, & partis du même point à six heures quarante-neuf minutes.

Arrêtés cinq minutes au passage de la pêcherie dudit Village, où nous avons été engravés. Cette pêcherie très-étendue, est l'une des plus nuisibles à la navigation, parce que, 1°. Elle réduit le chemin des bateaux à une largeur de trois toises.

2°. Le peu d'eau qu'elle laisse échapper dans cette passe, forme une cataracte très-difficile à monter.

3°. Il est impossible qu'un bateau qui prendroit vingt pouces d'eau, puisse passer dans les eaux basses & même dans les moyennes, sans être engravé.

On sent bien que de pareils inconvéniens sont plus que suffisans, pour obliger à détruire cette pêcherie, qui a à son aval une chûte d'eau de deux pieds de hauteur.

66. 37.

heures. min.

Ci-contre. . . . . . . 66. 37.

Il y a audit aval de cette pêcherie une seconde opération très-urgente à faire, c'est la deſtruction d'un
très-grand amoncellement de pierrailles, qui prend
près de la moitié de la largeur du lit au droit de
l'Egliſe dudit Volmerdange; il paroît que c'eſt un
orage, arrivé depuis notre deſcente, qui a produit ce
mauvais effet, & par conſéquent le mauvais pas qui
en réſulte, lequel eſt un des plus dangereux de la
Moſelle. Lorſque nous nous ſommes arrêtés au deſſous de ce Village, c'a été à l'occaſion de deux bateaux chargés de pailles qui étoient engravés dans le
détroit en le deſcendant. Pour les tirer delà, il a fallu,
à beaucoup d'hommes & à trois chevaux du Village
qui travailloient à dégager ces bateaux, joindre les
cinq chevaux qui nous remontoient. Nous avons eu
beſoin, à notre tour, du ſecours de ces mêmes hommes, pour aider nos cinq chevaux à nous faire remonter ce mauvais pas, qui ne peut reſter en cet
état, ſans arrêter entiérement la navigation.

La pêcherie a été établie par permiſſion de M. le
Baron de Varſberig de Treves, & celle de Madame
Anadan de Luxembourg, moyennant une rétribution
de quatre écus d'Allemagne, payable chaque année

E. *

66. 37.

<table>
<tr><td></td><td></td><td>heures.</td><td>min.</td></tr>
<tr><td>De l'autre part. . . . . . .</td><td></td><td>66.</td><td>37.</td></tr>
</table>

à ces deux Co-Seigneurs, dont le premier a trois quarts & le second un quart.

Le Particulier qui tient cette pêcherie, est un nommé Mathis, Aubergiste du lieu.

Arrivés à sept heures à la hauteur de l'amont de Volmerdange, situé sur la rive gauche, & éloigné de Ahn de . . . . ». 37.

Arrêtés au dessus de ladite cataracte, pour la couchée, & partis le lendemain 4 Septembre à cinq heures douze minutes du matin.

Depuis le premier point d'arrêt, le trottoir qui est sur la terrasse (où ce lieu est assis) ne demande qu'une légere réparation jusqu'au Village ; mais au devant de T. * lui, & sur une longueur d'environ cent toises, il faut établir un trottoir avec les pierres que l'on tirera à pied d'œuvre du bord de la Moselle.

Arrivés à cinq heures quarante minutes à la hauteur d'Enen, sur la rive gauche, éloigné de Volmerdange de . . . . ». 28.

Depuis les cent toises dont on a parlé ci-devant, E. * jusqu'à Enen, le trottoir est assez bon. La pêcherie qui est au devant de ce Village & qui joint la rive gauche, forme une chûte ou cataracte de deux pieds au moins.

67. 42.

L'embouchure

heures. min.
Ci-contre. . . . . . . 67. 42.

L'embouchure du ruiſſeau qui eſt à l'aval de cette pêcherie & du Village, eſt emcombrée d'une maſſe de pierre & de quartiers de rochers, dont pluſieurs ſont de dix à douze pieds cubes. Cet amoncellement eſt de trente à quarante toiſes de longueur, ſur dix toiſes d'empiétement dans le lit de la Riviere, & une élévation de trois pieds au deſſus des eaux; cet obſtacle, qui exiſtoit déja lors de notre deſcente, eſt ſi conſidérablement augmenté depuis ce moment là, que ſi l'on ne travaille pas très-promptement à le détruire, il ne ſera pas poſſible de continuer la navigation.

Le vrai trottoir qui eſt ſur la rive gauche, ne peut ſervir de rien au deſſous du Village, non plus qu'au devant, ni à plus de cent toiſes au deſſus, non ſeulement à cauſe de l'amoncellement de pierrailles dont il vient d'être parlé, qui eſt ſur la rive gauche, qu'à cauſe de la pêcherie, qui, étant du même côté, laiſſe le chemin des bateaux contre la droite; mais auſſi à cauſe qu'il y a preſque continuellement un dépôt conſidérable de bois de chauffage qui eſt ſur le bord de l'eau, tant dans le Village qu'à ſon amont.

Il y a un courant très-rapide dans le chemin de

E. *

67. 42.

V v

heures. min.

De l'autre part. . . . . . . 67. 42.

fix toifes de largeur, que la digue de la pêcherie
laiffe pour les bateaux ; cette pêcherie forme une cataraçte d'environ deux pieds avec peu de hauteur
d'eau, il faut la détruire, au moins dans fa plus
grande partie, ainfi que toutes les autres.

Quand nous avons dit que cette pêcherie formoit
une cataraçte de deux pieds de hauteur, nous avons
entendu que c'étoit à fa partie la plus en aval ;
comme fon étendue en longueur n'eft que d'environ
deux cens toifes, on peut conclure que dans l'état
actuel des eaux, leur pente en cet endroit fur deux
cens toifes de longueur, eft d'environ deux pieds.

Nous avons été engravés au paffage de ladite pêcherie à cinq heures quarante-cinq minutes, & dégravés à fix heures quatre minutes.

Arrivés à fix heures vingt-deux minutes à la hauteur
de Veert, fur la rive droite, éloigné d'Enen de . . ». 23.

Le trottoir, depuis Enen fur la rive gauche, jufqu'au
Moulin (qui eft fur la même rivè & vis-à-vis Veert)
eft trop refferré par les vignes : il ne faut, pour le rendre bon & commode, que faire arracher les plants
de vignes qui anticipent fur fa largeur, & qui le rétreciffent trop.

68. 5.

<table>
<tr><td></td><td>heures.</td><td>min.</td></tr>
<tr><td>Ci-contre. . . . . .</td><td>68.</td><td>5.</td></tr>
</table>

Il y auroit auſſi un pontceau à conſtruire ſur le ruiſſeau de ce Monlin, & un autre petit ſur une ravine qui eſt à environ cent toiſes à ſon amont, en place d'un mur qu'on a bâti pour ſoutenir les terres lors des orages. Un peu à l'amont de cette ravine il y a deux arbres à couper, qui empêchent le paſſage de la corde.

A cent toiſes au deſſus de cette derniere ravine, il s'en trouve deux autres, éloignées l'une de l'autre de vingt toiſes, qui coupent le trottoir, & ſur leſquelles il faudroit deux pontceaux.

Un peu à l'aval de ces deux dernieres ravines, il y a un grand banc de ſable à fleur d'eau près de la rive gauche, qui provient de la trop grande largeur de la Riviere en cet endroit : il y auroit donc ici quelques précautions à prendre, pour la réduire & pour faire diſparoître le banc de ſable.

Arrivés à ſix heures quarante minutes à l'aval d'une pêcherie appartenant aux Chanoines de S. Siméon de Treves. Cette pêcherie, qui eſt placée ſur la rive droite, forme ſa cataracte d'environ dix-huit pouces à ſon aval ; & tout prêt de ſa pointe eſt un amoncellement aſſez conſidérable de pierres chariées dans

E.

68.　5.

heures. min.

De l'autre part. . . . . . . 68. 5.

les eaux d'orages, qui débouchent par une gorge qui
eſt en cet endroit. On ſent bien qu'il faut détruire
ces deux objets d'obſtructions, pour les mêmes raiſons qui nous ont porté à demander la deſtruction des
précédentes.

Au droit & un peu à l'amont de la partie ſupérieure de cette pêcherie, ſur la rive droite, ſe trouve
une ſuite de fours à chaux placés au pied d'un rocher.
Nous en avons compté plus de cinquante qui ſont de
ſuite, tant de ceux dont on fait uſage, que de ceux
qui paroiſſent dégradés & abandonnés.

Cette derniere pêcherie termine le nombre des plus
mauvais paſſages du Pays de Luxembourg.

Arrivés à ſept heures neuf minutes à la hauteur de
l'Hermitage de Diven, ſur la rive gauche, éloigné de
Veert de . . . . *»*. 47.

Le trottoir, à deux cens toiſes à l'aval de cet Hermitage, & du même côté, eſt à réparer ſur une longueur d'environ deux cens cinquante toiſes; parce qu'il
tombe en partie ſur d'anciens fours à chaux, & que
l'autre partie eſt embarraſſée de gros quartiers de
pierres.

Arrivés à ſept heures ſeize minutes à la partie d'aval

68. 52.

heures. min.

Ci-contre. . . . . . . 68. 52.

d'une fuite de fours à chaux appliqués contre un rocher, & dont la diftance de l'Hermitage de Diven eft
de . . . . *n*. 7.

On trouve (au devant de ces fours à chaux) le
trottoir qui eft interrompu par la plûpart defdits fours,
& fur-tout par ceux d'amont.

Cette derniere fuite de fours à chaux occupe un efpace de deux cens foixante toifes.

Arrivés à fept heures vingt-cinq minutes à l'amont
defdits fours à chaux, éloigné de leur aval de . . ». 9.

On a reconnu qu'il feroit néceffaire d'obliger les
Chaufourniers d'entretenir conftamment ce trottoir en
bon état.

A l'amont de ces fours à chaux le trottoir quitte
la rive gauche, pour reprendre fur la rive droite le
long d'une belle terraffe qui fait la bordure d'une
plaine très-agréable.

Arrêtés pour le paffage des chevaux depuis fept
heures & demie jufqu'à fept heures quarante-une minutes.

Arrivés à l'aval d'une ifle à fept heures trois quarts,
c'eft la premiere des ifles en remontant la Mofelle où
l'on voit du fable & du moyen cailloux; il y a de

69. 8.

heures. min.

De l'autre part. . . . . . . 69. 8.

ce fable tant à fon aval qu'à fon amont, à la hauteur duquel nous fommes arrivés à fept heures cinquante-fix minutes, après avoir arrêté une minute.

Le chemin actuél des bateaux eft entre cette ifle & la rive droite, il étoit il y a quelques années de l'autre côté de l'ifle.

Il fe forme une feconde ifle qui commence à l'amont de celle-ci, & qui s'étend à plus de cent toifes au deffus de la hauteur de l'Eglife du Village de Bredmus, fur la rive gauche.

Arrivés à huit heures quatre minutes à la hauteur de Bredmus, éloigné de l'amont des fours à chaux de »¹ 27.

Cette ifle fera formée comme la premiere par du même gravier & du fable, elle commence à refferrer les eaux entr'elle & la rive droite. Il faudra inceffamment draguer l'amont de ce ban de gravier, & travailler à rétrecir le lit de la Riviere au droit de ce Village, parce qu'il eft de beaucoup trop large.

s. *

Le trottoir, vis-à-vis dudit Village de Bredmus, demanderoit d'être un peu relevé, attendu qu'il fe trouve des parties trop baffes, qui font couvertes d'eau lors des crues.

Arrivés à huit heures dix minutes à la hauteur de

69. 35.

	heures.	min.
Ci-contre	69.	35.

Poltzem, fur la rive droite, dont la diftance de Bred-mus n'eft que de . . . . | ». | 6.

Le trottoir qui eft fur ladite rive fe continue en bon état.

Arrivés à huit heures trente-cinq minutes à la hauteur de Thor, fur la rive droite, éloigné de Poltzem de . | ». | 25.

Un peu à l'amont & un peu à l'aval de ce Village, font deux amoncellemens de pierres, fur la même rive droite, provenans de deux petites ravines qui s'y trouvent.

Ces deux amoncellemens ont environ vingt toifes de longueur chacun, fur fix toifes d'empiétement : il conviendroit de les détruire inceffamment, pour empêcher l'augmentation de l'embarras qu'ils caufent à la navigation.

Arrivés à l'aval d'une ifle, près de la rive droite, à huit heures cinquante minutes, & à l'amont à neuf heures deux minutes.

Arrêtés à l'aval de Remich à neuf heures fix minutes, & en marche à neuf heures huit minutes.

Le trottoir continue toujours à être bon.

Arrivés à neuf heures quatorze minutes à la hauteur de l'Eglife dudit Remich, éloignée de Thor de | ». | 37.

| | 70. | 43. |

heures. min.

De l'autre part. . . . . . . 70. 43.

Il y a une pêcherie à l'amont de Remich, sur la rive gauche, qu'il faut aussi détruire, quoiqu'elle ne faffe aucune cataracte. On reconnoît ici, que le fond du fol eft un gros fable qui fe trouve à cinq ou fix pieds au deffous de la furface du terrain dans lequel on creufe pour en tirer.

Le peu de foin qu'on a (vis-à-vis Remich) de conferver la rive droite, fait que la Riviere la ronge fans ceffe, ce qui en élargit confidérablement le lit.

Arrivés à neuf heures vingt-neuf minutes à l'aval d'une ifle qui eft au milieu de la Riviere. Dans les baffes eaux les bateaux paffent entre cette ifle & la rive gauche.

Arrivés à neuf heures quarante-une minutes à la hauteur d'amont de ladite ifle, une feconde ifle reprend immédiatement à fon amont, & une troifieme vis-à-vis fur la rive gauche; & à la même hauteur de l'aval de ces deux dernieres fe trouve le Village de Kleinmucher, à la rive gauche.

Arrivés à l'amont de la troifieme ifle & à l'aval du Village de Befch à neuf heures quarante-huit minutes. Cette ifle paroît être un vieux terrain que la Riviere a converti en ifle, en paffant derriere lui;

70. 43.

on

	heures.	min.
Ci-contre	70.	43.

On voit qu'elle rebouchera ce paffage par les amoncellemens qu'elle y forme.

Arrivés à neuf heures cinquante minutes à la hau-
teur dudit Village, éloigné de celui de Remich de . | „. | 36. |

Arrivés à neuf heures cinquante-quatre minutes à
l'amont de la feconde ifle, fur la rive droite ; cette
ifle, qui a plus de quarante toifes de largeur dans fon
milieu & qui fe termine en pointe, eft entiérement
formée par un amoncellement de fable & de graviers,
dont la hauteur va continuellement en diminuant depuis fon aval jufqu'à fon amont, lequel vient mourir
dans l'eau aujourd'hui 4 Septembre.

Arrivés à dix heures trois minutes à l'aval d'une
prefqu'ifle, fur la rive gauche. Un peu avant d'y arriver, le trottoir, qui eft très-bon depuis Remich jufqu'à
ce point, y eft embarraffé par des faules qu'il faut
abfolument couper, pour pouvoir mettre les chevaux
fur le bord de la Riviere ; la raifon qui fait demander
cette coupe de faules eft que, comme les chevaux
tirent de fort loin, les bateaux font obligés de frifer
l'efcarpement à pic de cette rive droite & de fe heurter contr'elle indépendamment de ce que la corde
s'embarraffe continuellement dans les mêmes faules.

71. 19.

heures. min.

De l'autre part. . . . . . . 71. 19.

Arrivés à dix heures vingt-quatre minutes à la hauteur de Schvetz-Bengen, diftant d'environ deux cens toifes de la rive gauche, & de Befch de . . . . . ». 34.

Les fables & graviers qu'on trouve fur les rives & qu'on voit dans les berges, annoncent que la maffe du terrain, fur-tout celui de la rive droite, eft toute de fable & de graviers recouvert d'une couche de terre végétale.

Arrivés à dix heures trente-trois minutes à l'aval d'une ifle fur la rive gauche.

Arrivés à dix heures trente-huit minutes à l'aval de l'Eglife du Village de Befch, fur la même rive, éloigné de Schvetz-Bengen de . . . . ». 14.

Le trottoir, qui s'eft foutenu (depuis l'endroit où il eft fait mention des faules) fur une terraffe de dix à douze pieds d'élévation, finit à deux cens toifes à l'aval dudit Village, il eft interrompu en cet endroit, par les jardins qui viennent jufqu'au bord de l'efcarpement de ladite terraffe. Il faut rétablir le trottoir :

T. * { 1°. Dans l'étendue de ces deux cens toifes.

2°. Dans celle du Village, qui eft d'environ cent toifes.

3°. Dans une longueur d'environ cent cinquante toifes à fon amont.

72. 7.

heures. min.
Ci-contre. . . . . . 72. 7.

Il faut en outre conftruire un petit pontceau fur une ravine qui eft à l'aval de ce Village, & un autre femblable fur la ravine qui eft à fon amont.

P. *
P. *

Delà le trottoir reprend fur un terrain affez libre & bon, toujours fur la rive droite.

Vis-à-vis le commencement de ce trottoir, c'eft-à-dire, à cent cinquante toifes à l'amont dudit Village de Befch, fe trouve l'aval d'une feconde ifle, derriere laquelle la premiere va finir en pointe par un banc de fable : cette feconde ifle ne laiffe qu'un bras d'environ quinze toifes entr'elle & la rive droite, où fe trouve le chemin des bateaux.

Arrivés à dix heures cinquante-quatre minutes à l'amont de ladite feconde ifle, laquelle eft coupée en deux à environ cinquante toifes de fon amont : il feroit à defirer que ces deux parties d'ifle fuffent jointes à la rive droite, tant pour conferver la direction des bateaux, que pour empêcher la Riviere de prendre une trop grande largeur en cet endroit, où elle ronge confidérablement la rive droite fur laquelle le trottoir fe continue bon.

Arrivés à onze heures fix minutes à l'aval d'une ifle qui paroît être toute de fable au milieu de la Riviere,

72. 7.

De l'autre part. . . . . . . 72. 7.

& à fon amont à onze heures douze minutes. Cet amont fe termine en banc de fable & de pierrailles prefqu'à fleur d'eau, & refferre confidérablement le chemin des bateaux près de la rive droite ; le lit de la Riviere eft fi large en cet endroit, qu'il feroit à defirer qu'on pût le réduire à la moitié.

Le trottoir fe continue toujours bon fur la rive droite.

Arrivés à onze heures quarante-cinq minutes à la hauteur de Schengen, fur la rive gauche, éloigné de Befch de . . . . 1. 7.

Partis de ce point à midi cinquante-fept minutes.

A environ trois cens toifes à l'aval d'Apach font quantités de gros quartiers de rochers répandus le long de la rive droite dans le lit de la Riviere, & plufieurs fur le trottoir qui eft toujours fur la terraffe de cette rive.

Arrivés à une heure cinq minutes à la hauteur d'Apach, éloigné de Schengen de . . . . ». 8.

Depuis cette hauteur eft une langue de terre, d'environ cent toifes de longueur, qui barre plus des deux tiers de la largeur de la Riviere & en refferre le paffage contre la rive gauche, au point que ledit jour

73. 22.

4 Septembre il n'y avoit pas dix toises de largeur ;
immédiatement à l'amont de ce passage étroit, se
trouve un banc de sable & graviers qui joint la rive
gauche, & qui prend environ vingt toises dans le lit
de la Riviere de ce même côté.

S. *

Le trottoir est assez bon dans la traversée dudit Village d'Apach, ainsi qu'à l'amont ; il seroit utile que
sur le ruisseau d'Apach on établît un pont pour le
passage des chevaux. Il paroît que c'est ce ruisseau seul
qui a formé l'amoncellement dont il vient d'être parlé,
& qui l'augmente encore à son amont, par les pierrailles qu'il charie.

P. *

A environ cent cinquante toises au dessus d'Apach
est un autre amas de pierres chariés par les eaux, qui
suivent une ravine qu'elles ont creusée, après avoir
passé sous un pontceau de la chaussée qui est établi
sur le flanc du côteau, à environ cinquante toises du
bord de la Riviere.

E. *

Un peu au dessus de cet amoncellement de pierrailles il se trouve quantité de roches dans le lit de
la Riviere, ainsi que sur la terrasse de la rive droite,
principalement au pied d'un roc escarpé, sur une longueur d'environ trente ou quarante toises seulement.

73. 22.

De l'autre part. . . . . . . 73. 22.

heures. min.

R. * Ces roches éparses embarraffent & le chemin des bateaux & le trottoir qui eft toujours fur la rive droite.

Arrivés à une heure un quart à la hauteur de la
Cenfe de Ridling, tout deffus le bord de la rive gauche, & dont la diftance d'Apach eft de . . . . . »   10.

Arrivés à une heure vingt minutes à la hauteur d'un
amoncellement de pierrailles entraînées par les eaux
qui paffent fous un pont de la chauffée : cette obftruction s'avance d'environ cinq toifes dans le lit de
la Riviere, à la rive droite.

Le trottoir, toujours fur la rive gauche, continue
d'être bon.

Arrivés à une heure trois quarts au milieu de l'anfe
que forme la Ville de Sierck, fituée fur la rive gauche, & éloignée de Ridling de . . . . »   30.

Arrêtés à une heure quarante-huit minutes à la fortie (pour la vifite) & partis à deux heures cinq minutes.

Il y a un amoncellement qui commence à environ
cinquante toifes de la maifon du Commandant, qui
eft à l'extrêmité inférieure de la Ville. Cet amoncellement eft compofé de pierrailles, que le ruiffeau qui
paffe dans la gorge (qui eft au bas du Château) charie

74.   2.

lors des orages. Comme il paroît qu'on ne prend aucune précaution contre ce chariement de pierrailles,
il est à craindre que d'un moment à l'autre il ne barre
entiérement la Riviere. Cet amoncellement, qui a   E. *
près de deux cens toises de longueur, empiete d'en-
viron trente toises dans la Riviere, ce qui la resserre
beaucoup en cet endroit, où elle n'a pas une grande
largeur. On a observé que le ruisseau qui charie ces
pierrailles, au lieu de porter ses eaux en descendant
l'aval de la Riviere, les porte vers l'amont, & par
conséquent dans une direction opposée à celle qu'elles
devroient prendre naturellement.

Le trottoir, dans toute l'étendue de cette petite
Ville, qui est d'environ trois cens toises, est à cons-   T. *
truire. Cette opération demandera un mur à sec, éloigné
de l'enceinte de la Ville de quinze à vingt pieds, pour
faire un chemin au moins de cette largeur, à la for-
mation duquel on emploiera les pierrailles de l'amoncellement dont il vient d'être parlé. On devra en
même temps construire un pont au débouché du ruis-   P. *
seau dans la ligne du trottoir. Il faudroit ensuite, par
un Réglement de Police, empêcher les Particuliers
de jetter leurs décombres & ordures derriere leurs

De l'autre part. . . . . . . 74. 2.

heures, min.

maisons, afin d'éviter les inégalités que ces dépôts ne manqueroient pas de produire après la construction du trottoir.

A environ cent toises à l'amont de la Ville, est un petit jardin qui intercepte le trottoir, ainsi que deux ou trois autres qui en sont moins éloignés : il faut absolument en détruire les haies qui embarrassent les cordages.

Arrivés à deux heures quarante-sept minutes à l'aval d'une isle près de la rive gauche.

Arrivés à trois heures à la hauteur de la Chartreuse de Rethel, sur la rive droite, éloignée du milieu de Sierck de . . . . » . 58.

Depuis & un peu au dessus de Sierck le trottoir est bon jusqu'auprès de Rethel ; il faut le construire depuis ce dernier point jusqu'à la porte d'entrée de ladite Chartreuse. L'étendue de cette construction est d'environ cent cinquante toises.

Arrivés à l'amont de ladite isle à trois heures cinq minutes ; il y a un banc de sable qui commence au milieu de cette isle & qui s'étend vers la rive droite, de laquelle il s'approche de maniere à ne laisser, à cent toises au dessus de la Chartreuse, qu'un passage

75.

d'environ

heures. min.
Ci-contre. . . . . . 75. »

d'environ dix toifes, encore nos bateaux ont-ils tou-
chés le fond en paffant dans cet endroit. On fent
bien qu'il faut travailler à ce banc de fable avec la
drague & la herfe.

Depuis la Chartreufe jufqu'à un rocher coupé à pic,
mais peu élevé, à la hauteur duquel nous fommes arrivés à trois heures trente-une minutes, le trottoir
eft bon, à l'exception d'une partie d'environ cent toifes à l'aval dudit rocher où il y a des inégalités à applanir, dix-huit ou vingt chênes à couper, & un pontceau à faire, fur une ravine qui joint immédiatement
l'aval de ce rocher. Depuis cet aval jufqu'à fon amont,
il y a un trottoir d'environ cent toifes à établir à fon
pied. Ce rocher, qui eft taillé par gradins, eft couvert de clairs chênes qui fe prolongent un peu au
delà de fon amont.

Vis-à-vis ce même rocher, & fur la rive gauche,
il y a un amoncellement de fable formant un coude,
lequel peut avoir trois cens cinquante toifes de longueur, fur vingt toifes d'empiétement dans la Riviere; malgré cela elle fe trouve avoir une affez grande
largeur en cet endroit.

La tête de cet amoncellement fe prolonge de beaucoup à l'amont dudit rocher.

S. *

P. *

T. *

———————
75. »

Y y

De l'autre part. . . . . . . 75. »

Depuis le même amont de rocher, le trottoir, qui
eſt au pied d'une ſuite de petites monticules, auroit
beſoin d'être retravaillé, pour le remonter un peu,
en le coupant dans le talut de ces monticules, leſquelles dégénerent en un petit côteau coupé très-
fréquemment par de petites ravines. L'étendue de ce
trottoir à réparer eſt d'environ quatre cens toiſes, à
l'extrêmité deſquelles nous ſommes arrivés à trois heures cinquante-une minutes.

Arrêtés à quatre heures au deſſous de la pêcherie,
pour aider à tirer un bateau engravé dans la petite
E. * ouverture qu'elle laiſſe pour la navigation ; partis à
quatre heures douze minutes.

Un peu au deſſous de la pointe de la pêcherie, il
ſe trouve un amoncellement formé de cailloux, qui
ont été chariés par les eaux d'orages & qui ont formé
une ravine en cet endroit. Il faudra enlever ces cail-
* loux & les employer à former un petit bout de trottoir un peu à l'amont de cette même ravine, ſur laquelle il faudroit conſtruire un petit pontceau.

Arrivés à la hauteur d'aval de la pêcherie à quatre
heures quatorze minutes, & paſſés par le détroit de
l'amont à quatre heures dix-neuf minutes. On a ob-

75. »

fervé que nombre de pierres de l'amont de cette pêcherie font tombées dans le paſſage; ce qui arrête
& tourmente les bateaux vuides, & à bien plus forte
raiſon ceux qui font chargés : nous en avons rencontré un train conduiſant des cendres, qui, étant partis
de Malling à la pointe du jour, achevoit feulement
de paſſer fon dernier bateau, par le détroit de cette
pêcherie, lorſque nous arrivâmes à fon aval.

Arrivés à quatre heures vingt-fept minutes à la hauteur de Berg, fur la rive gauche, & placés fur un rocher, éloigné de Rethel de . . . . 1. 15.

On a déja obfervé en defcendant que le pied de
ce rocher eft garni de gros quartiers de roches épars   R. *
çà & là, dont pluſieurs fe trouvent dans l'eau; ce
qui eft cauſe qu'il faut beaucoup d'attention de la part
des Bateliers, pour ne pas brifer leurs bateaux : nous
avons auſſi obfervé qu'il y a un amoncellement de
fable fur la rive droite vis-à-vis cet endroit; mais il
ne paroît pas qu'il foit nuiſible.

Le trottoir, depuis la ravine de l'aval de la pêcherie, eft fur un très-bon terrain, bien uni, juſqu'à cette
même hauteur de Berg; il continue d'être dans le même
bon état juſqu'à Malling, fitué fur la rive droite.

76. 15.

heures. min.

De l'autre part. . . . . . . 76. 15.

Arrivés à quatre heures quarante-huit minutes à la hauteur dudit Malling, éloigné de Berg de . . . . . *».* 21.

Le trottoir est ici passablement bon, il se trouve cependant interrompu par le crone de M. de Hayange, qui est à environ cent toises plus haut que ledit Village] de Malling.

Les sables de ce Village, vis-à-vis ce même crone où nous avons été engravés en descendant, ne nous ont arrêté qu'un instant, parce que le train de bateaux dont il vient d'être parlé, ayant été engravé le matin, on en avoit décombré les sables & fait un chemin d'environ douze pieds de largeur, par lequel nous avons passé. Il est arrivé qu'une nacelle qui étoit à côté du bateau d'amont, s'étoit portée sur l'une des deux berges de sable qu'on avoit formé par le décombrement du matin ; il a fallu, pour la sauver du risque d'être brisée, la détacher bien vîte du bateau, pour la faire passer derriere le yacht, qui, lui-même, avoit été mis à la queue de notre bateau à mât, qui a toujours remorqué le yacht, tant en descendant qu'en remontant.

Le banc de sable dont il vient d'être parlé, & qui paroît s'augmenter sous Malling, est un obstacle qu'il

76. 36.

heures. min.
Ci-contre. . . . . . 76. 36.

faut nécessairement détruire, soit en le herfant suivant une ligne qui feroit choifie pour la marche des
bateaux, soit par l'enlévement d'une partie de cette
maffe au moyen de la drague; mais il faudroit en
même temps refferrer le lit de la Riviere par des
épics & revêtement en claies & fafcines, afin de ramaffer les eaux dans un courant fixé. On ne peut
s'empêcher de dire que rien n'eft plus négligé que les
rives de la Mofelle en cet endroit, où l'on voit cependant qu'on a commencé quelques mauvais clayonnages; mais un pareil travail ne peut pas empêcher
la dégradation.

Arrêtés vingt minutes fur des graviers portés récem-
ment dans la Riviere, par les dégradations de la rive
droite.

Le trottoir, toujours fur la rive droite, fe trouve
très-bon jufqu'au ruiffeau de Könifmaker, fur lequel il
faut un pont pour le paffage des chevaux.

Arrivés à fix heures douze minutes à l'embouchure
dudit ruiffeau de Könifmaker, dont le Village, qui
eft diftant d'environ quatre cens toifes de la rive droite,
eft éloigné de Malling de . . . . 1. 4.

Depuis Malling, jufqu'audit ruiffeau, la Riviere eft

S. *

P. *

77. 40.

heures. min.

De l'autre part . . . . 77. 40.

trop large, ce qui laisse fort peu de hauteur d'eau dans les sécheresses; il faudroit y resserrer le lit de la même maniere qu'on l'a dit pour Malling.

Arrivés à six heures dix-sept minutes au débouché d'aval de l'ancien lit de la Moselle, sous Cattenom.

Les bords du lit de cette rive sont continuellement rongés ici, sur-tout après les grandes eaux; le mal augmentera de jour en jour, & sera très-difficile à guérir, si l'on n'y apporte un prompt remede : ce remede sera peu dispendieux, car il ne s'agit que d'abattre ces mêmes bords en talut doux, & de les planter en saules, ainsi qu'on l'a pratiqué en quelques endroits de la Moselle, & particuliérement visà-vis de Könismacher.

La nécessité de trancher les rives & de les planter en saules, pour contenir la Riviere dans les limites qui peuvent lui convenir, se fait sentir sur-tout dans le nouveau lit qu'elle s'est fait pour supprimer l'anse de Cattenom; il se forme déja dans ce lit des bancs de sables, qui s'agrandiront & s'éleveront à mesure que les rives seront rongées. On peut voir combien il est pressant de faire ce que l'on propose, par les progrès prodigieux qu'on apperçoit d'un moment à l'autre.

77. 40.

On obſervera que toute la plaine des deux rives,
depuis Malling, ſe ſoutient ſur une élévation uniforme
de dix à douze pieds au deſſus des eaux dudit jour 4
Septembre, temps auquel elles étoient très-baſſes : ce
qui fait que le trottoir eſt conſtamment bon ſur la rive
droite.

Arrivés à ſix heures quarante minutes à l'entrée de
l'ancien lit qui paſſoit près de Cattenom, éloigné du
ruiſſeau de Köniſmaker de . . . . 28.

Ce lit eſt fermé par un amoncellement de ſables
& graviers dépoſés par les eaux, & preſqu'auſſi élevé
que la campagne.

La petite Ville de Cattenom, au pied de laquelle
ſe trouvoit autrefois la rive gauche de la Moſelle, en
eſt éloignée aujourd'hui de près de ſix cens toiſes.

Depuis Köniſmaker juſqu'à un endroit où nous ſommes arrivés à ſept heures ſept minutes, la rive droite
eſt toujours coupée à pic; raiſon pour l'abattre en talut, & pour y faire des plantations de ſaules, ainſi
qu'il eſt dit.

Arrivés à ſept heures treize minutes à la hauteur du
Village de la baſſe Ham, ſur la rive droite, éloignée
de l'entrée de l'ancien lit qui paſſoit ſous Cattenom de 33.

78. 41.

<table>
<tr><td>. . . . . De l'autre part. . . . . . .</td><td>heures.</td><td>min.</td></tr>
<tr><td></td><td>78.</td><td>41.</td></tr>
</table>

On voit vis-à-vis de cet aval un revêtement en
pierre seche d'environ deux cens toises de longueur,
fait pour empêcher la dégradation de la rive gauche
en cet endroit.

Arrêtés ici pour la couchée du 4 Septembre, &
partis dudit Village de la basse Ham le lendemain 5
Septembre à cinq heures dix-sept minutes du matin.

Arrivés à cinq heures trente-cinq minutes vis-à-vis
l'embouchure d'un petit ruisseau, à la rive gauche.

Arrivés à six heures huit minutes à la hauteur de
la haute Ham, sur la rive droite, dont la distance à
la basse Ham est de . . . . 51.

Arrivés à sept heures & demie entre Manum, sur
la rive gauche, & l'aval de la basse Yutz, sur la
droite; éloignés de la haute Ham de . . . . 1. 22.

Du point de notre départ, c'est-à-dire, de la basse
Ham jusqu'à ces endroits, le trottoir, toujours sur la
rive droite, se continue bon; mais il est nécessaire
d'abattre cette même rive en talut doux, sur environ
moitié de cette longueur, & d'y planter des saules,
l'autre partie en étant assez bien garnie; il faut faire
la même chose en plusieurs endroits de la rive gauche.

On voit à environ cent cinquante toises au dessus

80. 54.

de

Ci-contre. . . . . . . 80. 54.

de l'amont de Manum, fitué fur la rive gauche, que
l'on tire du fable dans la berge de la rive droite, fur
laquelle eft le trottoir ; cette opération ne peut que
contribuer à la détérioration de ladite rive & à l'agran-
diffement du lit, qui eft déja de beaucoup trop large
en cet endroit.

Arrivés à fept heures cinquante minutes à la hauteur du premier revêtement du chemin couvert de la
Ville-neuve de Thionville.

Arrivés à huit heures un quart au pont couvert de
cette Ville, éloigné de la baffe Yutz de . . . . . ». 45o

Partis de ce pont à neuf heures cinquante minutes.

Tous les Bateliers craignent, avec raifon, la montée du baffin de Thionville, où il femble qu'on ait
pris à tâche de gêner la navigation ; car non feulement il n'y a aucun trottoir ni fur la rive droite, ni
fur la rive gauche, l'une & l'autre formées par les
revêtemens de la fortification ; mais il n'y a même
aucun anneau dans ces revêtemens pour amarer, &
les piles du pont, qui devroient en être garnies,
n'en ont que quelques-uns du côté de la double couronne.

Si la conftruction d'un trottoir le long de la gorge

81. 39.

De l'autre part. . . . . 81. 39.

heures. min.

de la double couronne est contraire à la défense de cette place, il faut du moins souffrir que l'on mette des anneaux en quantité suffisante, tant aux deux côtés du bassin qu'après les piles du pont, &c.

A cent cinquante toises à l'amont des fortifications de cette Ville, il y a sur la rive droite un amoncellement de sable de cent soixante-quatre toises de longueur, qui fait une anticipation de soixante-huit toises dans la Riviere; cet amoncellement, fort bas à son amont, s'éleve à plus de six pieds au dessus des eaux en allant à son aval, aujourd'hui 5 Septembre. On voit que, par l'augmentation qu'il fait à l'ancien coude, il force les eaux à dégrader considérablement la rive gauche, qui est tranchée à pic dans plusieurs endroits : dégradations contre lesquelles on a lieu d'être étonné de ne voir prendre aucune précaution.

A la sortie de Thionville le trottoir se prend sur la rive gauche.

Arrivés à l'amont de la petite vigne isolée, dépendant de la haute Yutz, & contigue à un bois qui est à son amont sur la rive droite, à dix heures trente-neuf minutes. Il faut travailler sans délai à contenir cette rive droite jusqu'à l'amoncellement qui est

81. 39.

	heures.	min.
Ci-contre	81.	39.

à la fortie de Thionville. La longueur de cette partie peut être d'environ cinq cens toifes ; l'amoncellement qui eft vis-à-vis & qui forme le coude de l'anfe, a non feulement cette longueur ; mais encore cinquante toifes de plus en amont. Cet amoncellement augmentera continuellement, fi on tarde à faire fur la rive droite l'opération qu'on vient de dire.

Arrivés à dix heures quarante-fix minutes à l'aval du revêtement en pierre féche, fur la rive gauche, un peu au deffous de Gaffion.

Arrivés à dix heures cinquante minutes à la hauteur de l'épic qui eft vers le tiers à l'aval de la longueur de ce revêtement.

Arrivés à dix heures cinquante-cinq minutes à l'amont dudit revêtement : il faut obferver que depuis l'épic qui faille d'environ cinq toifes dans la Riviere, jufqu'à cet amont, il y a une leffe de fable un peu plus large à l'amont qu'au droit de l'épic.

Arrivés à onze heures une minute dans l'alignement de l'avenue de Gaffion, éloigné du pont de Thionville de . . . . 1. 11.

Arrivés à onze heures onze minutes à la hauteur d'un fecond épic. Depuis le revêtement dont il vient

	82.	50.

heures. min.
De l'autre part. . . . . . . 82. 50.

d'être parlé, jufqu'à ce fecond épic qui eft ruiné, la rive eft rongée à pic dans plufieurs endroits.

Arrivés à onze heures treize minutes à la hauteur d'un troifieme épic.

Arrivés à onze heures feize minutes à la hauteur d'un quatrieme épic.

Le fecond épic, ci-deffus, formoit l'aval d'un revêtement pareil à celui qui a été fait fous Gaffion; lequel revêtement joint lefdits troifieme & quatrieme épics, & fe continue en amont jufqu'à un point à la hauteur duquel nous fommes arrivés à onze heures dix-huit minutes. Il regne une petite terraffe le long de ce revêtement, laquelle commence à rien à l'épic d'aval que nous avons dit être détruit, & vient en s'élargiffant jufqu'à prendre environ fix toifes de largeur à l'amont dudit mur.

Depuis la petite vigne, fur la rive droite, jufques vis-à-vis l'amont dudit dernier revêtement, la rive droite eft affez bien confervée, étant plantée en faules dans fa plus grande partie.

Il y a au devant de cette rive deux amoncellemens de fable, l'un vis-à-vis l'amont du revêtement fous Gaffion, l'autre vis-à-vis le revêtement fupérieur dont

82. 50.

Ci-contre. . . . . . 82, 50.

heures. min.

il vient d'être parlé, lequel n'a été conftruit que pour empêcher la Riviere de ronger la chauffée de Thionville à Metz.

Arrivés à onze heures vingt-quatre minutes à l'aval d'une ifle très-proche de la rive gauche.

Arrivés à onze heures trente-trois minutes au plus mauvais pas du Cheffebedel. La largeur de la Riviere en cet endroit, qui eft vis-à-vis l'ifle, (dont nous avons marqué l'aval ci-devant) eft fi confidérable, qu'aujourd'hui, 5 Septembre, on apperçoit à fleur d'eau la plûpart des bancs de fable & graviers de cet embarraffant paffage. Le plus élevé de ces amoncellemens, eft celui qui eft le plus en amont du Cheffebedel contre la rive droite. Cet amoncellement répond au Village d'Ilange.

Arrivés à onze heures cinquante-deux minutes à l'amont de l'ifle : le bras de la Mofelle, entre cette ifle & la rive gauche, a très-peu de largeur ; il feroit à defirer qu'il fût abfolument barré, ce qui pourroit fe faire par le moyen d'une chauffée de trente à trentecinq toifes de longueur.

1°. Pour porter toutes les eaux dans le bras du Cheffebedel, lequel étant rétreci (par des fafcinages

82. 50.

De l'autre part. . . . . . . 82. 50.

heures. min.

difposés en revêtement & en épics placés à propos),
pourroit devenir très-bon en peu d'années, tant par
la fréquentation des bateaux, que par le déblai du
plus gros gravier, auquel on pourroit employer la
drague pendant quelques journées au commencement
de chaque année.

2°. Afin que le trottoir qui eft fur la rive gauche
ne foit point interrompu, comme il l'eft, par l'aval
& l'amont de ce petit bras de Riviere.

La rive droite, depuis le point qui répond au fommet du revêtement fait pour foutenir la chauffée au
deffus de Gaffion jufqu'à l'amont de ladite ifle, eft
dans le plus pitoyable état du monde, ne préfentant
qu'une fuite de dégradations, & des difpofitions à
faire continuellement de nouveaux progrès. La réparation de cette rive, qui eft on ne peut pas plus
urgente, ne doit confifter qu'en un abattis de fa
crête fur un talut très-doux, qui aura pour bafe
une ou deux couches de fafcinages liées par des fau-
ciffons, tels qu'on les pratique fur les bords du Rhin,
& enfuite en une plantation de faules fur tout ce
talut.

Arrivés à midi trente-cinq minutes à la hauteur

82. 50.

	heures.	min.
Ci-contre . . . . . ,	8z.	50.

d'Ukange, sur la rive gauche, éloigné de l'avenue de

Gaffion de . . . . 1. 34.

Depuis l'amont de ladite isle jusqu'ici, toute la rive gauche est à peu près dans le même état que celle vis-à-vis du Cheffebedel : on voit ici, comme ailleurs, que le vice général est que, dans tous les creux d'anse, les dégradations sont continuelles, & que la Riviere y est constamment trop large ; il faut donc faire, dans toute cette partie de la rive gauche, la même opération que celle qu'on a proposée pour la rive droite du Cheffebedel.

Quant à la rive droite, depuis ledit amont de l'isle jusqu'à Ukange, on voit qu'elle s'est assez bien soutenue, n'ayant dans toute cette longueur que quelques parties de peu d'étendue qui sont dans le même cas de détérioration que la rive gauche, & dans lesquelles il faut faire les mêmes opérations.

Partis à une heure quarante-trois minutes d'Ukange.

L'isle qui est au devant de l'aval de ce Village est à dix toises au dessus de la premiere maison d'aval, bâtie au bord de l'eau : on doit observer qu'il n'y a point de trottoir le long dudit Ukange, attendu que les maisons & jardins se portent jusqu'au bord du

34. 24.

B. *

heures. min.

De l'autre part. . . . . . . 84. 24.

bras de la Moselle, formé par l'isle dont il est question.

Arrivés à une heure cinquante-trois minutes à l'a-
mont de ladite isle : il est à desirer que l'amoncellement de sable qui se forme en amont, barre incessamment ce petit bras de la Moselle, afin que le trottoir puisse être pris sur l'isle ; mais pour cela il faut
faire une communication d'Ukange à l'aval de cette
isle, soit par une digue, soit par un pont.

On remarquera ici que l'on pourroit prendre le trottoir sur la rive droite, & que même il pourroit commencer à être sur cette rive dès la sortie des fortifications de Thionville ; mais il est mieux de le conserver sur la rive gauche, non seulement parce qu'il
est très-bon, mais à cause qu'il peut s'y continuer
jusqu'à Metz, au lieu que celui de la rive droite
finit nécessairement au dessus de l'amont de ladite
isle.

Arrivés à deux heures vingt-cinq minutes à la hauteur de Guénange, dont sa distance au Village d'U-
kange est de . . . . **.** 41.

La rive droite, depuis Ukange jusqu'ici, est dans
le même état que celles pour lesquelles on a proposé

85. 6.

ci-devant

heures. min.
Ci-contre. . . . . . . 85. 6.

ci-devant des réparations ; il y a auſſi quelques parties de la rive gauche dans le même cas.

Arrivés à deux heures trente-quatre minutes à la
hauteur de l'embouchure de l'Orne, éloignée de Guénange de . . . . 9.

Depuis la hauteur de Guénange la rive gauche eſt
entiérement négligée, ainſi que les précédentes ; on
voit que la Riviere ronge, par défaut d'attention &
de ſoin à planter des ſaules ſur ſon talut.

Comme l'embouchure de l'Orne n'a qu'environ dix
toiſes, on pourroit y faire un pont en charpente,
pour ne point interrompre le trottoir.

Arrivés à deux heures quarante-cinq minutes, entre
Bouſſe & Guénange, l'un & l'autre ſur la rive droite,
à un eſcarpement de côteau qui a environ deux cens
toiſes de longueur, ſur vingt-quatre à trente pieds de
hauteur, où l'on voit ſix ou ſept bancs de pierres
noires, depuis ſix pouces juſqu'à un pied d'épaiſſeur,
diſpoſés par lits horizontaux & ſéparés par des couches de terre griſe, dont les ſupérieurs ont ſept à huit
pouces d'épaiſſeur, & les inférieurs beaucoup plus.

La rive gauche, depuis l'embouchure de l'Orne juſqu'à environ cent toiſes au deſſus de l'eſcarpement

85. 15.

A a a

De l'autre part. . . . . . . 85. 15.

heures. min.

dont il vient d'être parlé, est parfaitement entretenue
de saules ; mais depuis ce point elle retombe dans le
cas des berges précédentes, pour lesquelles nous avons
proposé l'abattis de leur crête, & des plantations de
saules sur les taluts, & cela avec d'autant plus de
raison que cette berge, élevée de huit à neuf pieds,
est tranchée à pic & baignée par les eaux qui la minent continuellement.

La rive droite, beaucoup moins élevée, puisqu'elle
n'a qu'environ quatre pieds, finit en talut doux par
des sables, qu'il seroit cependant bon de garnir de
saules, lorsqu'on aura réglé la largeur convenable à
la Riviere, pour la rendre navigable en tout temps.

Arrivés à trois heures dix-huit minutes à l'aval de
la vanne ou jettée du Moulin de Blettange, sur la
rive droite, éloignée de l'embouchure de l'Orne de . . 44.

Arrivés à trois heures vingt-neuf minutes à l'amont
de la jettée dudit Moulin,

Cet amont qui est composé de pierres, de piquets,
de sables, &c. produits trois inconvéniens.

Le premier, qui est le plus nuisible, est de réduire
le chemin des bateaux à son amont, à environ huit
toises de large, & cela dans un coude qui gêne con-

85. 59.

sidérablement, en ce qu'il oblige le Batelier de raccourcir sa corde le plus qu'il est possible ; afin que
son bateau ne soit pas jetté contre la rive gauche,
fort escarpée, & élevée de huit à neuf pieds au dessus
des eaux.

Le second, est de causer dans ce passage étroit un
courant rapide, très-difficile à monter.

Le troisieme, est de former une isle de gravier au
milieu du courant, vers l'aval de ladite vanne, &
d'occasionner un peu au dessous un amoncellement de
sable attachée à ladite rive gauche ; ce qui rend le
chemin des bateaux fort tortueux & incertain.

On pourroit remédier en grande partie à ces inconvéniens, en recoupant une centaine de toises de l'a-
mont de ladite vanne, & en opérant sur cette rive
gauche comme il a été dit ci-devant, afin d'en détruire l'escarpement & de fixer la Riviere dans son
lit.

Arrivés à trois heures quarante minutes, à un point
de la Moselle, où ledit escarpement finit par un encombrement de sable d'environ deux cens toises de
longueur, dont l'amont barre la moitié de la largeur
de la Moselle.

85. 59.

A a a ij

heures. min.

. . . . *De l'autre part.* . . . . . . 85. 59.

Arrivés à trois heures cinquante minutes à l'amont
de cet encombrement : la rive droite, vis-à-vis cet
amont, est plus élevée qu'elle ne l'étoit précédem-
ment ; mais malgré une lesse de sable qui se trouve à
son pied dans toute cette étendue, elle présente un
escarpement de cinq à six pieds de hauteur tranché
à pic, que les grandes eaux rongent & détruisent,
comme on l'a vu dans les berges inférieures.

De la tête de l'amoncellement dont on vient de
parler, la rive gauche reprend son escarpement & augmente un peu de hauteur jusqu'à l'aval d'une isle contre ladite rive gauche, à la hauteur de laquelle nous
sommes arrivés à quatre heures trois minutes ; cette
isle est prise tout-à-fait hors du lit de la Rivière.

Arrivés à quatre heures cinq minutes à l'amont de
ladite isle, à commencer à plus de deux cens toises
plus bas, & finissaut à cinquante ou soixante toises
au dessus : il y a un encombrement très-considérable
d'environ cinquante toises de largeur dans son milieu,
& qui forme le coude de l'anse que fait la Rivière à
l'endroit de l'isle.

Depuis trente ou quarante toises de l'amont de l'a-
moncellement dont il vient d'être parlé, jusqu'à cent

85. 59.

<table>
<tr><td></td><td>heures.</td><td>min.</td></tr>
<tr><td>Ci-contre. . . . . . .</td><td>85.</td><td>59.</td></tr>
</table>

toifes à l'aval du Moulin d'Ay, la rive droite eft tranchée à pic & fe trouve dans le même état de dégradation que les parties dont on a parlé ci-devant.

A en juger par quelques tas de pierres ramaffées fur ce bord, on a pour projet d'arrêter ces dégradations foit par un revêtement, foit par des épics.

Quant à la rive gauche, il n'eft queftion que de continuer la plantation de faules qui s'y trouve, pour être maintenue conftamment en bon état jufqu'audit Moulin d'Ay.

Arrivés à quatre heures vingt-huit minutes à la hauteur dudit Moulin d'Ay, dont la diftance de celui de Blettange eft de . . . . 1. 10.

A deux cens toifes à l'aval de ce même Moulin d'Ay, il y a, fur la rive gauche, un amoncellement de fable qui, à la vérité, n'eft pas encore confidérable; mais contre l'augmentation duquel il faut fe précautionner.

Arrivés à quatre heures quarante minutes à l'amont de la jettée ou vanne dudit Moulin: le paffage pour les bateaux eft d'environ huit toifes, tandis que la Riviere en a plus de foixante; quoique ce paffage foit moins mauvais que celui du Moulin de Blettange,

B. *

87. 9.

heures. min.

De l'autre part. . . . . . . 87. 9.

il est nécessaire de retrancher quarante ou cinquante toises de sa vanne vers l'amont, afin de conserver un passage libre & moins gênant pour les bateaux.

Depuis l'amont de cette vanne le trottoir, qui est toujours sur la rive gauche, continue à être fort bon; mais cette rive est escarpée, & les eaux qui baignent cet escarpement travaillent continuellement à sa dégradation, & cela à compter depuis ledit Moulin d'Ay, jusqu'à un peu au dessous de l'avenue de Mancourt.

Engravés pendant cinq minutes un peu au dessous de l'avenue de Mancourt.

Arrivés à cinq heures treize minutes à ladite avenue, éloignée du Moulin d'Ay de . . . . ». 40.

On a déja dit plusieurs fois que la Riviere est trop large en cet endroit, où elle a plus de cent toises; tandis que cinquante à soixante toises seroit une largeur moyenne, convenable à la Moselle.

Il est indispensable de travailler incessamment à faire ici.

1°. Un chemin pour les bateaux.

2°. A rétrécir le lit de la Riviere, en commençant à le resserrer par des fascinages recouverts de sable,

87. 49.

heures. min.

Ci-contre. . . . . . . 87. 49.

que la drague tirera de l'emplacement dudit chemin
des bateaux,

Arrivés à cinq heures vingt-huit minutes à la hauteur de l'aval de Hautconcourt, éloignée de l'avenue
de Mancoutt de . . . . ». 15.

Depuis cette avenue jusqu'audit aval de Hautconcourt, la rive droite continue d'avoir un escarpement
qu'il est nécessaire de traiter comme il a été dit plusieurs fois. A cette même hauteur commence un amoncellement de gravier, sur la rive gauche, d'environ
cent toises de longueur, sur le bord duquel, & un
peu au dessous de son milieu, se trouve le bac de
Hautconcourt. Il seroit nécessaire de mettre un pont   P. *
sur le ruisseau du Moulin.

Arrivés à cinq heures trente-trois minutes à la hauteur de la maison du Fermier dudit bac en même
temps qu'à l'amont dudit amoncellement, éloignés
de Hautconcourt de . . . . ». 5.

Il faut observer que nos bateaux ont touché le
fond de la Riviere depuis cinq heures treize minutes
jusqu'à cinq heures trente-sept minutes, sans que pour
cela nous ayions été arrêtés.

Depuis ledit logement du Fermier du bac, la rive

88. 9.

De l'autre part. . . . . . . 88.   9.

gauche recommence son escarpement, qui s'etend jusqu'à un point où nous sommes arrivés à cinq heures
quarante-sept minutes.

Arrêtés à cinq heures cinquante-deux minutes, pour
la couchée, à la hauteur d'une croix placée dans la
campagne à deux cens toises de la rive gauche, sur
le ban de Hautconcourt.

Partis le 6 Septembre à cinq heures sept minutes
du matin.

Arrivés à cinq heures quarante-sept minutes à la
hauteur d'Argancy, sur la rive droite, éloigné du bac
de Hautconcourt de . . . . ».   59.

Arrivés à six heures à la hauteur du Village d'Olgy,
distant de la rive droite d'environ quatre cens toises,
& du Village d'Argancy de . . . . ».   13.

Arrivés à six heures trente-quatre minutes à l'aval
d'un banc de sable qui commence à former une isle
sur la rive gauche, à l'amont de laquelle nous sommes arrivés à six heures quarante minutes.

Arrivés à six heures cinquante-trois minutes à la
hauteur dudit Moulin d'Olgy, éloigné du Village
de . . . . ».   53.

On observera ici que la chûte d'eau sur la roue de

90.   14.

ce

<table>
<tr><td></td><td>heures.</td><td>min.</td></tr>
<tr><td>Ci-contre. . . . . . .</td><td>90.</td><td>14.</td></tr>
</table>

ce Moulin, de même que celles des Moulins de Blettange & d'Ay, eft d'environ deux pieds.

Arrivés à fept heures trois minutes à l'amont de
la jettée dudit Moulin d'Olgy.

Quoique la jettée de ce Moulin refferre bien moins
les bateaux que les jettées des Moulins précédens,
elle eft cependant très-gênante pour la navigation,
en ce que le moindre vent du fud-oueft qu'il faffe,
les bateaux font pouffés contre cette pierrée ; ce qui
les expofe à être brifés, & met par conféquent les
Bateliers dans le cas d'employer toutes leurs forces
pour éviter l'accident.

Depuis le point de notre départ, jufqu'à un peu au
deffus de l'amont de cette vanne d'Olgy, la rive gauche eft toujours dans le cas des réparations dont
nous avons parlé plus haut.

A l'égard de la partie de la rive droite, qui eft
entre ces deux mêmes points, il y a plufieurs endroits à traiter de même que celle de la rive gauche;
mais c'eft un objet peu confidérable.

Arrivés à fept heures douze minutes au Moulin de
Malroy, qui eft au deffus du Village, lequel Moulin
eft éloigné de celui d'Olgy de . . . .   ». 19.

E. *

                                                    ——————
                                                    90. 33.

heures. min.

De l'autre part. . . . . . . 90. 33.

Arrivés à sept heures vingt-trois minutes à l'amont de ladite Vanne.

E. * Mêmes observations pour le paffage des bateaux que pour les vannes précédentes, en ajoutant feulement que le paffage eft plus refferré.

P. * Deux pontceaux à-faire, l'un fur le ruiffeau des Tappes, vis-à-vis Malroy, l'autre fur le ruiffeau de Woipy, un peu au deffous de la Grande-Thury.

Arrivés à huit heures dix minutes à la pointe de l'ifle de Chambiere, éloignée du Moulin de Malroy de . . . . t. 58.

91. 31.

B. * La rive gauche depuis le Moulin d'Olgy (fur laquelle le trottoir a continué d'être) fe trouve toujours dans le même état que les rives précédentes, c'eft-à-dire, avec un efcarpement qu'il faut adoucir & planter en faules ; mais la rive droite dans le même efpace, depuis Olgy jufqu'à la pointe de Chambiere, & même dans le retour jufqu'à la prairie fous S. Julien, ne préfente que très-peu d'opérations à faire, attendu que le pied des côtes (dont la maffe eft de bancs de pierres à chaux) forme le bord de la Riviere.

On dira ici qu'en général on a fi peu d'attention à conferver les rives de la Mofelle, que l'on voit de diftances à autres des ouvertures faites au pied de l'efcarpement, pour en tirer du fable ; ce qui ne peut qu'en accélérer la ruine & faire élargir continuellement le baffin de la Riviere, qu'il faudroit au contraire chercher à refferrer, pour le fervice de la navigation.

A la pointe de l'ifle de Chambiere on rencontre l'endroit où les eaux furabondantes de la Mofelle, qui s'échappent pardeffus les digues de Wadrinau & des Pucelles, viennent rejoindre la maffe principale des eaux de cette Riviere, après qu'elle a traverfé la Ville de Metz.

Comme les bateaux fuivent la Riviere & non l'efpece de bras que forment ces eaux furabondantes, & que les chevaux ont leur trottoir fur la rive gauche.

Le premier embarras qu'on éprouve ici, eft la traverfée de ce bras qu'il faut leur faire faire pour arriver à la pointe de l'ifle ; & comme les eaux font fouvent plus fortes ici que dans la Riviere même, on conçoit aifément qu'alors il faut que ce tranfport des chevaux fe faffe en bateau, & que pendant tout le temps que dure cette manœuvre, le train qui doit monter foit à l'ancre.

Le fecond vient de ce que le lit de la Riviere, depuis trente ou quarante toifes de cette pointe de Chambiere jufques fous l'éclufe du Saulcy, eft fi encombré dans toute cette étendue, qu'il eft très-difficile de la monter, même à petite charge, malgré les lâchées d'eau que l'on fait par ladite éclufe, toutes les fois qu'un train de bateaux doit monter ou defcendre.

B b b ij

Le troisieme se trouve au passage du pont rouge, où il faut arrêter non seulement pour abattre le mât ; mais aussi pour changer la corde.

Le quatrieme est causé par le mauvais état où se trouve le trottoir, depuis la pointe de l'isle jusqu'au pont royal où sont les grilles basses, & par les difficultés qu'éprouvent les chevaux en suivant le quai des Juifs & le canal même de la Riviere, pour faire monter les bateaux, depuis trente ou quarante toises au dessous du pont royal, jusqu'au port de l'Intendance.

Enfin le cinquieme est le défaut d'anneaux & de rouleaux contre les murs qui bordent ce canal, & contre les piles du pont royal & du pont S. George.

On voit aisément delà que rien n'est si difficile & ne fait perdre plus de temps que la navigation de cette petite partie de la Moselle, & que si le mauvais état où elle est aujourd'hui & qui empire tous les jours, n'est pas corrigée incessamment, il faudra perdre l'espérance de voir arriver des bateaux chargés de marchandises dans l'intérieur de la Ville de Metz.

Arrivés à onze heures au port de l'Intendance ledit jour 6 Septembre 1772.

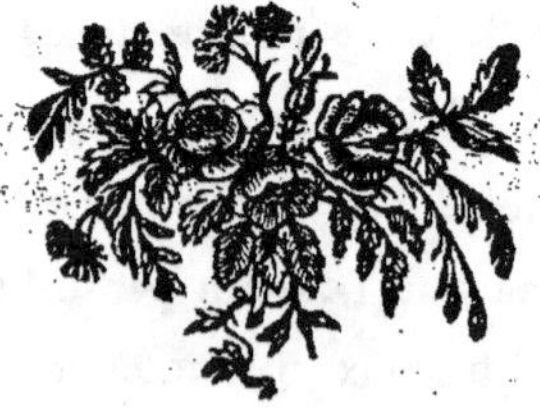

RIVIERES
DE MOSELLE ET DE MEURTHE.
Depuis Metz jusqu'à Nancy.

ÉTAT DÉTAILLÉ

Des obſtacles phyſiques qui gênent la Navigation de la Moſelle, depuis Metz juſqu'à Frouart, & celle de la Meurthe, depuis ſon embouchure dans la Moſelle ſous Frouart, juſqu'à Nancy.

Reconnus par M. LE BRUN,
en remontant ces Rivieres

Pendant les 20, 21, 22 & 23 Novembre 1772.

PARTIS du chantier à bateau, qui eſt un peu au deſſus du moyen pont de Metz, le 20 Novembre à ſept heures du matin.

Arrivés à ſept heures trente minutes à la hauteur de la Baſſe Montigny, où l'on trouve des piquets plantés dans le lit de la Piq. * Riviere, qui occupent près de la moitié de ſa largeur ſur la rive droite, & qui gênent conſidérablement le paſſage des bateaux.

Arrivés à ſept heures quarante-cinq minutes à l'entrée des eaux, dans le bras gauche de la Moſelle qui paſſe le long du Village de Longeville, & de la digue de Wadrinau.

Arrivés à huit heures cinq minutes à la hauteur du batardeau entrepris par les Communautés de Longeville, de Scy,
D. *   Chazelles, &c. pour empêcher la Riviere de traverser le pâtis
de leurs béstiaux, & la faire continuer de passer dans l'ancien lit
qu'il paroît qu'elle veut quitter, pour se jetter dans le bras gauche
dont il vient d'être parlé, ce batardeau a été si mal construit,
qu'il a été emporté plusieurs fois, & qu'enfin le travail en a été
abandonné. Il est cependant nécessaire de le reprendre sans délai,
& de l'établir de maniere à résister à l'action des crues, si l'on
S. *   veut que la navigation ne soit pas totalement interrompue en cet
endroit; il faut en outre détruire l'un des bancs de sable qui
s'est formé au même lieu dans l'ancien lit, lequel seroit bientôt
fermé, si les eaux n'étoient pas forcées, par une bonne jettée de
pierres, de suivre constamment leur ancienne route.

On doit encore observer ici que Metz perdroit l'un de ses
grands moyens de défense, s'il arrivoit que la Riviere chan-
geât son cours.

heures. min.

Arrivés à huit heures trente-cinq minutes au bac
de Moulin, éloigné du point de départ de . . .   1.   35.

Le trottoir qui, depuis la réunion du bras gauche à l'ancien bras, vis-à-vis la Citadelle, est pris sur
la rive gauche, se trouve interrompu par l'entrée
des eaux dans le premier de ces deux bras. Cette
interruption oblige de faire passer les chevaux sur la

1.   35.

rive droite qu'ils fuivent, jufqu'à l'aval de l'ifle d'environ trois cens toifes de longueur, & dont l'amont eft un peu au deffous du bac de Moulin. Le véritable chemin des bateaux étant dans le bras gauche que forme cette ifle, il faut que les chevaux trayerfent le bras droit, pour fe porter fur elle, & qu'ils le repaffent pour revenir fur la rive droite. La hauteur d'eau qui fe trouve à l'aval du bras droit, rend cette manœuvre très-longue dans les eaux moyennes, parce que les chevaux font obligés d'aller le paffer vers l'amont de l'ifle, & de traverfer pour cela une morte, qui fe trouve un peu au deffus de la Maifon rouge, & qui vient déboucher dans ce bras droit vers le milieu de l'ifle. Dans les eaux baffes, les chevaux peuvent, en montant, paffer dans l'eau, & gagner l'aval de l'ifle; ce qui abrege le temps. On l'abrege auffi dans les eaux hautes, à caufe que les bateaux pouvant alors paffer dans le bras droit, les chevaux fuivent la rive droite, & n'ont que la morte de la Maifon rouge à traverfer.

Il eft aifé de voir que fi l'on vouloit remédier aux inconvéniens dont il vient d'être parlé, il faudroit barrer ce bras droit par de fortes jettées de

D. *

heures. min.

De l'autre part. . . . . I. 35.

pierres, tant à l'amont de l'ifle, qu'à fon aval, en conftruifant, dans la digue d'aval, un pontceau pour le paffage des eaux de la morte, qui viennent de plufieurs fources qui fe trouvent à la hauteur de Frefcaty, & pour l'écoulement de celles qu'elle reçoit de la Mofelle, dans fa partie fupérieure, lors des grandes crues. Il paroît que cette morte à formé autrefois un bras de la Riviere.

Arrivés au bac d'Ars à neuf heures vingt-neuf minutes, lequel eft éloigné de celui de Moulin de . 54.

Le trottoir, depuis le dernier de ces bacs jufqu'à celui d'Ars, eft toujours fur la plaine de la rive droite, qui ne préfente d'autres embarras que plufieurs petites ravines qui obligent les chevaux à s'éloigner de quelques toifes du bord, pour les paffer.

La berge de l'anfe qui eft à la rive droite, entre le fommet de l'ifle de la Maifon rouge, & le commencement de l'anfe d'Ars, eft tranché à pic, les eaux qui la minent par le pied la dégradent fans ceffe, & en détachent des maffes confidérables de terres; ce qui diminue d'autant l'étendue des champs voifins, & élargis continuellement le lit de la Riviere, qu'il faudroit au contraire refferrer.

B. *

2. 29.

La

La berge de l'anse fuivante, qui eft fur la rive gauche un peu au deffous du Village d'Ars, eft dans le même état que celle de l'anfe précédente. Sa dégradation progreffive produit auffi des amoncellemens de graviers, & une augmentation de largeur de lit, qui eft très-nuifible à la navigation, en même temps qu'elle détruit le terrain qui l'avoifine. La berge du fond de l'anfe, enfuite fur la rive droite, eft foutenue par une longue jettée de pierres qui la conferve en bon état. Il y a des faules qui pouffent à travers les pierres de cette jettée, qui contribuent encore à fa confervation.

Arrivés à neuf heures cinquante minutes à l'aval de l'ifle fous Jouy, & en même temps à l'aval du nouveau lit ou bras que la Riviere s'eft formé fur la rive gauche, c'eft-à-dire, du côté d'Ars.

Les berges de ce nouveau lit, par lequel nous avons paffé, font moins attaquées que les précédentes, parce que les faules dont elles font garnies, les garantiffent en grande partie de l'action des eaux.

A dix heures cinq minutes, nous avons paffé entre les reftes des deux piles des arches de Jouy, il n'y avoit que dix pouces d'eau fur celle que nous

B. *

2. 29.

heures. min.

De l'autre part. . . . . . . 2. 29.

avons laiffé à gauche en montant, le refte de l'autre fe trouve accolé à la berge gauche.

Arrêtés à dix heures dix minutes pour raccourcir la corde, afin de pouvoir monter la cataracte de l'entrée des eaux dans ce nouveau bras; partis à dix heures douze minutes.

Arrivés à dix heures quatorze minutes au fommet de la cataracte que font les eaux à leur entrée dans ce bras gauche, & en même temps à la hauteur du Village de Jouy, diftant du bac d'Ars de . . . »   43.

Nous obferverons ici, 1°. Qu'il n'y a aucun trottoir ni fur l'une, ni fur l'autre rive de ce bras, dont la largeur moyenne n'a pas quinze toifes.

2°. Qu'à l'entrée des eaux il y a un amoncellement de fable qui barre prefqu'entiérement cette entrée, & qui reverfe les eaux avec tant de force contre la rive gauche, que le paffage par cette cataracte eft l'un des plus dangereux de la Mofelle, fur-tout en defcendant.

3°. Qu'un peu au deffous de ce banc de fable, il s'en forme un autre fur la rive droite de ce même bras, qui ne laiffe qu'un paffage très-étroit contre la rive gauche.

3.   12.

heures. min.
Ci-contre. . . . . 3. 12.

Les difficultés qu'on éprouve en paffant par ce canal, nous ont fait rechercher la raifon pour laquelle on ne fuit pas le cours de la Riviere qui coule au pied du côteau de Jouy : nous avons été furpris de voir qu'il n'y en a pas d'autre, que celle du défaut de trottoir fur la rive droite. Or, comme il y a poffibilité d'en établir un, & même qu'il n'eft queftion pour cela que d'ôter les entraves qu'on a mis à l'ancien, on pourroit s'en occuper inceffamment ; vu fur-tout que la dépenfe à faire ne fera pas confidérable. Nous avons auffi reconnu qu'il feroit avantageux de barrer l'entrée des eaux   D. *
dans le bras gauche, afin que toute leur maffe réunie dans l'ancien lit, puiffe emporter plufieurs petits amoncellemens qui commencent à s'y former.

Arrivés à dix heures vingt-cinq minutes à la hauteur de l'Eglife d'Ancy, fur la rive gauche, diftante de Jouy de . . . . » 11.

Arrêtés trois minutes en cet endroit, qui eft à l'aval du banc de fable qu'un nouveau courant a féparé depuis peu du grand banc qui fe trouve à la rive droite, lequel commence près des faules qui bordent la Riviere vis-à-vis de Jouy.

3. 23.

Cccij

De l'autre part. . . . . . . heures. min.
3. 23.

De l'entrée du bras gauche dont il vient d'être parlé, à la hauteur de ladite Eglise d'Ancy, la rive gauche est soutenue par des pierrées & des épics qui l'ont défendue contre les eaux; il seroit cependant nécessaire de réparer quelques parties qui commencent à céder, & d'en fortifier d'autres qui en ont besoin, pour résister à l'action continuelle de l'agent, qui ne cesse de les dégrader.

Arrivés à dix heures quarante-deux minutes à la hauteur du Village de Dornot, sur la rive gauche, lequel est éloigné d'Ancy de . . . . ». 14.

Le trottoir, qui depuis Jouy se trouve assez bon, sur la rive droite, est interrompu vis-à-vis Dornot, par une plantation de saules qui a environ deux cens vingt-cinq toises, & qui s'étend jusqu'à la hauteur de la clôture des jardins de la maison seigneuriale du Village de Corny, situé sur la rive droite.

Arrivés à dix heures cinquante-cinq minutes un peu au dessus de ladite maison; ce point est éloigné de Dornot de . . . . ». 23.

Remis en marche à une heure cinq minutes.

La plantation de saules de la presqu'isle qui est à l'amont de ce Village de Corny, & sur la même rive,

3. 50.

heures. min.

Ci-contre . . . . . 3. 50.

intercepte entiérement le trottoir des chevaux, ils
font obligés de marcher dans l'eau fur le bord de la
Riviere au pied de cette prefqu'ifle, jufqu'à environ
trois cens quarante toifes du Village; le défaut de
trottoir & la hauteur d'eau qui fe trouve au deffus de
ce point, ne permettant plus le tirage des chevaux,
les Bateliers font obligés de monter leurs bateaux,
dans une étendue de deux cens toifes, avec les feuls
ferrés; ils vont pour cela chercher vers la rive gauche une efpece de remoux, à la faveur duquel le travail devient moins pénible.

Arrivés à l'extrêmité fupérieure de ces deux cens
toifes, qui eft en même temps la hauteur du Village
de Noviant, à une heure trente-cinq minutes; fa diftance de Corny eft donc de . . . . » 30.

Ce point, qui eft auffi celui où les faules de la
prefqu'ifle finiffent, fe trouve être l'aval de l'encombrement nommé la Patate; c'eft au moyen de ce haut
fond que les chevaux, qui ont fait un détour, viennent chercher les bateaux remontés à bras, ainfi qu'on
vient de le dire.

Cet encombrement de la Patate, qui a près de trois
cens toifes de longueur, & qui occupe prefque par-

4. 20.

heures. min.

De l'autre part. . . . . . . 4. 20.

tout la totalité de la largeur de la Rivìere, doit être détruit au moins sur la largeur de neuf à dix toises, & deux à trois pieds de profondeur, par le moyen de la drague, en déposant les cailloux dans les parties des bords qu'on jugera à propos de resserrer, & qu'on aura garni de fascines, de piquets & de pierrées, pour les recevoir, & les empêcher d'être entraînés de nouveau. On pourra aussi se servir du courant pour emporter les menus sables de ce passage, en le dirigeant convenáblement, pour lui faire produire cet effet, soit en établissant quelques épics à demeure, soit en plaçant des bateaux dans des positions propres à en tenir lieu, pendant tout le temps nécessaire.

La berge de la rive droite, qui forme une anse depuis cet endroit jusqu'un peu au-dessus du bas Noviant, est considérablement dégradé sur une longueur de trois cens toises. On voit que les détrimens provenant de la dégradation continuelle de cette berge, augmentent journellement l'encombrement de la Patate, ainsi que le coude qui répond à cette anse; il faut donc travailler sans délai, afin d'arrêter le progrès doublement nuisible des eaux

4. 20.

en cet endroit, soit par des pierrées, soit par des fascinages.

Arrivés à une heure quarante-huit minutes vis-à-vis l'Eglise d'Arnaville, sur la rive gauche, & en même temps au bas de l'isle qui répond à la gorge, à l'entrée de laquelle est situé ce Village, distant de Noviant de . . . . » 13.

Nous avons passé par le bras (d'environ cent vingt toises de longueur) qui est entre cette isle & la rive droite, lequel est un nouveau lit très-mauvais pour la navigation, tant par le peu d'eau qui s'y trouve, qu'à cause qu'il forme un torrent considérable.

Arrêtés cinq minutes à l'amont de cette isle, pour attendre les chevaux qui ont fait le tour de la petite isle plantée en saules, qui est presqu'accolée à la rive droite, & qui intercepte le trottoir. Il seroit nécessaire de faire ici la même opération qu'on a proposé pour le nouveau lit vis-à-vis d'Ars; c'est-à-dire, qu'il faudroit condamner ce nouveau bras par deux chaussées d'environ cinquante toises de longueur chacune, l'une à l'amont tout prêt de la petite isle couverte de saules, l'autre à l'aval de la grande; alors le trottoir se prendroit sur cette derniere, & ne souffriroit aucun

D. *

4.   33.

De l'autre part. . . . . . . heures. min.
4. 33.

embarras des faules de l'autre, qu'on pourroit laiffer
tels qu'ils font.

Arrivés à deux heures quinze minutes à la hauteur
de la Loupe, cabaret fur la rive droite, diftante d'Arnaville de . . . . » . 22.

La Riviere eft affez bien encaiffée depuis cet endroit jufqu'à Pagny, mais la hauteur moyenne des
eaux, le 20 Novembre, n'étoit que de dix-huit pouces. On trouve à environ deux cens toifes, à l'amont
de la Loupe, un gros arbre couché dans le fond du
lit vers la rive gauche. Cet arbre eft pofé un peu
obliquement au courant des eaux , & embarraffe la
navigation, en ce qu'il s'éleve de plus d'un pied au
deffus du fond, & qu'il foutient une maffe de gravier de la même hauteur à fon amont. On fent qu'il
eft néceffaire de le tirer de là.

Arrivés à deux heures quarante-deux minutes à la
hauteur du Village de Pagny, diftant de la Loupe de » . 27.

A deux heures quarante-cinq minutes à l'aval d'une
ifle, entre laquelle & la rive droite eft le chemin des
bateaux, la hauteur d'eau fe continue fur feize à dix-
huit pouces, & le trottoir depuis Corny eft toujours
fur la même rive droite.

5. 22.

A

<table>
<tr><td>Ci-contre. . . . . .</td><td>heures.
5.</td><td>min.
22.</td></tr>
</table>

A deux heures cinquante minutes nous avons rencontré un banc de fable fur ladite rive, lequel, quoique de peu d'étendue, gêne le chemin de la navigation.

A deux heures cinquante-deux minutes nous fommes arrivés à l'amont de l'ifle dont il vient d'être parlé.

A deux heures cinquante-cinq minutes, c'eft-à-dire, trois minutes au deffus de cet amont, fe trouve le pied d'un banc de fable ou encombrement, qui s'étend fur une longueur de cent toifes contre la rive droite, & qui occupe environ la moitié de la largeur du lit de la Riviere. Il faudra travailler à détruire cette obftruction, qui porte le chemin de la navigation contre la rive gauche. Il convient pareillement de détruire les faules de la rive droite, qui (au même endroit) interceptent le trottoir dans une longueur de cent cinquante toifes.

Arrivés à trois heures dix minutes à l'aval d'une ifle où les chevaux ont ceffé de tirer, à caufe des faules qui fe trouvent fur la rive droite, & des rofeaux qui rempliffent ce bras qui fuit la même rive. Le paffage des bateaux étant dans le bras gauche, il

S. *

S. *

5. 22.

Ddd

heures. min.

De l'autre part. . . . . . . 5. 22.

a fallu arrêter quatre minutes, pour donner le temps aux chevaux de se porter sur cette isle, à l'amont de laquelle nous sommes arrivés à trois heures vingt-six minutes. Il faudroit joindre cette isle avec la rive droite par deux bouts de chauffée, l'un à l'aval, l'autre à l'amont ; au moyen de quoi le trottoir ne seroit plus interrompu, & on éviteroit l'embarras que caufent les faules, & le paffage des chevaux dans la vafe qui nourrit les rofeaux au fond de ce petit bras.

D. *

A trois heures trente-quatre minutes à la hauteur du Village de Vittonville, sur la rive droite, diftant de celui de Pagny de . . . . ». 48.

On a obfervé en cet endroit que la berge de la Riviere forme le bord de la chauffée ; que cette berge eft revêtue d'une pierrée, dont la bafe eft foutenue par des piquets & pilots chaffés dans le bord du lit, & enfin que, fans cette précaution, la Riviere auroit emporté ce chemin public, & que, comme les eaux tendent toujours à détruire cet ouvrage, il eft bon d'y veiller.

Arrivés à trois heures quarante-fix minutes à la hauteur du Village de Champey, diftant de Vitton-ville de . . . . ». 12.

6. 22.

Depuis le milieu de ce Village en montant, on trouve un grand banc de fable qui forme une ifle dans les eaux baffes; on remarque qu'elle s'accroît continuellement, & qu'elle prendra une confiftence fixe en peu d'années; malgré cela le paffage des ba- teaux, qui eft fur la rive gauche, fe trouve affez bon; il y a au droit du bac dudit Village de Champey, fur la rive droite, une cinquantaine d'arbres faules qu'il faut abattre, attendu qu'ils interceptent le trottoir.

Arrivés à trois heures cinquante-quatre minutes à l'aval d'une ifle d'environ quatre-vingt toifes de lon- gueur, près de la rive gauche. Un peu au deffus de ce point, on trouve, le long de la rive droite, un amoncellement de gros gravier, qui a porté le paffage des bateaux tout près de l'ifle, à l'amont de laquelle nous nous fommes trouvés à trois heures cinquante- fept minutes. Cette ifle fe termine par un grand banc de fable, qui s'étend obliquement jufqu'au près de la rive gauche.

Arrivés à trois heures cinquante-neuf minutes à l'a- val d'une autre ifle à peu près de même étendue que la précédente, fur la même rive gauche; & à fon amont à quatre heures deux minutes.

S. *

6. 22.

<table>
<tr><td></td><td align="right">heures.</td><td align="right">min.</td></tr>
<tr><td>De l'autre part. . . . . . .</td><td align="right">6.</td><td align="right">22.</td></tr>
</table>

Arrivés à la Cenfe de Poncey, qui eft au droit de l'anfe angulaire, à quatre heures dix-fept minutes, & dont la diftance de Champey eft de . . . . *n.* 31.

Depuis le même Village de Champey, jufqu'à cette Cenfè qui eft fur la rive droite, il y a cinq ou fix ravines formées par les eaux qui paffent fous les ponts de la chauffée : ces ravines font caufe qu'il faut prendre le trottoir fur la chauffée même ; ce qui demande une étendue confidérable de corde, pour le tirage des bateaux.

A l'amont de ladite Cenfe de Poncey, c'eft-à-dire, dans le premier grand détour de la Riviere depuis Champey, la navigation eft très-libre ; mais il y a des faules à la rive droite qu'il faut couper, fur une étendue de deux cens toifes, parce qu'ils embarraffent le trottoir, qui fe continue toujours fur cette rive droite. Il faudroit examiner s'il ne feroit pas bon de fupprimer cette anfe de Poncey, en ouvrant un nouveau lit du fond de l'anfe fupérieure, qui déboucheroit vis-à-vis le Village de Champey.

A quatre heures trente-quatre minutes nous nous fommes trouvés au point où commence le fecond détour de la Riviere, en comptant pour premier celui

<table>
<tr><td align="right">6.</td><td align="right">53.</td></tr>
</table>

Ci-contre. . . . . . . 6. 53.   heures, min.

B. *

de ladite Cenfe de Poncey. La berge de la droite de
ce détour, qui forme une anfe fort ouverte, eft tranchée à pic, dans une étendue de plus de cinq cens
toifes, qui eft la plus grande partie de fon développement. Les eaux pluviales ont formé quantité de
ravines dans cette berge; ce qui contribue encore à
faire augmenter les dégradations que la Riviere y fait
continuellement : dégradation contre lefquelles il eft
urgent de prendre des précautions.

Cette rive droite eft élevée de fept à huit pieds au
deffus des baffes eaux, & la rive gauche, qui eft *
moins haute, eft garnie de petites faules qui la main-
tiennent en affez bon état.

Arrivés à quatre heures quarante-deux minutes à
l'aval d'une prefqu'ifle de fable, fur la rive gauche,
& à fon amont à quatre heures quarante-fept minutes : vis-à-vis cet amont on trouve, à la rive
droite, une baie d'environ trente toifes de largeur,
qui forme un marais, lequel coupe le trottoir
des chevaux qui fe continue encore fur cette rive
droite.

Arrivés à quatre heures cinquante-huit minutes à
la hauteur du Village de Norroy, qui répond au

6. 53.

heures. min.

De l'autre part. . . . . . . 6. 53.

fond d'une anfe qui eft fur la rive gauche, lequel eft
diftant de la Cenfe de Poncey de . . . . ». 41.

La berge de cette anfe eft tranchée à pic, fur une
B. * longueur d'environ trois cens toifes; elle eft continuellement rongée par le choc d'un courant qui s'eft
formé dans le grand banc de fable, d'environ quatre
cens toifes de longueur, qui forme le coude de l'anfe.
Ce courant, qui partage les eaux de la Riviere, eft
caufe que, dans les eaux baffes, il n'en refte pas une
quantité fuffifante dans l'ancien lit pour le chemin
des bateaux ; de plus, elle coule avec tant de rapidité dans ces deux paffages, qu'ils font toujours très-
difficiles. Pour empêcher ce paffage d'eau très-nuifible, il faudroit ou barrer l'ancien lit par une digue
de trente-cinq à quarante toifes de longueur, ou bien
condamner le nouveau ; mais cette derniere opération
demanderoit un travail beaucoup plus confidérable
que la premiere ; cependant, quelque parti qu'on
prenne, il faut détruire près de moitié de la maffe
S. * de ce banc de fable, fi l'on veut faciliter la navigation.

Arrivés à cinq heures dix minutes à l'aval d'une
ifle, près de la rive droite, & à fon amont à cinq

7. 34.

heures seize minutes : sa partie inférieure est un banc de sable de trois à quatre pieds d'élévation au dessus des basses eaux ; la supérieure, qui paroît être un ancien terrain, est plantée en arbres saules ; mais trop éloignés les uns des autres pour former un bois.

Le trottoir, qui a été assez constamment depuis Metz sur la rive droite, se prend sur la rive gauche un peu au dessous de ladite isle, & se continue sur cette rive jusqu'à Pont-à-Mousson.

La berge de cette même rive gauche est tranchée à pic, sur une étendue d'environ quatre cens toises, partie au dessous, partie au dessus de lisle. Il est nécessaire de se précautionner contre les dégradations de cette berge, que les eaux ne cessent de miner ; ce qui détruit les héritages voisins, & nuit en même temps à la navigation, en encombrant la Riviere.   B. *

Dans le bras gauche, qui est le chemin actuel des bateaux, on trouve un corps d'arbre vers le milieu de la longueur de l'isle, à quinze toises de son bord : ce corps d'arbre couché en travers du courant, gêne le chemin, & oblige le Batelier à se tenir sur ses gardes.   A. *

On a observé que le bras de la Riviere qui passe

heures. min.

De l'autre part. . . . . . . 7. 34.

entre ladite ifle & la rive droite, n'eft pas auffi confidérable que le bras gauche : il nous a paru auffi que le premier de ces deux bras, eft un ancien lit de la Riviere.

Depuis l'ifle dont on vient de parler, (que nous avons quitté, comme on l'a dit, à cinq heures onze minutes) jufqu'à l'enceinte du Pont-à-Mouffon, la Riviere eft extrêmement large, eu égard à fes eaux ; ces deux bords font formés de deux maffes confidérables de cailloux. Celle de la rive droite, plus large que celle de la rive gauche, commence à peu de diftance de l'amont de l'ifle, & l'autre à environ deux cens toifes plus haut.

A la hauteur de la maifon des Prémontrés, qui eft fituée fur la rive droite, à l'extrêmité inférieure de cette Ville, on rencontre, dans le lit de la Riviere, quantité d'ancien pilots de pont, contre lefquels les bateaux fe briferoient, fi les Bateliers ne prenoient pas les plus grandes précautions pour les éviter ; le cordage de notre bateau s'y eft accroché deux fois en montant.

Arrivés ledit jour 20 Novembre à cinq heures cinquante-cinq minutes du foir au pont de ladite Ville de

7. 34.

Pont-

	heures.	min.
Ci-contre	7.	34.

Pont-à-Mousson, distant du fond de l'anse de Norroy

de . . . .   n.   57.

Partis du port, qui est à l'amont dudit pont, le 21 à sept heures cinquante-sept minutes du matin.

Ce pont est composé de huit arches fort élevées, presque toutes inégales, tant en hauteur qu'en largeur. Il y auroit un curement à faire sous plusieurs d'entr'elles, sur-tout vers la rive gauche, où les bateaux passent le plus fréquemment, tant en montant qu'en descendant.

La terrasse de la même rive, qui est à l'amont du pont, auroit besoin d'être retravaillée, tant pour diminuer sa largeur dans la partie d'aval, que pour la relever en quelques endroits, afin d'en former un port plus commode qu'il ne l'est aujourd'hui.

Le Moulin placé sur la rive droite & à l'amont de cette Ville, a son canal séparé de la Riviere par un terrain d'environ mille toises de longueur, sur un peu plus de trois cens cinquante toises de largeur dans son milieu. Le bord de ce terrain, qui forme la rive droite de la Moselle, est garni de petits saules, & tout l'entre-deux est planté en arbres.

Le banc de sable qui est à la rive gauche, & dont

8. 31.

heures. min.

De l'autre part. . . . . . .　8.　31.

le milieu répond à la tour qui fait l'angle du mur de
clôture de ladite Ville de Pont-à-Mousson, sert de
trottoir pendant les basses eaux; mais comme ce banc
de sable devient une isle dans les grandes eaux, les
chevaux sont obligés de sortir de la Ville par une
autre porte que celle du port, pour venir reprendre
le bord de la Riviere auprès de la même tour.

Arrivés à huit heures cinq minutes à l'aval d'une
isle composée de sable & de cailloux, à huit heures
dix minutes à son amont. Sa longueur, qui est d'environ cent quatre-vingts toises, s'étend jusqu'à la hauteur de l'aval d'une seconde isle couverte de saules,
à l'amont de laquelle nous sommes arrivés à huit
heures dix-sept minutes, ce qui donne deux cens quatre-vingts toises pour la longueur de cette derniere.

Le banc de sable est séparé de l'isle par un courant oblique que l'eau s'est formé, pour passer du
bras droit dans le bras gauche, qui est l'ancien lit de
la Riviere; outre que le premier de ces deux bras
est très-étroit, il est si resserré dans quelques endroits
par les saules plantés sur ses bords, qu'un bateau
chargé de foin n'y peut passer qu'avec beaucoup de
peine. Les eaux n'ont que très-peu d'élévation dans

8.　31.

heures. min.
Ci-contre. . . . . . 8. 31.

ces deux bras, sur-tout dans le bras gauche, où il s'en trouve environ neuf pouces de hauteur de moins que dans le droit. Notre bateau a frotté presque continuellement sur le fond de ce bras gauche ou ancien lit, qui est celui par lequel nous avons monté.   **S. ***

La berge de la rive gauche, dans toute la longueur de ces deux isles, & même à cent toises plus bas, est tranchée à pic, & se dégrade continuellement; d'où il résulte que ce bras gauche s'encombre tous les jours : & comme il doit fournir le chemin des bateaux, à cause que le trottoir ne peut êtra pris que sur la rive gauche, il devient urgent d'arrêter le progrès des eaux sur cette-berge.   **B. ***

Arrivés à huit heures vingt-trois minutes à la hauteur d'un épic en pierre d'environ vingt toises de longueur contre la rive gauche; il paroît que cette construction a déterminé les eaux à creuser le bras droit dont on vient de parler, ou du moins qu'on a eu en vue par-là d'y porter toutes les eaux. Quoi qu'il en soit, il est certain que ce partage d'eau rend le passage, dans le bras gauche ou ancien bras, plus difficile qu'il ne le seroit sans cela, & qu'il faut travailler à supprimer le bras droit & l'épic.   **D. ***

8. 31.

E e e ij

De l'autre part. . . . . . . 8. 31.

On trouve à l'entrée de ce bras droit quelques petites ifles qui commencent à fe former, & qui em-
barrafferoient beaucoup fon amont, fi l'on jugeoit
à propos de le prendre pour le chemin de navigation. On obfervera encore que, fans le Moulin de
Pont-à-Mouffon, il feroit plus avantageux de fixer
le paffage par ce bras, que par l'ancien lit; mais le
trottoir ne pouvant fe prendre du côté du Moulin,
à caufe des décharges de fon canal & du Moulin
même, il faut s'en tenir à mettre l'ancien lit en bon
état.

A huit heures trente minutes nous avons trouvé
des bancs de fable fur la rive gauche, où commence
une plantation de grands faules. La rive droite en
cet endroit eft dégradée vers fon fommet; mais les
fables en talut qui font à fon pied, la garantiffent
pendant tous les temps où les eaux ne font pas au
deffus des moyennes.

La Riviere eft encaiffée ici d'environ fept pieds
au deffus des baffes eaux.

A huit heures trente-cinq minutes nous avons rencontré au fond d'une anfe, fur la rive droite, l'entrée du canal dudit Moulin de Pont-à-Mouffon, la

8. 31.

heures. min.
Ci-contre. . . . . . 8. 31.

rive gauche formant le coude de ladite anfe, plantée
en faules, comme il vient d'être dit, à l'amont def-
quels nous fommes arrivés à huit heures trente-fept
minutes.

A environ trois cens cinquante toifes à l'amont de
ladite plantation de faules, fe trouve l'aval d'une
jettée de pierres de foixante-dix toifes de longueur,
qui a été faite pour conferver la berge de la rive
gauche; & à l'oppofite de cette jettée, il y a un
banc de fable d'environ cinquante toifes de longueur,
qui empiete de cinq toifes dans le lit de la Riviere.
A cent toifes au deffus de l'amont de cette pierrée il
y a une trentaine d'arbres faules à couper fur la rive
droite, où le trottoir fe prend depuis quelques toifes
au deffus de l'entrée du canal dudit Moulin de Pont-
à-Mouffon.

La berge du fond de l'anfe, fur la rive gauche,
depuis la jettée de pierres dont on vient de parler,
jufqu'au débouché d'un nouveau lit que la Riviere a
commencé de fe faire, en partant du bout fupérieur
de l'anfe qui eft à l'amont de celle-ci, eft confidérablement dégradée; les eaux qui minent les fables du
pied de cette berge, fur une longueur d'environ quatre

B. *

8. 31.

heures. min.

De l'autre part. . . . . 8. 31.

cens toiſes, font des progrès continuels, qu'il eſt urgent d'arrêter.

A huit heures cinquante-ſept minutes nous nous ſommes trouvés à ſoixante-dix toiſes au deſſus dudit débouché du nouveau lit ; là commence une plantation de ſaules ſur la même rive gauche, qui occupe tout le coude de l'anſe qui ſe trouve ici ſur la rive droite. Cette plantation, qui a environ douze cens cinquante toiſes de longueur & qui forme un bois, eſt portée juſques ſur le bord de l'eau ; ce qui fait que le trottoir eſt abſolument barré dans toute cette étendue, & qu'on eſt obligé de le prendre ſur la rive droite juſqu'à l'amont de cette plantation, où nous ſommes arrivés à neuf heures trente-cinq minutes.

B. *   La berge de la rive droite, dans tout le fond de l'anſe qui eſt ici ſur cette même rive, eſt conſidérablement dégradée, ſur une longueur de huit à neuf cens toiſes ; indépendamment de ce que la Riviere la ronge ſans ceſſe, elle eſt encore très-fréquemment coupée par des ravines que les eaux pluviales y ont formées, en venant des montagnes voiſines du Village de Hetton. On ſent bien qu'il eſt néceſſaire de travailler inceſſamment à cette partie ; à cauſe qu'elle

8. 31.

eſt dans le plus mauvais état, & qu'elle fournit continuellement des ſables & cailloux, qui encombrent
la Riviere.

Depuis l'amont de ladite plantation de ſaules, où
nous étions à neuf heures trente-cinq minutes, ſur
une longueur de cent vingt-cinq toiſes en montant,
la berge de la rive gauche eſt tranchée à pic ; il eſt
néceſſaire de ſe précautionner contre les dégradations
de cette partie, ſur laquelle les eaux travaillent continuellement.

A cinquante toiſes au deſſus de cette berge dégradée, ſe trouve l'aval de la jettée de pierres, d'environ cent vingt-cinq toiſes de longueur, qui a été
faite pour empêcher la Moſelle de changer ſon lit,
& d'abandonner l'anſe dont il vient d'être parlé, &
qui répond à Hetton ; nous nous ſommés trouvés à
neuf heures quarante minutes à l'aval de cette jettée,
& à neuf heures quarante-cinq minutes à ſon amont.

On dira ici que s'il n'y avoit pas lieu de craindre
qu'en ouvrant ce nouveau lit, la Riviere ne ſe tienne
ſur trop peu de hauteur d'eau, depuis Dieulouard juſqu'à cette jettée, il y auroit un avantage marqué à
lui laiſſer prendre cette route ; car indépendamment

B. *

heures. min.

De l'autre part. . . . . . . 8. 31.

de ce qu'elle raccourciroit celle des bateaux de huit cens toifes, elle procureroit la facilité de prendre conftamment le trottoir fur la rive gauche, depuis Pont-à-Mouffon jufqu'à Dieulouard, fans compter qu'il ne feroit pas néceffaire alors de travailler dans l'anfe que cette nouvelle route fupprimeroit, ni d'abattre la lifiere du bois de faules qui forme le coude de cette anfe; mais c'eft un projet à examiner avec beaucoup de foin, avant que de le mettre à exécution.

Au droit & à l'amont de cette jettée, on trouve au milieu de la Riviere, qui a plus de cent toifes de largeur en cet endroit, un banc de fable, qui eft caufe que le chemin des bateaux ne peut être pris que fur la rive gauche. La berge de cette rive eft rongée par les eaux, depuis ladite jettée, fur une longueur d'environ cent quarante toifes, au bout d'amont de laquelle nous fommes arrivés à neuf heures quarante-neuf minutes. En ce même moment on a été obligé de dételer les chevaux, à caufe des troncs de faules qui font plantés dans une étendue de cent quinze à cent vingt toifes, fur le fommet de ladite berge gauche. Ce trajet a été fait à bras & à la perche; nous ne fommes arrivés à l'amont defdites

B. *

8. 31.

cent

heures. min.

Ci-contre. . . . . . . 8. 31.

cent vingt toifes qu'à neuf heures cinquante-cinq minutes, point où les chevaux ont repris le bateau.

Arrivés à neuf heures cinquante-neuf minutes à la
pointe inférieure de l'ifle de Charpagne, diftante de
Pont-à-Mouffon de . . . . 2. 2.

Arrivés à dix heures fix minutes à la hauteur d'un
rocher, très-proche de la rive gauche, fur lequel on
voit les ruines d'un vieux Château; la grande route
qui fuit la Riviere n'eft féparée de ce rocher que par
un terrain étroit d'une pente très-roide, qui eft planté
en vignes. Il eft néceffaire que la berge de cet en-   B. *
droit foit préfervée de l'action des eaux qui la rongent par le pied, fur une longueur d'environ cent
trente toifes, afin de conferver la route qui eft en
danger d'être emportée.

Arrivés à dix heures neuf minutes à la hauteur du
Moulin de Dieulouard, fur la rive gauche, lequel eft
diftant de l'aval de l'ifle de Charpagne de . . . . . ». 10.

Ici les chevaux ont quitté cette rive pour marcher
dans l'eau; nous avons été engravés en cet endroit
pendant quatre minutes.

Arrivés à dix heures dix-huit minutes à la hauteur
de l'Eglife du Village de Charpagne, au bord de l'ifle

10. 43.

F f f

heures. min.

De l'autre part. . . . . 10. 43.

fur la rive droite, laquelle eſt diſtante du Moulin de
Dieulouard de . . . . ». 5.

A l'amont du Moulin de Dieulouart, & contre la
S. * même rive, eſt un banc de ſable qui s'étend juſqu'à
la hauteur de ladite Egliſe. A quelque diſtance au
B. * deſſus de ce banc de ſable, la berge de la rive gauche eſt rongée ſur une étendue de cent toiſes, laquelle
ſe porte juſques vers une baie, au droit de laquelle
nous ſommes arrivés à dix heures vingt-cinq minutes.
Cette baie eſt l'aval d'une morte qui paroît remonter
fort haut dans les terres.

La rive droite, vis-à-vis toute la longueur de la
berge, rongée, dont il vient d'être fait mention, eſt
formé d'un banc de gros gravier.

Au deſſus de ladite baie, on trouve ſur la rive gauche
S. * un banc de ſable très-peu élevé; mais d'environ deux
cens quarante-cinq toiſes de longueur, à l'amont duquel nous ſommes arrivés à dix heures trente-deux minutes. On voit quelques courants d'eau entre ce banc
de ſable & le pied de la berge à laquelle il touche.

A deux cens dix toiſes au deſſus de l'amont de ce
banc de ſable, & ſur la même rive gauche, on trouve
S. * l'aval d'un autre amoncellement de ſable & cailloux,

10. 48.

heures. min.
Ci-contre. . . . . . . 10. 48.

d'environ cent foixante-quinze toifes de longueur,
plus élevé & plus large que le premier ; cet amas,
qui fait le coude de l'anfe que les eaux ont formé,
en rongeant la rive droite, finit vers l'amont de ladite ifle de Charpagne, où nous fommes arrivés à dix
heures quarante-trois minutes.

La berge de la rive droite, depuis l'oppofite de la
baie, à la hauteur de laquelle nous étions à dix heures
vingt-cinq minutes, eft continuellement minée par
les eaux, dans une longueur à peu près égale à celle   B. *
du premier des deux bancs de fable dont on vient de
parler ; delà, fur une longueur d'environ deux cens
toifes, elle eft fortifiée d'un amoncellement de fable
& de cailloux qui répond à l'intervalle qui fe trouve
entre les deux bancs de fable de la rive gauche, après
quoi elle eft tranchée à pic fur tout le refte de la
longueur, qui eft d'environ cent foixante-quinze toifes, jufqu'à l'amont de ladite ifle de Charpagne. L'ac-   B. *
tion des eaux, au pied de ces deux parties de berge,
eft fi confidérable, qu'on voit journellement tomber,
dans le lit de la Riviere, des maffes de terre & de
fables, dont la plûpart ont jufqu'à quatre à cinq toifes
de longueur, trois à quatre pieds d'épaiffeur, fur huit

10. 48.

F f f ij

heures. min.

De l'autre part. . . . . . . 10. 48.

à dix pieds de hauteur, qui eſt l'élévation moyenne de la tête de l'iſle au deſſus des baſſes eaux. Cette marche de dégradation eſt ſi vive, que ſi on ne l'arrête inceſſamment, la navigation ne pourra bientôt plus avoir lieu en cet endroit.

Le bras droit de la Riviere qui termine le reſte de l'iſle, & où nous ſommes arrivés, comme il a été dit, à dix heures quarante-ſept minutes, paroît avoir été le principal paſſage des eaux ; mais, comme il eſt fort étroit, & que le terrain des berges de l'amont paroît bon & ſolide, il y a apparence que les eaux des crues ayant trouvé plus de facilité à élargir le bras gauche, elles y ont fixé le vrai lit. On a obſervé auſſi que l'entrée actuelle du premier de ces deux bras, eſt barrée par un amoncellement de ſable, & qu'il ne ſert preſque plus aujourd'hui, que dans le temps des grandes eaux.

Nous avons été arrêtés pendant quatre minutes pour faire paſſer les chevaux (qui ont été ſur l'iſle de Charpagne pendant cinq minutes) ſur l'amoncellement de ſable qui barre l'entrée du bras de la droite de cette iſle. Delà le trottoir ſuit la rive droite de la Riviere, juſqu'au deſſus du Village de Millery.

10. 48.

heures. min.
Ci-contre. . . . . . 10. 48.

A dix heures cinquante-sept minutes, c'est-à-dire, à environ trois cens cinquante toises au dessus de l'isle de Charpagne, nous avons trouvé une baie sur la rive droite, à l'amont de laquelle est un banc de sable de plus de cinq cens toises de longueur.

Nous avons été arrêtés pendant trois minutes, pour faire passer les chevaux sur cet amoncellement; la Riviere qui, depuis ladite isle de Charpagne jusqu'à la baie, n'a qu'environ quarante toises de largeur, prend ici un lit de plus de cent toises.

La berge de la rive gauche, qui fait le creux de l'anse, dont le banc de sable précédent forme le coude, se trouve dégradée; mais il s'en faut de beaucoup que son état soit aussi mauvais, ni que les eaux fassent sur elle des effets aussi grands que ceux qu'elle fait sur la berge d'amont de l'isle de Charpagne. Il seroit cependant bon de rétrecir le lit de la Riviere dans cette anse, où la hauteur d'eau n'est pas suffisante pour la navigation.

Arrivés à onze heures trente minutes à la hauteur du Village de Belleville, sur la rive gauche, distant de celui de Charpagne de . . . . 1. 5.

Ici la Riviere est très-large, aussi y a-t-il une très-

11. 53.

heures. min.

De l'autre part. . . . . . . 11. 53.

   petite hauteur d'eau dans une longueur de plus de
trois cens toifes : il feroit bon de draguer le fond du
lit, pour le creufer d'environ deux pieds fur cette
S. * étendue, & de fe fervir des graviers qu'on en tire-
roit pour rétrecir ce lit, & fortifier la rive gauche,
qui eft rongée par les eaux. Les bateaux & les flottes
de bois de charpente s'engravent ordinairement en cet
endroit.

   A trente-cinq ou quarante toifes au deffus de ces
trois cens toifes, on rencontre, vers le milieu de la
A. * Riviere, trois corps d'arbres couchés dans le fond du
lit, qu'ils embarraffent. Pour éviter cet écueil, que
nous avons vu à onze heures trente-neuf minutes, le
Batelier eft obligé de fe jetter fur la rive droite.

   A environ quatre cens toifes au deffus de ces corps
d'arbres, endroit où nous nous fommes trouvés à
onze heures quarante-huit minutes, il y a quantité de
P. * groffes pierres répandues dans le lit, à neuf ou dix
toifes de la rive droite ; ces pierres, contre lefquelles
notre bateau a heurté plufieurs fois, ont été portées
dans la Riviere par les Habitans du Village d'Autreville, pour contenir le chanvre qu'ils y mettent rouir.

Pil. * Vis-à-vis ces pierres, & proche de la rive gauche,

11. 53.

heures. min.

Ci-contre. . . . . . . 11. 53.

font des pieux qu'on dit avoir fervi à un Moulin qui avoit été bâti en cet endroit. On fent bien qu'il eft néceffaire d'enlever ces pierres & les pilots qui gênent, & qui peuvent caufer des accidens fâcheux.

Arrivés à onze heures cinquante-deux minutes à la hauteur de l'Eglife du Village d'Autreville, fur la rive droite, lequel eft diftant de Belleville de . . . . . ». 22.

La berge de la rive droite, à commencer à quatre cens toifes au deffus d'Autreville, eft ravinée & dégradée en plufieurs endroits jufqu'audit Village; mais on peut la mettre en bon état avec peu de travail : la réparation en devient néceffaire pour les chevaux qui ont leur trottoir fur cette rive.

Au pied du jardin feigneurial, qui eft à l'amont du même Village, cette berge eft garnie de cinq ou fix touffes de petits arbres faules qui obligent de changer la corde, & de monter trente ou quarante toifes avec les ferrés.

Arrêtés cinq minutes en cet endroit pour donner du pain aux chevaux.

A l'amont dudit Jardin, le trottoir, fur une longueur de cinquante à foixante toifes, eft au pied d'une vigne qui laiffe fi peu de largeur entr'elle & la berge,

12. 15.

	heures.	min.
De l'autre part.	12.	15.

que les chevaux courent rifque de tomber dans la Riviere.

Arrivés à midi onze minutes à la hauteur de l'Eglife
de Millery, fur la rive droite, laquelle eft éloignée
de l'Eglife d'Autreville de . . . . » 14.

S. *   Entre ces deux Villages il y a, fur la rive gauche,
un banc de fable qui forme le coude de l'anfe qui eft
fur la rive droite. Ce banc de fable rétrecit confidérablement le lit de la Riviere, & caufe à fon amont
un courant très-difficile à monter, fur-tout dans les
baffes eaux. La chaloupe que nous montions étoit fi
peu propre à franchir ces courants, que par-tout où
nous en avons trouvé, l'eau furmontoit conftamment
fa proue, & y entroit fouvent de maniere à nous
en donner fept à huit pouces de hauteur fur tout le
fond, & cela en moins de trois ou quatre fecondes de
temps.

Arrivés à midi dix-huit minutes à la hauteur de la
Cenfe de Sainte-Barbe, fur la rive droite, & éloignée de Millery de . . . . » 7.

Cette Cenfe eft fituée, ainfi que Millery & Autré-
ville, fur une terraffe de dix-huit à vingt pieds d'élévation au deffus de la Riviere, & dont le fol paroît

	12.	36.

compofé

Ci-contre. . . . . 12.   36.

composé, dans fa partie baffe, de bancs de pierres épars & fans fuite, recouverts d'une couche de terre de fept à huit pieds d'épaiffeur.

Depuis Millery jufqu'à ladite Cenfe, il y avoit une fi petite hauteur d'eau ledit jour 21 Novembre, que le bateau a frotté prefque par-tout.

A midi trente-fept minutes nous nous fommes trouvés à l'aval d'une morte, qui s'étend fur une longueur de trente à quarante toifes le long de la rive droite.

Arrêtés en cet endroit pendant quatre minutes, c'eft-à-dire, depuis midi trente-fept minutes, jufqu'à midi quarante-une minutes.

Arrivés à midi quarante-fept minutes à la hauteur du cabaret & du Moulin de Marbache placé derriere, ce point eft éloigné de celui de hauteur de la Cenfe de Sainte-Barbe de . . . . »·   25.

Depuis cent toifes au deffus de ce cabaret, fur une étendue d'environ deux cens quatre-vingts toifes en montant, le bord de la rive gauche eft peuplé, de diftance en diftance, de quantité d'arbres faules, & d'autres répandus fur cette rive. Ces arbres doivent être abattus, parce qu'ils gênent le trottoir, lorfqu'on eft obligé de le prendre de ce côté-là, avant que

                                     13.   I.

Ggg

De l'autre part. . . . . . . 13. 1.

d'arriver à l'amont du terrain qu'ils occupent : cet amont, où nous sommes arrivés à midi cinquante-huit minutes, est l'endroit où les chevaux quittent ordinairement la rive droite, pour prendre la rive gauche.

S. *   A deux cens cinquante toises au dessus de l'amont desdits arbres, c'est-à-dire, de l'endroit où les chevaux ont pris la rive gauche, il y a un banc de sable sur la rive droite qui resserre beaucoup le courant vers cette premiere rive, contre laquelle on rencontre,

A. *   pour surcroît de difficulté, un corps d'arbre couché transversalement au courant.

B. *   La berge de ce même côté, depuis cinquante toises au dessous du corps d'arbre que nous avons rencontré à une heure cinq minutes, est tranchée à pic sur une étendue de quatre cens toises en montant.

Les eaux qui minent le pied de cette berge, font sur elle des progrès d'autant plus grands, que, sur une couche de sable qui s'éleve fort peu au dessus du fond du lit, il y a un massif de terre de plus de dix-huit pieds d'épaisseur, dans bonne partie de la longueur des quatre cens toises; ce qui fait qu'il en tombe des masses d'une étendue très-considérable à la fois, & que cet effet se répete très-fréquemment.

13. 1.

heures. min.

Ci-contre. . . . . . 13. 1.

La rive droite oppofée à cette berge, est une grande plage de cailloux qui est fort baffe.

Arrivés à une heure vingt-quatre minutes à la hauteur d'une efpece de maifon feigneuriale, bâtie à l'aval du Village de Cuftine, fur la rive droite, laquelle est diftante du Moulin de Marbache de . . . . ". 37.

Au droit de cette maifon, fur le bord de l'eau, est un mur de revêtement, au devant & à l'amont duquel font de gros quartiers de pierres répandus çà & là dans la Riviere; comme ces pierres ne laiffent qu'un paffage étroit entr'elles & un gravier affez confidérable qui est contre la rive gauche, il est néceffaire non feulement de les ôter; mais de détruire auffi partie du gravier. Il y a fi peu de hauteur d'eau dans ce paffage qui forme un courant, que la chaloupe a frotté fur le fond dans une longueur d'environ quarante toifes : l'amas de gravier qui est fur la rive droite, à l'amont dudit Village de Cuftine, ne gêne point.

P. *

Arrivés à une heure trente-fix minutes à l'aval d'une ifle d'environ foixante-dix toifes de longueur; mais fort étroite, & ferrée contre la rive gauche. Les faules dont elle est couverte embarraffent la corde lorfque les chevaux reftent fur ladite rive, où (ainfi qu'on

13. 38.

De l'autre part. . . . . . . 13. 38.

l'a dit plus haut) se trouve le trottoir depuis un peu
au dessus dudit Moulin de Marbache. Il faut absolument couper ces saules qui forcent le Batelier à faire
descendre ses chevaux dans la Riviere, pour cotoyer
cette isle jusqu'à son amont, après quoi ils remontent
le trottoir.

Arrivés à une heure quarante-cinq minutes à l'embouchure de la Meurthe, sur la rive droite ; laquelle
embouchure est éloignée de Custine de . . . . . . ». 21.

Cette embouchure, qui est dans le creux de l'anse
que la Moselle fait ici, se trouve tellement barrée par
un amoncellement de sable de cent à cent vingt toises
de longueur, que ce n'est qu'avec des peines infinies
que les bateaux qui prennent quinze à seize pouces
d'eau, peuvent entrer dans cette petite Riviere. Indépendamment de cette masse de sable, qui ne laisse
pour le chemin de la navigation qu'un passage tortueux & très-étroit contre la rive droite, les deux
bords de cette embouchure sont plantés en arbres saules, qui font deux especes de bois, dont les lisieres
forment les berges de la Riviere, qui n'a que dix à
quinze toises de largeur en cet endroit, sur six à huit
pieds d'encaissement. On sent bien que pour y faire

13. 59.

entrer les bateaux, il faut absolument que les chevaux marchent dans son lit; mais comme la hauteur d'eau y devient considérable, à environ cinq cens toises de l'embouchure (qui est un point où nous nous sommes trouvés à deux heures) les chevaux sont obligés de quitter le lit en cet endroit, & alors il faut monter les bateaux à bras d'homme avec les ferrés, sur une longueur de plus de quatre-vingts toises.

D'après cet état des choses, on voit qu'il est indispensable, 1°. De détruire l'amoncellement de sable qui barre ce débouché de la Meurthe, & de prendre toutes les précautions convenables pour empêcher qu'il ne soit renouvellé, tant de la part de cette Riviere, que de celle de la Moselle.

S. *

2°. D'abattre les arbres qui bordent tant ladite embouchure, que les parties supérieures, au moins ceux qui font à sa rive gauche, attendu que c'est sur cette rive que le trottoir doit être bien établi & conservé jusqu'à Nancy, pour la commodité de la navigation.

B. *

A deux heures vingt minutes nous nous sommes trouvés à l'aval d'une petite isle de trente à quarante toises de longueur, laquelle est éloignée d'environ

heures. min.

De l'autre part. . . . . . . 13. 59.

neuf cens cinquante toifes de l'embouchure de la
Meurthe dans la Mofelle. Le bras droit que forme
cette ifle fert au paffage des bateaux ; mais outre qu'il
eft tortueux, étroit & rempli de pierres, il a fi peu
de hauteur d'eau, & fon courant y eft fi violent, que
ce paffage eft très-difficile, tant en montant qu'en defcendant, auffi avons-nous employé trois minutes à le
monter.

Le bras gauche, qui eft l'ancien lit, eft encore
plus mauvais, parce que fon aval eft barré par un
amoncellement de gravier, & par plufieurs troncs de
faules reftés fur pied, que les eaux ont ifolés, lorfqu'elles ont rongé le terrain de la berge, au bord de
laquelle ils étoient plantés.

Comme il faut avoir, dans l'un ou l'autre bras, un
chemin commode pour la navigation, on penfe qu'il
faudroit par préférence s'attacher à l'ancien ; il ne
faut, pour le mettre en bon état, que 1°. rétablir la
B. * berge de la rive gauche, qui eft dégradée dans une
étendue de trente à quarante toifes.

S. * 2°. Détruire l'amoncellement de fon aval fur une
longueur de quinze à vingt toifes.

3°. Enfin conftruire, à l'amont du bras droit, une

13. 59.

heures. min.

Ci-contre. . . . . . . 13. 59.

D. *

pierrée pour barrer le paffage des eaux, & les con-
traindre à fe porter dans le bras gauche.

Arrivés à deux heures trente minutes au bout de
l'avenue qui eft entre le jardin feigneurial de Frouard
& la Meurthe.

Partis à quatre heures du même point, lequel eft
éloigné de l'embouchure de cette Riviere de . . . ». 43.

A la premiere anfe qui eft fur la rive gauche au
deffus de Frouard, & dont le milieu du creux répond à l'Hermitage de S. Jean, fitué du même côté,
nous avons remarqué que vers fes deux bouts il n'y
a que quarante-cinq toifes de diftance de l'aval à l'a-
mont de la Riviere, & que la vîteffe de l'eau eft très-
peu confidérable dans tout le développement de cette
anfe, qui eft d'environ huit cens toifes ; d'où il paroît réfulter que l'on pourroit peut-être fupprimer
l'anfe fans craindre une cataraête de la coupure, ni
une diminution fenfible de hauteur d'eau dans la partie fupérieure ; mais quoique cette opération fe faffe
defirer par tous ceux qui pratiquent cette Riviere, on
ne doit s'y déterminer qu'après avoir bien reconnu
que l'avantage qu'elle préfente ne produira aucun inconvénient pour la navigation.

14. 42.

heures. min<sup>

De l'autre part. . . . . . .   14. 42.

Depuis l'amont de cette anſe, juſqu'à un grand banc de gravier que nous avons rencontré à cinq heures dix-huit minutes, ſur la rive droite, & de gros quartiers de pierres qui ſont vis-à-vis, c'eſt-à-dire, à la rivē gauche, la Riviere eſt aſſez bonne; elle deviendroit cependant meilleure, ſi elle étoit un peu moins large; & ſi l'on mettoit ſes berges en état de n'être plus rongées par les eaux; parce qu'alors ces mêmes eaux ne charieroient pas tant de ſable; & le fond du lit ſe maintiendroit ſur une pente plus uniforme.

Le chemin des bateaux entre ce banc de gravier, qui a plus de deux cens trente toiſes de longueur, & les quartiers de pierres qui s'étendent juſqu'à la même hauteur, ſe trouve tellement reſſerré, & l'eau y coule ſi rapidement & ſous une ſi petite hauteur, que l'on court riſque de briſer les bateaux contre les pierres, ou de les engraver en ſe jettant un peu trop ſur la P. * rive droite. On ſent bien qu'il faut tirer ces pierres hors du chemin, & qu'il eſt néceſſaire de détruire en S. * même temps une bonne partie de cet amas de gravier. Nous nous ſommes trouvés à cinq heures vingt-cinq minutes à l'amont de ce mauvais pas.

14. 42.

Arrivés

heures. min.

Ci-contre. . . . . . 14. 42.

Arrivés à cinq heures trente-trois minutes au pont de Bouxieres-aux Dames, lequel est éloigné de l'avenue, qui est derriere le jardin de Frouard, de . . 1. 33.

Partis de cet endroit le lendemain, 22 Novembre, à huit heures trente minutes du matin. A environ dix toifes de l'aval de ce pont, on voit la tête d'un amas confidérable de gros gravier, qui est très-étendu en longueur, & qui, prenant au moins la moitié de la largeur de la Riviere, fur la rive droite, mafque, du même côté, trois des fix arches dont ce pont est compofé. Cet amoncellement, qui s'augmente tous les jours tant en hauteur, qu'en largeur & longueur, détermine les eaux à ronger la rive gauche avec tant d'activité, que dans peu il y aura une anfe très-confidérable en cet endroit, & que le pont fera entiérement mafqué.

Or, comme dans l'état actuel des chofes, les Bateliers ne paffent fous ce pont qu'avec beaucoup de peines & qu'en courant les plus grands rifques, on voit que fon trajet deviendra tout-à-fait impraticable, fi l'on ne détruit inceffamment cette maffe de gravier, & que dans le même temps on ne mette pas la rive gauche dans la direction qu'elle doit avoir, &

S. *

S. *

16. 15.

H h h

De l'autre part. . . . . . . 16. 15.

dans un état de folidité convenable, pour n'être plus
entamée par les eaux.

Indépendamment de cet amoncellement de l'aval
du pont, il y en a un autre auſſi très-conſidérable à
ſon amont, ſur la rive gauche. Celui-ci obſtrue entiérement la premiere arche de cette rive, & ne permet pas aux bateaux de paſſer ſous les deux ſuivantes,
qui ſe trouvent barrées ; & comme la premiere arche
de la rive droite eſt embarraſſée, il n'y a donc de
paſſage que par la ſeconde & la troiſieme du côté
de Bouxieres, encore ces deux arches (qui ſont maſ-
quées, comme on vient de le dire, par l'amoncellement d'aval) ſont-elles remplies de gros quartiers de
pierres qui déchirent les bateaux.

On remarquera encore que quoique la montée ſoit
très-difficile, & qu'elle exige beaucoup de travail &
d'adreſſe de la part des Bateliers, la deſcente eſt encore plus embarraſſante ; car ſi cette deſcente ne ſe
fait pas ſur cordages, les bateaux viennent néceſſairement ſe jetter avec impétuoſité ſur la tête du gravier d'aval, qui les endommage toujours conſidérablement, ſi elle ne les met pas en pieces.

De tout ce qu'on vient de voir, il réſulte que, ſi

16. 15.

heures. min.

Ci-contre. . . . . . . 16. 15.

l'on veut que la navigation ait lieu en cet endroit, il eſt néceſſaire de détruire l'amoncellement de l'amont, en même temps que celui de l'aval, & de nettoyer le deſſous des arches du pont, en remplaçant les pierres qui y ont été jettées, par un radier de bonne maçonnerie.

    S. *

    P. *

Un autre objet très-important à remplir encore de ſuite, c'eſt d'arrêter le progrès des eaux dans le creux de l'anſe qui eſt ſur la rive gauche, immédiatement au deſſus du coude qui termine ledit banc de gravier de l'amont du pont ; car ſi la berge de cette anſe, qui a huit ou dix pieds de hauteur, & qui eſt continuellement rongée par les coups d'eau qu'elle reçoit preſque directement, eſt encore abandonnée à elle-même pendant quelque temps, il ne ſera plus poſſible, ſans un très-grand travail, d'empêcher les eaux de s'ouvrir un nouveau lit dans le terrain d'environ quarante toiſes d'étendue qui reſte depuis le fond de ladite anſe juſqu'au pont. On ſentira combien cet événement ſeroit fâcheux, ſi l'on ſe repréſente que les eaux venant alors frapper un côté des piles du pont, ſous un angle ouvert de plus de quarante-cinq degrés, il ne ſeroit abſolument plus poſſible d'expoſer les

    B. *

16. 15.

H h h ij

De l'autre part. . . . . . . 16. 15.

bateaux à paſſer ſous ſes arches, parce qu'ils y ſeroient infailliblement briſés & coulés à fond.

Arrivés à neuf heures dix minutes à la hauteur du Village de Champigneulle, ſur la rive gauche, lequel eſt éloigné du pont de Bouxieres de . . . . ». 40.

Les berges entre ces deux points ont été ſi fort négligées, que la Riviere, en les rongeant & en comblant ſon lit avec les graviers de leur ſol, a pris une largeur preſque double de celle qui lui conviendroit ; d'où il réſulte qu'un bateau qui prend ſeize à dix-huit pouces de hauteur d'eau, ne peut en beaucoup d'endroits deſcendre ni monter, que quand cette Riviere eſt un peu au deſſus de ſon état moyen.

La chaloupe que nous montions a preſque toujours frotté ſur le fond du lit, & il a fallu louvoyer continuellement, pour chercher une hauteur d'eau de douze à quatorze pouces.

Arrivés à neuf heures trente-cinq minutes à la hauteur d'une maiſon appellée le Pavillon, ſituée ſur la rive droite, laquelle eſt éloignée du Village de Champigneulle de . . . . ». 25.

A deux cens toiſes à l'aval de ce Pavillon, on trouve, ſur la rive gauche, un gravier qui barre

17. 20.

<table>
<tr><td></td><td>heures.</td><td>min.</td></tr>
<tr><td>Ci-contre . . . . .</td><td>17.</td><td>20.</td></tr>
</table>

prefque toute la Riviere; la hauteur d'eau qu'il laiffe
pour le chemin des bateaux, fur la rive droite (où
il eft moins élevé qu'ailleurs), eft fi peu confidérable, dans une étendue de plus de cent toifes, que
la chaloupe a conftamment touché le fond du lit dans
toute cette longueur.

Vers le milieu de la diftance de ce Pavillon au
crone de Nancy, on rencontre un autre banc de
gravier, à l'aval duquel font quelques petites ifles
qui, ainfi que l'amoncellement de gravier, gênent le
paffage des bateaux.

Arrivés à dix heures trente minutes audit crone,
éloigné du Pavillon de . . . .   ». 55.
                                              ——————
                                              18. 15.

Nous remarquerons ici en général, que l'état aĉtuel de la
Mofelle depuis Metz jufqu'à Frouard, & celui de la Meurthe
depuis Frouard jufqu'à Nancy, ne peut permettre qu'une navigation foible, dangereufe & peu propre à favorifer le commerce; mais qu'avec de l'art, de l'attention & des foins, on
peut, moyennant une dépenfe médiocre, corriger le mauvais
état de ces deux Rivieres, & en tirer un très-bon parti; vu
fur-tout que les terrains, qui bordent leurs lits, peuvent fournir de très-bons trottoirs, pour lefquels le plus grand travail à

faire se réduira à l'abattis des arbres qui embarraffent les rives, à celui de quelques digues pour communiquer fur les ifles, & à conftruire un petit nombre de ponts, pour lesquels la dépenfe ne peut pas être confidérable.

F I N.

PRIVILEGE DU ROI.

LOUIS, par la grace de Dieu, Roi de France & de Navarre : A nos amés & féaux Conseillers, les Gens tenant nos Cours de Parlement, Maîtres des Requêtes ordinaires de notre Hôtel, Grand-Conseil, Prévôt de Paris, Baillis, Sénéchaux, leurs Lieutenans-Civils & autres nos Justiciers qu'il appartiendra ; SALUT. Notre bien amée la *Société des Sciences & Arts de notre Ville de Metz*, Nous a fait exposer qu'elle auroit besoin de nos Lettres de Privileges pour l'impression de ses Ouvrages : A CES CAUSES, voulant favorablement traiter ladite Société, Nous lui avons permis & permettons par ces Présentes de faire imprimer, par tel Imprimeur qu'elle voudra choisir, *tous les Ouvrages des Sciences & Arts de Metz*, qu'elle voudra faire imprimer en son nom, en tels volumes, forme, marge, caracteres, conjointement ou séparément, & autant de fois que bon lui semblera, & de les faire vendre & débiter par-tout notre Royaume, pendant le temps de quinze années consécutives, à compter du jour de la date des Présentes ; sans toute-fois qu'il puisse être imprimé d'autres Ouvrages qui ne soient pas de notredite Société. Faisons défenses à tous Imprimeurs, Libraires & autres personnes de quelque qualité & condition qu'elles soient, d'en introduire d'impression étrangere dans aucun lieu de notre obéissance ; comme aussi d'imprimer ou faire imprimer, vendre, faire vendre, débiter ni contrefaire lesdits Ouvrages, en tout ou en partie, ni d'en faire aucuns extraits, sous quelque prétexte que ce puisse être, sans la permission expresse, & par écrit de notredite Société, ou de ceux qui auront droit d'elle, à peine de confiscation des Exemplaires contrefaits, de trois mille livres d'amende contre chacun des Contrevenans, dont un tiers à Nous, un tiers à l'Hôtel-Dieu de Paris, & l'autre tiers à notredite Société, ou à celui qui aura droit d'elle, & de tous dépens, dommages & intérêts ; à la charge que ces Présentes seront enregistrées tout au long, sur le Registre de la Communauté des Imprimeurs & Libraires de Paris, dans trois mois de la date d'icelles ; que l'impression desdits Ouvrages sera faite dans notre Royaume, & non ailleurs, en bon papier & beaux caracteres, conformément aux Réglemens de la Librairie ; qu'avant de les exposer en vente, les Manuscrits qui auront servis de copie à l'impression desdits Ouvrages, seront remis dans le même état où l'approbation y aura été donnée ès mains de notre très-cher féal Chevalier, Chancelier de France, le Sieur de LAMOIGNON, & qu'il en sera ensuite remis deux Exemplaires de chacun dans notre Bibliotheque publique, un dans celle de notre Château du Louvre, & un dans celle de notredit très-cher & féal Chevalier, Chancelier de France, le Sieur de

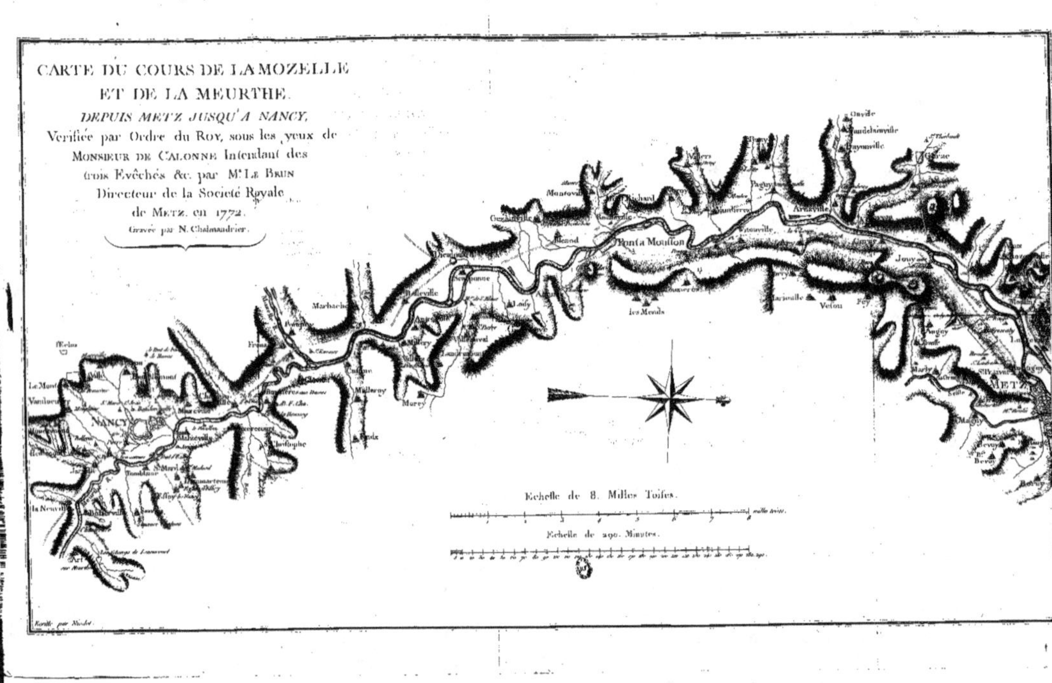

CARTE DU COURS DE LA MOZELLE
ET DE LA MEURTHE.
DEPUIS METZ JUSQU'A NANCY,
Vérifiée par Ordre du Roy, sous les yeux de
MONSIEUR DE CALONNE Intendant des
trois Evêchés &c. par Mr Le Brun
Directeur de la Société Royale
de Metz. en 1772.
Gravée par N. Chalmandrier.
Echelle de 8. Milles Toises.
Echelle de 290. Minutes.

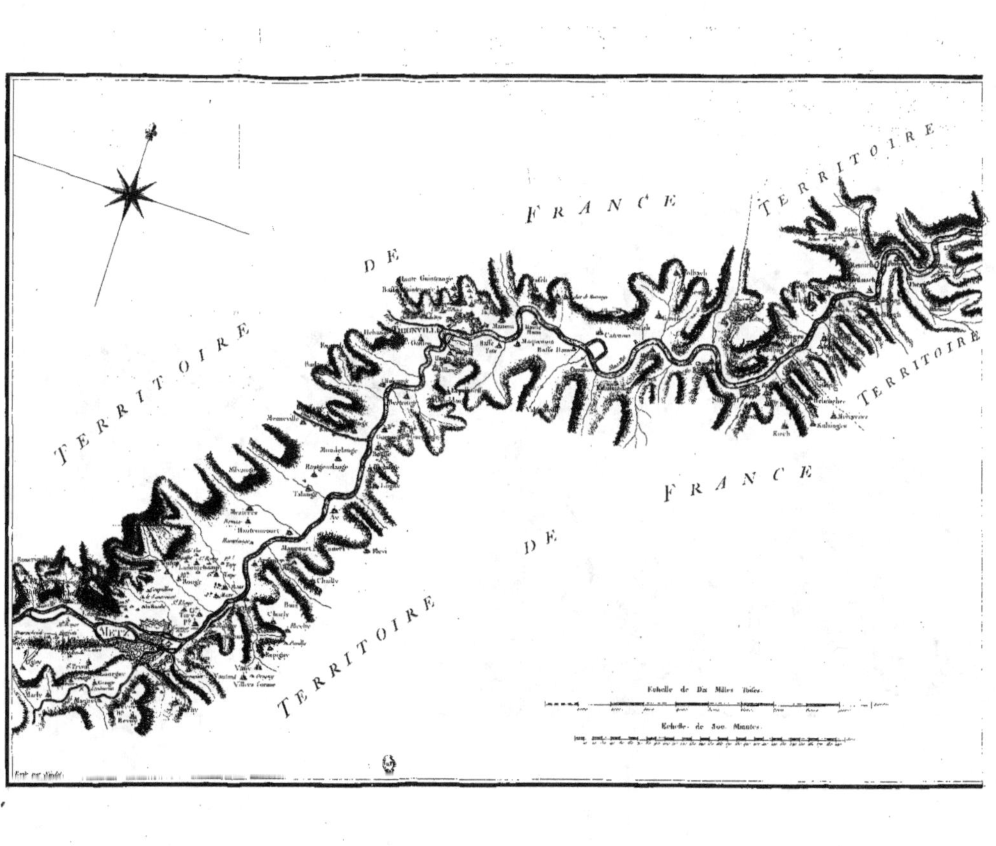

TERRITOIRE
TERRITOIRE
TERRITOIRE
TERRITOIRE
FRANCE
DE
DE
FRANCE
DE
FRANCE
Haute Guintrange
Basse Guintrange
THIONVILLE
Hehange
METZ
Moutonville
Silvange
Mondelange
Rantgourlange
Talange
Mezieres
Remis
Hautouvourt
Maupvourt
Chailly
Rouge
St Eloy
Manom
Basse Yutz
Basse Ham
Catenom
Volbach
Kirch
Kahingen
Echelle de Dix Miles Toises.
Echelle de 300 Toises.

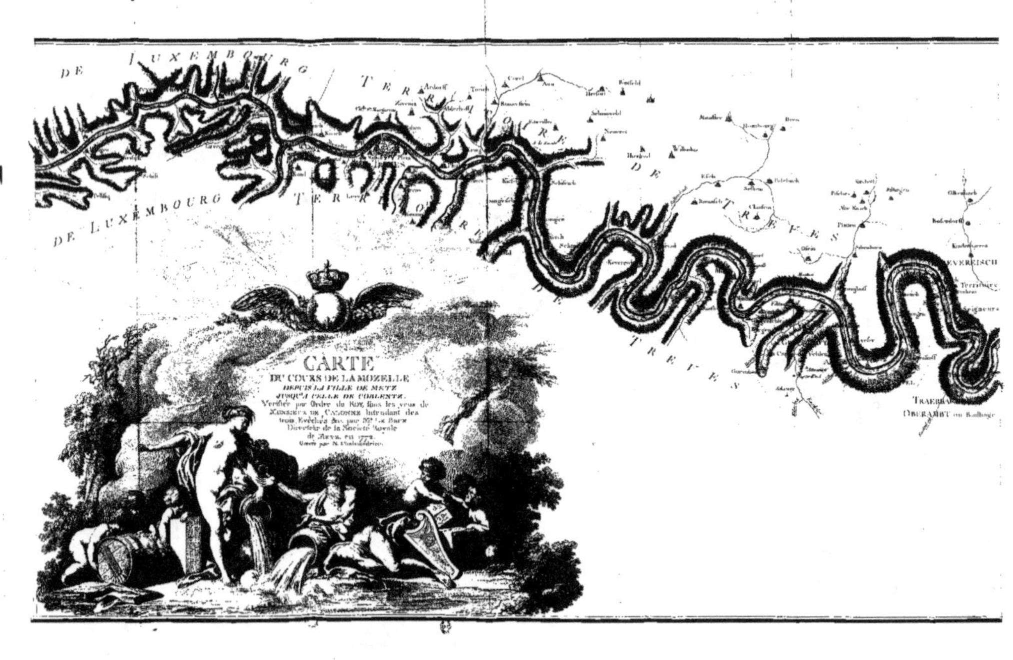
CARTE
DU COURS DE LA MOZELLE
DEPUIS LA VILLE DE METZ
JUSQU'A CELLE DE COBLENTZ.
Verifiée par Ordre du Roy, sous les yeux de
Monsieur de Calonne Intendant des
trois Evêchés &c. par Mr. La Barre
Directeur de la Société Royale
de Metz, en 1772.
Gravée par N. Chalmandrier.
DE LUXEMBOURG
DE LUXEMBOURG
TERRITOIRE DE TREVES
TRAERBACH
OBERAMBT ou Balliage
EVERFISCH
Territoire

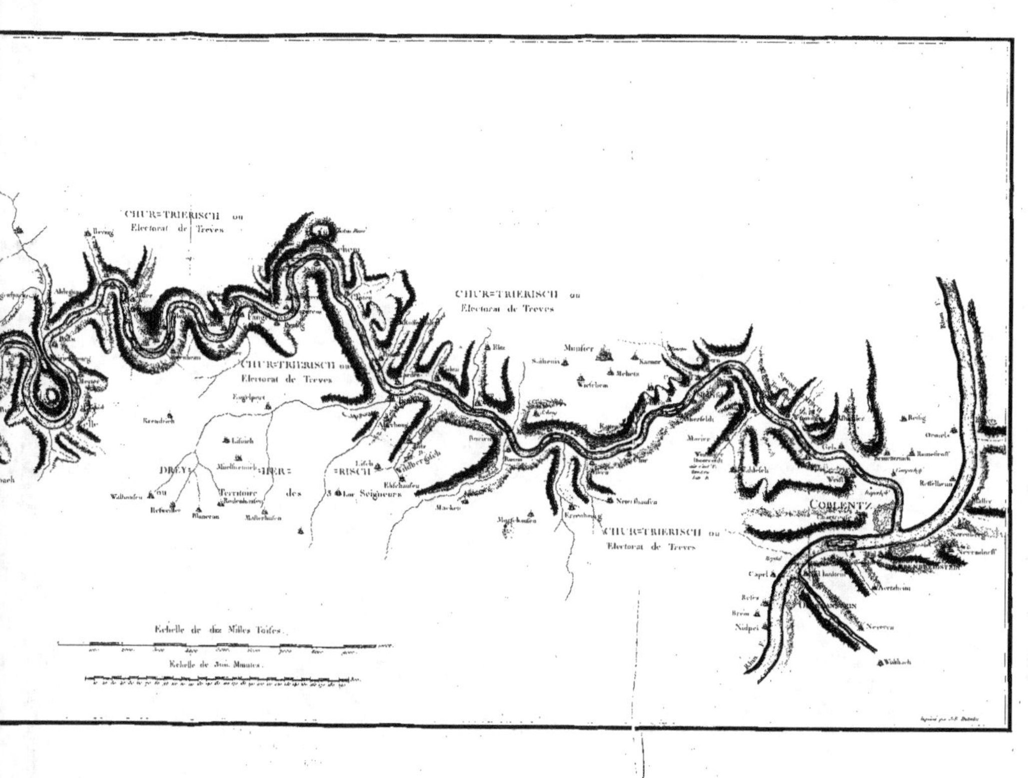

CHUR=TRIERISCH ou
Electorat de Treves
CHUR=TRIERISCH ou
Electorat de Treves
CHUR=TRIERISCH ou
Electorat de Treves
CHUR=TRIERISCH ou
Electorat de Treves
Breug
Munster
Ritz
Sahenis
Mehers
Viefchem
Engelport
Kerendrich
Lifaich
DREY= ou =HER= =RISCH
Territoire des 3 ar Seigneurs
Muelherrnich
Walhousen
Refweiler
Blaneran
Motherhausen
Rodenhouten
Lifch
Wildberglich
Ehfchausen
Macken
Neuchausen
Kerrenberg
Maff-Kauten
COBLENTZ
Capel
Reira
Niedpel
Brem
Wohlbach
Neyeren
Nevernelreff
Aertehem
CHUR=TRIERISCH ou
Electorat de Treves
Echelle de dix Milles Toises.
Echelle de dix. Minutes.
Imprimé par J.P. Dubois

9 782019 950392